医療機器事業化ガイド

実務者による実務者のための解説

著　石黒克典　陵本理香
　　榊原正博　清水美雪
　　鈴木孝司　久野栄造

薬事日報社

医療機器開発ロードマップ

医用電気機器以外（電気を使わない医療機器）の場合

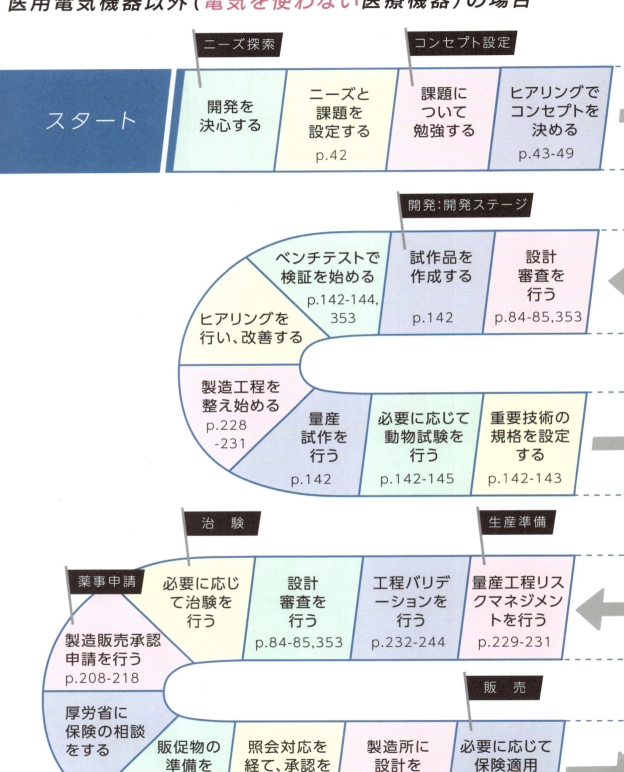

市場規模の予測　　　　　　　　　　　　　　　　　　　開発：FSステージ

| 適した技術を想定する | 既存品や特許を調べる p.127-138 | 市場規模を予測する p.52-60 | 申請のハードルを予測する p.52-61 | 達成すべき技術課題を出す p.75 |

| | | | | 評価系を立ち上げる p.76 |

| リスクマネジメントを行う p.79-84, 357-360 | 製品要求仕様を設定する p.74-75, 350 | 基本特許を出願する p.86-125 | 目標を達成できる条件を出す p.75-79 | |

| 重要な設計の特許出願をする p.86-125 | 治験についてPMDAに相談する | 特許の実施可否調査を行う p.135-138 | 必要に応じて滅菌バリデーションを行う p.146, 378 |

| | | | 各種安全性試験を行う p.143-145, 371 |

| 妥当性確認試験を開始する p.146-148, 254-255 | 設計審査を行う p.84-85, 353 | ユーザビリティ試験を行う p.182-198 | |

| 保険収載される | 営業・販売を行う | 安全情報を収集する p.307-308 | 改良のために情報を収集する p.309-312 |

ここから本番！

医療機器開発ロードマップ

医用電気機器（電気を使う医療機器）の場合

ニーズ探索
- スタート
- 開発を決心する
- ニーズと課題を設定する　p.42

コンセプト設定
- 課題について勉強する
- ヒアリングでコンセプトを決める　p.43-49

開発：開発ステージ
- ヒアリングを行い、改善する
- ベンチテストで検証を始める　p.155-173
- 試作品を作成する　p.155-173
- 設計審査を行う　p.84-85, 353
- 必要に応じて動物試験を行う
- 重要技術の規格を設定する
- 重要な設計の特許出願をする　p.86-125
- 治験についてPMDAに相談する

薬事申請
- 厚労省に保険の相談をする
- 製造販売承認申請を行う　p.208-218

治験
- 必要に応じて治験を行う
- 設計審査を行う　p.84-85, 353
- 妥当性確認試験を開始する　p.146-148, 254-255

販売
- 販促物の準備を開始する　p.268-281
- 照会対応を経て、承認を取得する
- 製造所に設計を移管する　p.253-266
- 必要に応じて保険適用希望書を出す
- 保険収載される

開発：FSステージ

市場規模の予測

- 適した技術を想定する
- 既存品や特許を調べる　p.127-138
- 市場規模を予測する　p.52-60
- 申請のハードルを予測する　p.52-61
- 達成すべき技術課題を出す　p.75
- 評価系を立ち上げる　p.76
- 目標を達成できる条件を出す　p.75-79
- 基本特許を出願する　p.86-125
- 製品要求仕様を設定する　p.74-75, 350
- リスクマネジメントを行う　p.79-84, 357-360

生産準備

- 製造工程を整え始める　p.228-231
- 量産工程リスクマネジメントを行う　p.229-231
- 特許の実施可否調査を行う　p.135-138
- 量産試作を行う
- 工程バリデーションを行う　p.232-244
- ユーザビリティ試験を行う　p.182-198
- 各種安全性試験を行う　p.158-173, 364-374
- 設計審査を行う　p.84-85, 353

ここから本番！

- 営業・販売を行う
- 安全情報を収集する　p.307-308
- 改良のために情報を収集する　p.309-312

序

　本書は、医療機器開発を会社の新しいビジネスとして設定し、これから開発に着手しようとする方やプロジェクトリーダーを目指す方に向けて、開発のプロセスと事業化についてまとめたものである。

　少子高齢化が進むわが国において、医療技術の向上、医療の質の向上における医療機器が果たす役割は、日々、重要性を増している。近年、国立研究開発法人日本医療研究開発機構(Japan Agency for Medical Research and Development：AMED)をはじめとする、様々な支援事業により、革新的な医療機器の研究・開発や事業化が推進されており、新たに医療機器開発を手掛ける企業が増加している。

　しかし、他の産業と異なり、開発者が、開発する製品の使用者になれない点や、規制に基づく開発の各ステップに存在するハードルを理解しきれない点などが足かせになり、開発がスムーズに進まない企業が後を絶たない。

　このことから、本書では、医療機器開発のプロジェクトリーダーが、医療機器の事業化の全体の流れを把握し、各ステップでどのような活動を行うべきか理解すること、必要な活動に対して「明日、やるべきこと」が具体的になることを目指している。

　そのため、本書は、第1章で医療機器業界の概要を説明した後、第2章以降は、医療機器の開発の流れに従って、章立てされている。また、能動型医療機器(電気などのエネルギー源によって動作する医療機器)と非能動型医療機器(電気などのエネルギー源を持たない医療機器)は、開発手法が少し異なるため、別の章とした。医療機器の事業化は、薬事承認がゴールではなく、その後の製造や販売活動も重要であるため、第11章以降にそれぞれ記載した。各章では、記載内容をイメージしやすいように在宅用経腸栄養ポンプ及びチューブを事例として、具体的な活動について述べた。

　本書の作成にあたっては、各ステップの実務経験者が日々の業務を想定し、直接役立つ内容を設定した。また、日頃発生する課題を想定し、課題の発生を低減し、スムーズに課題解決に導ける内容とした。本書が、新たに医療機器を開発する方の日々の業務に役立ち、素晴らしい医療機器が一日も早く医療現場に届けられ、患者さんの役に立つこと、そして医療機器産業が盛り上がっていくことを切に願う。

謝 辞

　本書の作成にあたり企画段階から中心的に活動され、遺稿を提供してくださった医療機器センター　故石黒克典氏に深く感謝申し上げます。また、薬事日報社をはじめ、本書の作成に協力していただいた皆様に執筆者一同、心より感謝申し上げます。

2024年8月

株式会社メディカルラボパートナーズ

執筆者を代表して　清水　美雪

目次

第1章 医療機器の開発と事業化 ... 20

1 医療機器産業の現状 ... 20
- 1.1 医療機器の生産金額 ... 20
- 1.2 医療機器産業振興の状況 ... 21
- 1.3 医療機器を開発するときに考えるべきこと ... 23

2 医療機器業界の概要 ... 25
- 2.1 そもそも医療機器とは？ ... 25
- 2.2 医療機器の品質を担保するための法規制 ... 26
- 2.3 ライセンスに応じた医療機器産業への参入の形態 ... 29
- 2.4 ライセンス取得のタイミング ... 31

第2章 医療における医療機器の価値と医療機器開発の全体像 ... 32

1 医療における医療機器の価値 ... 32
- 1.1 新たな医療の提供 ... 32
- 1.2 低侵襲化 ... 33
- 1.3 治癒の促進 ... 33
- 1.4 合併症の予防 ... 33
- 1.5 手間の軽減 ... 33
- 1.6 感染リスクの低減 ... 34
- 1.7 難しさや手技のばらつきの低減 ... 35
- 1.8 被ばくリスクの低減 ... 35
- 1.9 間違いや医療事故の低減 ... 35

2 医療機器開発に向けた心構え ... 36

3 医療機器の開発の流れ ... 37

4 ニーズオリエンテッド、シーズオリエンテッドの開発 ... 39

第3章 医療ニーズから製品コンセプトを創出する　42

1 医療ニーズの設定　42

2 医療ニーズから製品コンセプトを創出する　43
- **2.1** ニーズの把握　44
- **2.2** 環境の把握　44
- **2.3** ニーズの分析　45
- **2.4** プロトタイピング　47
- **2.5** 課題の設定　47
- **2.6** 製品コンセプトの設定　48

3 ニーズの把握からコンセプトの設定事例　49
- **3.1** ニーズの把握　49
- **3.2** 環境の把握　49
- **3.3** ニーズの分析から製品コンセプトの設定へ　50

第4章 製品の市場規模を把握する　52

1 医療機器への該当性　52
- **1.1** 一般的名称の検索とクラス分類の把握　53
- **1.2** 基準の有無の確認　54
- **1.3** 規格、通知、基本要件適合性チェックリストの確認　54

2 治療回数　55

3 患者数　56

4 診療報酬　56

5 競合品の種類と売上　58

6 市場規模の算出　60

7 その他の開発前に考慮すべき点 … 60
- **7.1** 治験の有無 … 60
- **7.2** 保険適用の有無 … 61
- **7.3** 開発体制の確認と開発着手の判断 … 61

8 市場規模の算出事例 … 62
- **8.1** 医療機器への該当性 … 62
- **8.2** 治療回数 … 64
- **8.3** 患者数 … 64
- **8.4** 診療報酬 … 64
- **8.5** 競合 … 65
- **8.6** 市場規模の算出 … 65
- **8.7** その他の開発前に考慮すべき点 … 66

第5章 フィージビリティスタディーステージ … 68

1 製品実現プロセス … 69
- **1.1** QMSにおける開発の考え方 … 69
- **1.2** データの信頼性と実験ノート … 71
- **1.3** 測定装置の信頼性 … 72

2 FSステージにおける開発の進め方 … 72
- **2.1** ニーズと技術のマッチング … 73
- **2.2** 要求仕様書の作成 … 74
- **2.3** 開発計画書の作成 … 75
- **2.4** 有効性の評価 … 75
- **2.5** 経腸栄養ポンプ用チューブ開発におけるFSステージでの検討事例 … 76
- **2.6** 検証報告書の記載 … 78
- **2.7** 特許出願 … 79

3 リスクマネジメント … 79
- **3.1** リスクマネジメントを行う目的 … 79
- **3.2** リスクマネジメントの流れ … 80
- **3.3** 経腸栄養ポンプ用チューブのリスクマネジメント事例 … 83

4 設計審査の実施 … 84

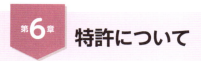

特許について　86

1 発明と特許 ……………………………………………………………………………… 86
1.1 実験データの必要性 ………………………………………………………… 87
1.2 実験データの役割 …………………………………………………………… 89

2 グローバル市場での特許権の取得 ………………………………………………… 90
2.1 国ごとの法制度の違い ……………………………………………………… 91
2.2 医療方法の発明 ……………………………………………………………… 91
2.3 発明のカテゴリー …………………………………………………………… 92
2.4 医療方法特許 ………………………………………………………………… 93
2.5 知財専門家の選定 …………………………………………………………… 95
2.6 知財コスト …………………………………………………………………… 98

3 日本の特許出願の手続の流れ ……………………………………………………… 100

4 PCT出願 ……………………………………………………………………………… 105
4.1 パリ条約とPCT出願 ………………………………………………………… 105
4.2 PCT出願の手続の流れ ……………………………………………………… 107

5 その他の出願ルート ………………………………………………………………… 110

6 特許権 ………………………………………………………………………………… 111
6.1 特許権を侵害する行為 ……………………………………………………… 111
6.2 特許権の権利範囲の確認方法 ……………………………………………… 112
6.3 特許権侵害の判断方法 ……………………………………………………… 113
6.4 特許権の法的性質〜排他権〜 ……………………………………………… 116
6.5 特許網の構築 ………………………………………………………………… 122

7 特許調査の概要 ……………………………………………………………………… 127
7.1 先行技術調査と実施可否調査 ……………………………………………… 128
7.2 先行技術調査 ………………………………………………………………… 128
7.3 先行技術調査の結果に基づく出願方針の考え方 ………………………… 131
7.4 実施可否調査（FTO調査） ………………………………………………… 135
7.5 証拠集めの調査 ……………………………………………………………… 137
7.6 競合他社の分析調査 ………………………………………………………… 137
7.7 調査ツール …………………………………………………………………… 137

第7章 非能動型医療機器の開発ステージ　　140

1 開発ステージにおける試験実施（データ取得）の流れ　　140
2 製品形状の設定　　142
3 有効性に関するデータの取得：規格の設定とメカニズムの解明　　142
4 安全性に関するデータの取得：リスクマネジメントと安全性試験　　143
- 4.1 リスクマネジメントとリスクを回避する根拠データの取得　　143
- 4.2 生物学的安全性試験の実施　　144

5 滅菌方法の設定　　145
- 5.1 滅菌の種類　　145
- 5.2 滅菌方法の設定時に確認すること　　146
- 5.3 滅菌バリデーション　　146

6 妥当性確認（バリデーション）試験　　146
7 安定性試験、耐久性試験　　147
8 経腸栄養ポンプ用チューブ開発における開発ステージでの検討事例　　148
- 8.1 規格設定　　148
- 8.2 コネクタの選定　　149
- 8.3 安全性に関するデータの取得　　150
- 8.4 基準に定められた試験の実施　　150

第8章 ME機器の開発ステージ　　152

1 医用電気機器とは　　152
2 多種多様なME機器　　153
3 意図する用途　　154

4 ME機器の設計・開発 ··· 155
4.1 設計・開発プロセス ··· 155
4.2 システム設計プロセス ··· 157

5 安全性の確保（JIS T 0601-1 においての要求事項）··· 158
5.1 患者と操作者の感電からの保護 ··· 158
5.2 単一故障安全と単一故障状態 ··· 160
5.3 機械的な危険 ··· 161
5.4 放射による危険 ··· 162
5.5 温度、熱、火災、液体や気体による危険 ··· 164
5.6 表示器・計器・制御装置による危険 ··· 166
5.7 電磁波による危険 ··· 166

6 医療機器における／としてのソフトウェア ··· 168

7 医療機器プログラムについての誤解と真実 ··· 169

8 ソフトウェアの開発プロセス ··· 170

9 ソフトウェアのライフサイクルプロセスの規格 ··· 170

10 経腸栄養ポンプ開発における各開発ステージでの検討事例 ··· 173
10.1 システム要求仕様設計での検討項目 ··· 173
10.2 安全性要求仕様設計での検討項目 ··· 174
10.3 「動作原理」設計段階での検討 ··· 174
10.4 「ハードウェア」設計段階での検討 ··· 175
10.5 「機構」設計段階での検討 ··· 175
10.6 「ソフトウェア」設計段階での検討 ··· 176
10.7 「取扱説明書・ラベル」設計段階での検討 ··· 176
10.8 「型式試験、設計の妥当性確認」段階での検討 ··· 177
10.9 「製造工程」設計段階での検討項目 ··· 178
10.10 「検査工程」設計段階での検討 ··· 179
10.11 「包材」設計段階での検討 ··· 181

第9章 ユーザビリティ評価　　182

- **1** ユーザの過誤とユーザビリティ評価　　182
- **2** 医療機器のユーザビリティエンジニアリングの変遷　　184
- **3** ユーザビリティエンジニアリング　　185
- **4** ユーザビリティエンジニアリングプロセス　　188
- **5** 使用関連仕様　　190
- **6** ハザード関連使用シナリオとタスク　　191
- **7** ユーザーインターフェイス設計　　193
- **8** ユーザーインターフェイス評価　　194
  - **8.1** 形成的評価　　196
  - **8.2** 総括的評価　　196

第10章 申請データ取得と承認申請　　200

- **1** 法規制への対応について　　200
- **2** 法規制から考える製品開発　　204
  - **2.1** QMSの考え方　　204
  - **2.2** リスクマネジメントと有効性・安全性の評価　　205
  - **2.3** 承認、認証、届出の手続き　　207
- **3** 承認申請　　208
  - **3.1** 承認申請区分　　208
  - **3.2** 承認申請書類　　209
  - **3.3** 承認審査　　212
- **4** 認証申請　　215
  - **4.1** 認証の範囲　　215
  - **4.2** 認証申請書類　　216

5 製造販売の届出 ... 218

6 変更に係る基本的事項 ... 218

7 組合せ医療機器とコンビネーション製品 ... 219
7.1 組合せ医療機器の規制 ... 220
7.2 コンビネーション製品の例 ... 220

8 承認に関する特例的な制度 ... 221

第11章 設計・生産移管、生産立ち上げ及び設備のバリデーション、外部委託先管理、受入試験、出荷判定 ... 228

1 工程設計プロセス ... 228
1.1 工程設計 ... 228
1.2 製造工程設計 ... 229
1.3 工程の検証とバリデーション ... 232
1.4 設備及び作業環境のバリデーション ... 236
1.5 再バリデーション ... 241

2 外部委託の管理 ... 244
2.1 外部委託の管理の基本となる購買管理 ... 244
2.2 設計開発工程の外部委託 ... 245
2.3 製造工程の外部委託 ... 247
2.4 購買情報 ... 248
2.5 購買内容の変更 ... 249

3 検査工程 ... 250
3.1 受入検査 ... 250
3.2 工程内検査 ... 251
3.3 最終製品検査 ... 252
3.4 出荷判定 ... 252

4 設計開発の移管 ... 253
4.1 設計開発の妥当性確認 ... 254
4.2 製品標準書と技術文書とSTED ... 256
4.3 製品構成管理と変更管理 ... 260

第12章 広告、表示、添付文書　268

1 広告、未承認医療機器の情報提供等　268
- 1.1 広告　268
- 1.2 未承認医療機器の情報提供　273
- 1.3 未承認医療機器の展示　275
- 1.4 経腸栄養チューブとポンプの広告事例　275

2 表示と添付文書等の情報　276
- 2.1 法定表示　276
- 2.2 注意事項等情報（添付文書）　281
- 2.3 機器固有識別のためのバーコードの表示　285

第13章 保守管理及び修理　286

1 医療機器の保守・修理等の種類　286

2 保守・修理に関わる許認可制度　289
- 2.1 修理業の許可制度　289
- 2.2 修理の契約の考え方　289
- 2.3 経腸栄養ポンプの保守事例　291
- 2.4 医療機器プログラムの保守・アップデート　292

3 保守・修理時の感染からの保護　293
- 3.1 保守・修理を行う機器からの感染　293
- 3.2 保守・修理を行う機器の消毒　293
- 3.3 経腸栄養ポンプの消毒事例　294

第14章 上市後のマーケティング、市場情報の収集、次の開発へ

1 上市後のマーケティング
1.1 製品情報の収集活動
1.2 販促活動
1.3 製品トレーニング
1.4 患者に向けた取り組み（疾患に関する情報提供、患者会サポート等）
1.5 販売価格の設定・見直し
1.6 保険適用されなかった場合の保険適用への継続活動
1.7 KOLとの活動
1.8 経腸栄養チューブとポンプのマーケティング事例

2 安全性情報の収集
2.1 経腸栄養チューブとポンプの安全性情報の収集事例

3 次の製品開発へ
3.1 次の製品の開発領域
3.2 適応拡大
3.3 経腸栄養チューブとポンプの適応拡大事例

4 販売活動における業界自主規制
4.1 プロモーションコード
4.2 透明性ガイドライン
4.3 公正競争規約
4.4 経腸栄養チューブとポンプの販売に関連する業界自主規制対応

法規制への扉

1 ■ 法規制の基本的事項 ……………………………………………………………… 317
　1．法令の体系／2．薬機法による規制／3．医療機器とは／4．一般的名称とクラス分類／
　5．特定保守管理医療機器と設置管理医療機器

2 ■ 業態規制1　製造販売業＆製造業 ………………………………………… 322
　1．製造販売業／2．製造業／3．製造販売業者・製造業者の法令遵守体制

3 ■ 業態規制2　製造販売業等におけるQMS省令 ………………………… 334
　1．製造販売業の許可要件としてのQMS体制省令／
　2．QMS体制における各責任者の役割／3．QMS体制省令への適合状況の確認／
　4．製造業におけるQMS／5．品質マニュアル等のQMS文書

4 ■ 業態規制3　製造販売業におけるGVP省令 …………………………… 340
　1．GVP体制について／2．GVP省令の概要

5 ■ QMS省令とは ………………………………………………………………… 346
　1．QMS省令の法的位置づけ／2．QMS省令の構成

6 ■ QMS省令と製品実現 ……………………………………………………… 350
　1．製品実現プロセスの位置づけ／2．製品実現プロセス

7 ■ リスクマネジメントと基本要件基準 …………………………………… 357
　1．リスクマネジメントと基本要件基準／2．リスクマネジメント／
　3．基本要件基準

8 ■ 規格・基準 …………………………………………………………………… 364
　1．承認等で用いられる規格・基準の概要／2．医用電気機器の安全要求事項／3．生物学
　的安全性評価／4．滅菌に係る基準

9 ■ 業態規制4　販売業・貸与業 ……………………………………………… 376
　1．販売・貸与等について／2．販売業等の許可・届出等／
　3．営業所管理者の設置とその資格要件／4．販売業者等の遵守事項と記録／
　5．責任役員／6．医療機器プログラム等の販売等

10 ■ 業態規制5　修理業 ………………………………………………………… 384
　1．修理業の法規制上のポイント／2．修理の流れ／3．修理業者の遵守事項と記録／
　4．責任技術者の資格要件と責務／5．責任役員／6．修理時の代替機の取扱い

11 ■ 業態規制6　販売業・貸与業、修理業　その2 ……………………… 391
　1．設置管理医療機器の管理等／2．中古医療機器の販売、修理等

コラム
- 非臨床試験の重要性 ……………………………………………………………… 40
- QMS省令に従った設計開発をいつから行うべきか …………………………… 85
- 知財ミックス ……………………………………………………………………… 86
- 医療方法特許 ……………………………………………………………………… 94
- 知財専門家 ………………………………………………………………………… 97
- 社外の知財専門家の選定 ………………………………………………………… 99
- 特許の現状と将来 ………………………………………………………………… 125
- 「三位一体の戦略」から「四位一体の戦略」へ ………………………………… 138
- 医療機器開発に必要なスキル …………………………………………………… 151
- 意図する用途 ……………………………………………………………………… 154
- 医療機器プログラムとプログラム医療機器 …………………………………… 169
- ユーザビリティエンジニアリングとヒューマンファクタエンジニアリング … 189
- ユーザビリティエンジニアリングと法規制 …………………………………… 198
- QMSの考え方 ……………………………………………………………………… 204
- GHTF文書 ………………………………………………………………………… 210
- 「すべての人」とは？ …………………………………………………………… 269
- 「特許」に関する記述 …………………………………………………………… 270
- 安全性の証明 ……………………………………………………………………… 363

第1章 医療機器の開発と事業化

1 医療機器産業の現状

1.1 医療機器の生産金額

　この本は、医療機器を開発している方、そしてこれから開発しようとされる方を対象に、開発のプロセスと事業化について概説することを目的としている。おそらく読者の方は、何か医療機器を開発してビジネスにしようと期待に胸を膨らませて本書を手に取られたことだろう。あるいは上司に医療機器市場への参入という命題を渡されて、藁にもすがる気持ちで飛びつかれたのかもしれない。本題に入る前に、医療機器産業の現状を概観しておきたい。

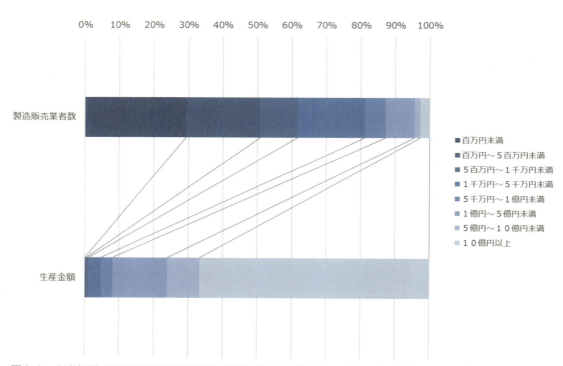

図1-1　生産規模別の医療機器製造販売業者数と生産金額（参考：令和3年度薬事工業生産動態統計年報）

医療機器産業の現状

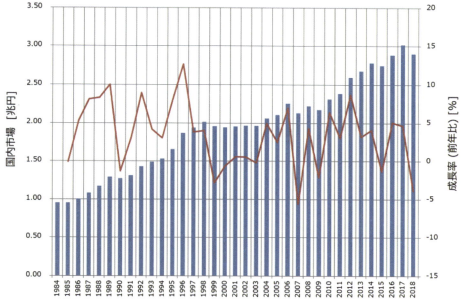

図1-2 国内医療機器市場（生産＋輸入－輸出）

　図1-1に医療機器製造販売業者数と月当たりの生産金額（生産規模）を示した。月の生産金額が100万円未満の製造販売業者が全体の約30％近くを占めており、100万円以上500万円未満が20％強、500万円以上1千万円未満が10％強と、医療機器製造販売業者の60％強が月の生産金額1千万円未満という規模である。これら60％強の製造販売業者の生産金額は、生産金額全体の1％ほどである。一方で、月10億円以上規模の製造販売業者はわずか3％ほどであるが、生産金額でいえば全体の67％になる。つまり、医療機器産業は、小さな規模の会社から非常に大きな規模の会社まで幅広い会社が存在しているということがわかる。

　図1-2は1984年以降の日本国内の医療機器市場規模を示すグラフである（物価調整は行っていない）。ここでの市場規模とは、国内の生産金額に輸入金額を加えたものから、輸出金額を差し引いたものである。若干の増減はありつつも、右肩上がりの成長を遂げており、安定的な成長市場と見ることが可能である。現在の日本においては、高齢化率も徐々に上昇しており、高齢者は一般的に医療需要が多いことから、既に人口減少が始まっていることを考慮しても、当面は成長が続くことが予想される。

　ただし、図1-3に示すように医療機器市場は輸入超過の状況にあり、多くの外国製医療機器が臨床現場で使用されていることがわかる。ここから国内医療機器メーカーが弱いと見る向きもあるが、一方で、それだけ輸入をしなければならないほど、国内では医療機器の需要があるという見方も可能であろう。

1.2 医療機器産業振興の状況

　現在、政府も医療機器産業を重点領域として捉えており、様々な取り組みが進められてい

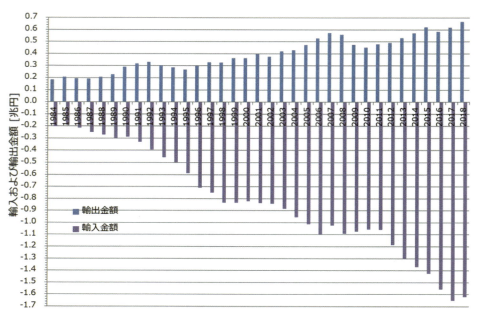

図1-3 医療機器の輸出入金額

る。例えば、アカデミアにおける医療機器開発人材の育成のために、医療現場でのニーズ発見からソリューションやビジネスを考え、医療機器の創出につなげるという、米国スタンフォード大学で開発されたバイオデザイン（Biodesign）の手法が本邦にも輸入され、東北大学、東京大学、大阪大学の3拠点を中心に、文部科学省の橋渡し研究加速ネットワークプログラムによる支援の下にスタートした。さらには、特定機能病院や国立高度専門医療研究センターを対象として、臨床現場の見学から医療機器のニーズを発掘することを目的として、国立研究開発法人日本医療研究開発機構（AMED）が支援する「国産医療機器創出促進基盤整備等事業」が始まり、「次世代医療機器連携拠点整備等事業」を経て、「優れた医療機器の創出に係る産業振興拠点強化事業」に繋がっている。

　ほかにも医工連携の推進にも注力が行われており、経済産業省の平成22年度補正事業として開始された「課題解決型医療機器等開発事業」から、AMED「医工連携事業化推進事業」を経て「医工連携イノベーション推進事業」の取り組みのもとに、開発・事業化を支援する「開発・事業化事業」、設立後間もないベンチャー企業を支援する「ベンチャー育成」、医療機器開発エコシステムの基盤となる支援体制を整備する「地域連携拠点自立化推進事業」、専門コンサルタントによる支援を行う「医療機器開発支援ネットワーク事業」等が幅広く推進されている。さらに、経済産業省では、ジャパン・ヘルスケアビジネスコンテストを開催したり、資金調達や人材確保、事業推進や拡大、海外展開など、ヘルスケアやライフサイエンスに関するビジネスについて幅広く相談を受け付けるヘルスケア・イノベーションハブ（Healthcare Innovation Hub：通称InnoHub）を実施したりもしている。

　また厚生労働省も、「医薬品、医療機器等の品質、有効性及び安全性の確保等に関する法

律」(医薬品医療機器法や医薬品医療機器等法、薬機法と略される。以下「薬機法」という)の規制対象となる医薬品・医療機器・再生医療等製品や、新たな創薬技術や医療用マテリアル等の実用化を目指している個人を含めたベンチャー、アカデミア等を対象に、医療系ベンチャー・トータルサポート事業としてメディソ(MEDISO)を実施している。

1.3 医療機器を開発するときに考えるべきこと

　そうした環境を受けて、医療機器の開発に着手するにあたって、まず考えてしまうのが法規制のことである。医療機器は薬機法によって規制されているため、これをクリアしないことには製造販売等できない。ただ、法規制はクリアしなければならない非常に重要なハードルではあるが、ハードルはそれだけではない。

　筆者の考える医療機器開発(事業化)にあたってのハードルは図1-4に示す4つ。これらをクリアすることが必要となる。

　まず、医療機器といっても工業製品として生産されるものであるため、科学的・技術的に信頼性・安全性・有効性が確保されている必要がある。医療機器の「機器としての性能」が発揮されているか、安全であるかということの証明は医療機器メーカー(製造販売業者)側に求められる。そのためにはまず非臨床評価を行う必要がある。物理的・化学的な評価や、細胞・動物を用いた試験を行うのである。これには電気的な安全性試験やユーザビリティの評価なども含まれる。非臨床評価は本書の第7章・第8章・第9章で説明する。また、設計どおりの品質を安定的に実現するために、医療機器メーカーには品質マネジメントシステム(Quality Management System、QMS)が求められており、詳細については〈法規制への扉3 製造販売業等におけるQMS省令〉、〈法規制への扉6 QMS省令と製品実現〉を参照。

　次に、医学的なニーズに基づいて医学的に価値のある医療機器であることが求められる。例えば、ある極めて微小な物質の存在を定量できる何らかのセンサーがあったとする。その素晴らしい技術を医療に応用することで人々の健康に貢献するという発想はもちろん素晴らしいものであるが、そのセンサーで測定可能な物質が、現在の臨床医学において疾病の診断など

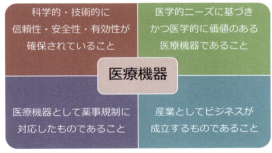

図1-4　医療機器の事業化に求められる4要素

に使われていないのであれば、精度良く測定できたところで、現時点では、その物質を測定する必要性も価値もない。そのセンサーを用いた基礎医学の研究をすすめることで将来的に何らかの役に立つことはもちろん期待できるが、それは基礎研究に位置づけられるものであり、医療機器を開発してビジネスに繋げることとは位置づけが異なるだろう。医療ニーズについては第3章で詳説する。また実際に開発した製品が、医学的に有効であるのかという説明も医療機器メーカーに求められる。そのためには、動物を用いた試験で十分説明できる場合もあるが、ヒトを用いた試験でなければ、その医療機器の安全性・有効性が示せない場合もある。そういった場合は臨床評価も必要となる。

　3つ目に、法規制に対応していることである。医療機器は薬機法において流通規制が行われており、この法規制対応をクリアしないことには製造販売等をすることができない。やはり法規制対応は医療機器ビジネスに取り組む上で重要なポイントの1つである。法規制の概要については〈法規制への扉1 法規制の基本的事項〉を参照。

　そして最後に、ビジネスとして成立するものであること。困っている患者のためには利益度外視で、という気持ちも、それはそれで尊いものではあるが、一方で、医療機器は一度作れば完成というものではない。臨床現場からのフィードバックを受けて改善・改良を進めたり、新たな適応のために臨床評価を行ったりする必要がある。また、社員やその家族を養うとともに、次なる研究開発投資を行ったり、安定供給のために生産設備のメンテナンスをしたりしなければならず、そのためには適切な収益を上げて継続的な投資を行うことが必要である。ビジネスとしてお金が回る仕組みを作らなければならないのである。収益化のための検討事項については、〈第4章製品の市場規模を把握する〉、〈第14章上市後のマーケティング、市場情報の収集、次の開発へ〉で言及する。

　以上の4つの要素について、どのような順番で取り組んでいけばいいのか？答えは「同時」である。この4つの要素を全て満たすためには、これらの要素を全て理解した上で、最初から最後まで各要素に気を配りつつ開発を進めなければいけない。しかし、常時全ての要素に全力で取り組むわけではない。どのフェーズにおいて、どの要素に注力しなければいけないか、ということはある程度定まっている。そのため、どういった時間軸で開発が進むか、どのタイミングでどこに本腰を入れなければいけないか、つまり人材や開発資金といったリソースをどのようにマネジメントしていかなければならないか、を見越した上で、開発に着手しなければならない。ただ技術があるからモノを作ってみて、動物実験をしてみた結果が良かったから実用化を考えてみて、必要に迫られて法規制対応をとり、儲かるかどうかは売ってみないとわからない、という行きあたりばったりのアプローチでは、ビジネスとして成功させることはかなり困難であろう。

　そういう意味で、医療機器の開発は決して簡単なものではなく、技術、医学、法規制、ビジネスという全方位での知識に基づいた高度なプロジェクトマネジメントの結果として、医療

機器は初めて生まれるのである。

　以上を踏まえた上で、次章から、そもそも医療機器とは法律上どのように位置づけられているのか、どのように規制されているのか、規制に対して開発者はいかに取り組むべきなのか、といった開発のプロセスについて述べる。

2 医療機器業界の概要

2.1 そもそも医療機器とは？

　そもそも「医療機器」とは何なんだろうか？ 多くの方にとって医療機器というのはあまり馴染みのない、何か専門性が高そうな、場合によっては人の命に関わるものなので、なんだか責任重大でちょっと敬遠したいような、そんなものかもしれない。あるいは、いま開発しようとしている「何か」が「医療機器」なのかそうではないのかということが気になっているかもしれない。

　何が医療機器で、何が医療機器ではないのか、ということは「医療機器」という言葉の定義次第で変わってくるが、ここで「医療機器」を「法の規制対象となっている医療機器」とすれば、薬機法で「医療機器」と定められているものが「医療機器」ということになる。

　薬機法には、「人若しくは動物の疾病の診断、治療若しくは予防に使用されること、又は人若しくは動物の身体の構造若しくは機能に影響を及ぼすことが目的とされている機械器具等（再生医療等製品を除く。）であつて、政令で定めるもの」（薬機法第2条第4項）が医療機器であると定められている。とはいえ、文章だけでは具体的にどういうことかはわかりにくいだろう。前半では「疾病の診断、治療若しくは予防」とあり、病気であることを診断するもの、治療するもの、予防するものが挙げられている。医療機器の中でも、診断機器、治療機器と呼ばれる分野のものである。予防については具体的な医療機器は想定されにくい。また後半は「身体の構造若しくは機能に影響を及ぼす」とあり、まさにその言葉通り、体の構造や機能に変化を生じさせるようなものである。そしてポイントとなるのはその後の「目的とされている機械器具等」の部分である。上記のような目的を持って流通することが規制の対象となるものであり、そこで用いられている技術などを特定して規制しているのではない。「機械器具等」といってもメカニカルなものばかりではなく、樹脂のチューブやバッグ、ソフトウェアもこの範囲内に含まれている。

　例えば、文房具のハサミと手術用のハサミ（外科の分野では「剪刀（せんとう）」と呼ぶ）は、使われている技術や機能面に関して言えばほぼ同じものであり、せいぜいグリップが樹脂かス

テンレスかが異なるという程度である。最も大きな違いは、文房具のハサミは事務作業や工作用途で販売されている一方で、手術用のハサミは手術で用いるという目的をもって販売されていることである。つまり、医療上の「目的」をもって流通することから法の規制対象となる。ソフトウェアについても同様の考え方が可能である。例えば放射線科領域で使用される画像のファイル形式でDICOM（ダイコム）と呼ばれるものがある。汎用の画像処理ソフトウェアや研究用の数値解析ソフトウェアでDICOMに対応しているものは多く、そういったソフトウェアでレントゲンやCT、MRIの画像ファイルを開くことができる。しかし、それらのソフトウェアは医療機器として規制を受けていない。なぜならば、それらのソフトウェアが疾病の診断を目的として流通しているのではなく、あくまで汎用の画像処理や研究用の数値解析を目的としたソフトウェアだからである。

では、医療上の文脈での使用を標榜しなければ、"非医療機器"として法に規制されることなく流通できるようになるのでは、と考える読者もいらっしゃるだろう。確かに、できないことはないが、現実的ではない。薬機法では、承認を受けていないもの（非医療機器）について、名称や使用目的、効果等を表示・広告することを禁止しているからである（薬機法第64条、第68条）。非医療機器を販売することは可能であるが、何に使うのかわからないものを一体だれが購入して使ってくれるだろうか。

2.2　医療機器の品質を担保するための法規制

なぜ医療機器が法規制を受けているのか？　その答えもまた法に書かれている。
「……医療機器…の品質、有効性及び安全性の確保並びにこれらの使用による保健衛生上の危害の発生及び拡大の防止のために必要な規制を行う……」（薬機法第1条）とあり、言い換えれば、有効性・安全性を確保すべくキチンとした品質のものを流通させることで、保健衛生上の問題が起きたり、それが拡散したりすることを防止しようと規制するのである。
これを実現するための手段として、医療機器そのものの規制と、医療機器を作る企業の規制を行っている。

2.2.1　モノの規制：医療機器そのものの安全性・有効性

開発中の、あるいはこれから開発しようとするものが、法の定める医療機器に該当しそうだとなった場合、次に考えるべきことは、法規制上、どういうタイプの医療機器として規制を受けることになるのか、ということである。
医療機器は、非常に多くの種類があり、GMDN (Global Medical Device Nomenclature) という世界的な医療機器の命名法をベースに作成されたJMDN (Japan Medical Device Nomenclature) のコード（8桁の数字）とセットになった医療機器の「一般的名称」と呼ばれる名

称がついていて、定義が定められている。

　例えば、いわゆる注射器は、JMDNコードが13929001、一般的名称が「汎用注射筒」で、その定義は「液体又はガスを注射・注入するか引き抜くために用いる器具をいう。通常、ガラス製又はプラスチック製で、目盛付の容器及びプランジャから成る。注射針を用いて薬剤の投与又は採血に用いることが多い」である。

　皮下に薬液を投与するための注射針は、JMDNコード12745002、一般的名称「単回使用皮下注射用針」、定義は「注射筒、二次的薬物療法セット又は静脈切開セット（採血用アダプタやホルダ等）と共に患者への液体の投与又は排出のために用いる、細長い鋭利な中空の器具をいう。本品は単回使用である」である。

　医療機器の一般的名称は4458種類（2024年2月26日現在）あり、現在流通している医療機器は、4458種類の医療機器のどれかに属している。どの一般的名称にも該当しない機器が、医療機器に該当しないと判断されるものではなく、前述の法に定める医療機器の定義に照らし合わせて医療機器になるものであれば、既存の一般的名称の定義を変更して、その一般的名称に該当するようにしたり、あるいは一般的名称を新設したりすることもある。そのため、読者の方が本書を読んでいるときには、一般的名称の数は恐らく4458種類よりも増えているものと予想される。

　4000種類を超えるような膨大な種類の医療機器の法規制は、リスクに応じて4つのグループに分割して行われており、合理化が図られている。そのグループ分けとは、リスクの低いクラスⅠからリスクの高いクラスⅣまでの4分類である。

　クラスⅠは「不具合が生じた場合でも、人体へのリスクが極めて低いと考えられるもの」、クラスⅡは「不具合が生じた場合でも、人体へのリスクが比較的低いと考えられるもの」、クラスⅢは「不具合が生じた場合、人体へのリスクが比較的高いと考えられるもの」、クラスⅣは「患者への侵襲性が高く、不具合が生じた場合、生命の危険に直結するおそれのあるもの」となっている。またクラスⅠの医療機器を「一般医療機器」、クラスⅡを「管理医療機器」、クラスⅢ・Ⅳを「高度管理医療機器」と呼ぶ。

　具体的には、クラスⅠには、体外診断用機器、鋼製小物、X線フィルム、歯科技工用用品など、クラスⅡには、MRI、電子式血圧計、電子内視鏡、消化器用カテーテル、超音波診断装置、歯科用合金など、クラスⅢには、透析器、人工骨・関節、人工呼吸器、バルーンカテーテルなど、クラスⅣにはペースメーカー、人工心臓弁、ステントなどが含まれる。これらクラス分類と該当製品例は、〈法規制への扉1 法規制の基本的事項〉を参照。

　ここまで述べてきた一般的名称やクラス分類については、独立行政法人医薬品医療機器総合機構（PMDA）のウェブサイトで、無料でデータベースが公開されているので、必要に応じて参照されたい。

2.2.2 ヒトの規制：医療機器を取り扱うためのライセンス制度

モノの規制の一方で、品質を担保しながらモノを製造する必要があるため、企業（法人）に対してもライセンス制度の形で規制が行われており、そのライセンスに沿った役割分担が行われている。

(1) 製造販売業：医療機器産業における中心的プレイヤー

製品の上市に向けて、法的手続き（承認・認証・届出）を行う立場である企業は、製造販売業の許可を取得することが必要となる。製造販売業者は、「製品」に責任を持つとともに、製造された医療機器の「品質」について責任を持ち、さらには市販後の適正使用のために情報収集・提供を行い「市販後安全対策」の責任を持つ。そのため、医療機器の製造管理又は品質管理に関する業務を行う体制として厚生労働省令で定める基準（QMS体制省令）に適合していること、また医療機器の製造販売後安全管理の方法が厚生労働省令で定める基準（GVP省令）に適合することが求められる。また総括製造販売責任者・安全管理責任者・国内品質業務運営責任者・管理監督者・管理責任者を置くことが求められる（兼務可能な場合もあり）。

製造販売業は許可制であり、表1-1のとおり、取り扱う医療機器のクラスに応じて第1種医療機器製造販売業許可（全ての医療機器の製造販売が可能）、第2種医療機器製造販売業許可（クラスⅠとクラスⅡの取り扱いが可能）、第3種医療機器製造販売業許可（クラスⅠの取り扱いが可能）がある。製造販売業は第1種801社、第2種1235社、第3種919社の合計2955社存在している（令和4年度：JAAME Search調べ）。

(2) 製造業：医療機器の製造工程を担う

医療機器の製造プロセスのうち、設計・組立・滅菌・保管の工程を行う企業は、製造業というライセンスの登録が部門や場所ごとに必要になる。そして、製造業のライセンスを持つ部門や場所、つまり製造所は製造販売業者の指示に基づいて、医療機器の設計・組立・滅菌・保管を行う。逆に言えば、製造所自らが企画をして医療機器をプロデュースすることはできない。なお、原材料や部材を供給する企業にはライセンスは求められない。

表1-1 製造販売業許可の種類と取扱範囲

医療機器製造販売業許可の種類	クラス1	クラス2	クラス3・4
第1種医療機器製造販売業	取扱い可能		
第2種医療機器製造販売業	取扱い可能		
第3種医療機器製造販売業	取扱い可能		

製造所にも、製造販売業と同様に、QMSが適用され、承認・認証時にはQMS調査の対象になる。また製造責任者を置くことが求められる。製造所の製造管理及び品質管理は、製造販売業者の管理体制の一部分を構成する。

(3) 販売業・貸与業：医療機関との直接の窓口

製造販売業者の指示のもとに製造業者で製造された医療機器を、医療機関に直接販売することはできず、販売業のライセンスを持つ企業による販売、あるいは貸与業のライセンスを持つ企業による貸与が行われる。取り扱う医療機器のクラスや特定保守管理医療機器であるかによって、許可・届出が異なってくる。特定保守管理医療機器に該当しないクラス1の医療機器のみを取り扱う場合は手続き不要となっている（ただし遵守事項はあり）。

(4) 修理業：製造販売業者の指示に基づく修理を行う

医療機器の修理を行うには修理業の許可が必要である。ただし、主たる製造工程として登録されている製造所で修理を行う場合に限って修理業の許可は不要である。修理業の許可は、修理する医療機器によって区分されており、修理する機器が該当する区分の許可が必要となる。

修理はその範囲が難しいところであるが、故障・破損・劣化等の箇所を本来の状態・機能に復帰させることが修理となっており、その中には当該箇所の交換やオーバーホールも含まれている。一方で、清掃や校正（キャリブレーション）、消耗部品の交換は保守点検という扱いになっており修理業のライセンスは不要である。なお、仕様の変更を伴うような改造は製造行為と位置づけられることから、修理業のライセンスでは行えない。

人の規制（製造販売業、製造業、販売業・貸与業及び修理業）に関する詳細は、〈法規制への扉2 業態規制1製造販売業＆製造業〉及び〈法規制への扉9 業態規制4 販売業・貸与業〉を参照。

2.3 ライセンスに応じた医療機器産業への参入の形態

読者の方が所属する企業が、あるいは今から立ち上げる企業が、どの立場で医療機器産業に参入するのかというのは、かなり悩ましい問題である。本書の趣旨からして、読者の方は原材料・部材供給企業、あるいは製造業、製造販売業のどれかでの参入を検討されるものとして、それぞれの特性について紹介する。

例えば、ライセンスが不要であることから原材料・部材供給企業として参入するのはハードルが低そうに見えるかもしれない。しかし、そのハードルの低さは自社のみならず他社にとっても低いものなので、医療機器産業への期待感を持って原材料・部材供給企業として参入を企図する企業も多いと考えるべきである。その結果、一般的に競争は激しくなる傾向にある。類似の原材料・部材を有している企業が複数あった場合、価格や納期、生産能力等が競

争になることは想像に難くないが、医療機器の場合、生物学的安全性評価（細胞毒性、感作性、刺激性／皮内反応、急性全身毒性、亜急性全身毒性、遺伝毒性、発熱性物質、埋植、血液適当性等）のデータシートを製造販売業者や製造業者に提供できるか、というような医療機器ならではの付加価値が競争のポイントになる場合もある。

　一方で、医療機器メーカー（特に大手企業）によっては模倣品が製造されることを防ぐために、スペックの指定だけ行い、使用目的などを開示せずに原材料を購入し、自社で様々な評価をすることもあり、この場合は医療機器用の原材料供給を行うという付加価値は生じない。また何らかの原材料や部材を有する化学メーカーなどの企業がビジネスの多角化を狙って、「何か医療に使えませんか？」という御用聞きの姿勢で参入することも多い。しかし、それが要素部品であればあるほど、医療従事者にも医療機器メーカー担当者にも、その要素部品が医療機器として使用されている具体的なイメージに結びつきにくく、ニーズとのマッチングに苦労することになるだろう。その問題点をクリアすべく、半導体メーカーの一部では、半導体素子を医療機器として使用することを想定した、サンプル回路の提供をしているケースも存在する。

　次にハードルが低そうに見えるのは、製造業であろう。製造所として登録すれば、医療機器の最終製品の製造が可能となる。2014年11月の薬機法の施行に伴い、許可制から登録制へ移行されるとともに、対象や要件の緩和が行われた結果、製造業のライセンス取得のハードルが下がった。さらには、医療機器産業振興の追い風を受けて、製造所としての登録をアピールする中小企業も増えつつあることから、今後、登録は増えることが見込まれる。ただし、製造所はQMS調査の対象となっており、また責任技術者を置くことが求められているので、原材料・部材供給企業に比べれば、要求レベルはかなり高いと言える。なお、国内で製造所として登録されているのは4686箇所である（令和5年度：JAAME Search調べ）。

　そして、最もハードルが高いのは製造販売業となるだろう。自社で企画や法規制対応等々、製造と販売以外の全てを行うことが求められる位置づけである。自社生産のために、製造販売業と同時に製造業のライセンスを持っている企業も多い。中には、製造販売業者として自社ブランドで製品を出荷しながらも、売上の大半を製造所として他社から受注したOEM（Original Equipment Manufacturing）生産が占めるという企業もある。逆に海外製造所で製造された製品を輸入して製造販売業者として法規制対応をとり、販売業者に卸すというタイプの企業もある。例えば外資の医療機器メーカーの日本法人はこれに該当するし、商社のような形でのビジネスを検討することも可能である。

```
医療機器産業への参入の形態
・ 原材料・部材供給メーカー
・ 製造業
・ 製造販売業 ─┬─ 自社ブランドの製品を出荷するメーカーとして
              ├─ OEMメーカーへの委託者として
              └─ 海外の医療機器を輸入する企業として
```

図1-5 医療機器産業への参入の形態

2.4 ライセンス取得のタイミング

　医療機器産業に参入するにあたって必要となるライセンスをいつまでに取得しなければならないかというのも多くの人が疑問に思うポイントである。

　製造業に関しては、設計・主たる組立・滅菌・保管を行う場所を製造所として登録することになっているため、その製造プロセスが始まる時点で製造所登録を完了しておく必要がある。

　製造販売業については、医療機器の承認・認証が出るまでに業許可を得ておく必要があるため、最終的なリミットとしては承認・認証が出るタイミングとなるが、これはあまりに極端である。製品の承認・認証申請をするまでに製造販売業に求められる各責任者の設置や手順書の作成などQMSやGVP体制を整えておくべきであることを踏まえると、承認・認証申請までには製造販売業許可を取得しておくのが安心だろう。少なくとも認証申請の場合は、複数の認証機関があり、認証機関によって対応が異なることも考えられるので、事前に所轄の都道府県薬務担当課に相談しながら製造販売業許可の取得の準備を進めることが重要である。

　また、製造業登録にも製造販売業許可にもQMSの構築が求められる。QMSは文書管理システムではあるが、1つの文化を社内に構築し、そしてそれをアップデートし続ける習慣を定着させることでもある。そのため、製造業登録や製造販売業許可申請のときだけ必死に頑張るのではなく、それを当たり前のものとして受け止められるような仕組みづくりが必要である。

　なお、製造業登録も製造販売業許可も企業全体で取得する必要はないことに留意されたい。製造業であれば、具体的に設計・組立・滅菌・保管を行う建屋やライン、ゾーンでの登録が可能である。また製造販売業も、特に異業種からの新規参入の場合だが、医療機器に関する部門のみで製造販売業許可を申請することが可能である。適切なレベル感のQMSの構築・維持のためにも、過大にならず必要十分な規模で製造業登録や製造販売業許可申請をすることがポイントである。

第2章 医療における医療機器の価値と医療機器開発の全体像

本章のポイント
- 医療機器には、様々な価値がある。新しい医療機器の開発を企画する時は、医療現場にどのような価値を提供するのかを明確にするとよい。
- 医療機器は、QMS省令第26条から第53条に記載されている製品実現の流れに従って開発されなければならない。
- 医療機器開発の流れは、能動型医療機器と非能動型医療機器で少し異なる。

　医療機器は、疾病の診断、予防、治療又は身体の構造、機能に影響を及ぼすことを目的とし、今日まで医療の発展を支えてきた。医療における医療機器の価値は、時には医療の補助的な存在として、また時には医療の進化を支えるパートナーとして、使用する場面に応じて変化する。このことから、新たな医療機器の開発を企画する時は、その新たな医療機器は、どのような課題を解決するのか、どのような使用目的とするのか、どのような価値を医療現場に提供するのかを明確にする。そうすることでその医療機器の存在意義も明確になる。

1 医療における医療機器の価値

医療における医療機器の価値を図2-1に整理した。

1.1 新たな医療の提供

　心臓血管系の治療に用いられるカテーテルは、大腿の付け根もしくは手首の血管から挿入し心臓まで到達させることにより、心臓血管の手術を行えるようにした医療機器である。カテー

```
＜医療における医療機器の価値の例＞
・新たな医療の提供      ・感染リスクの低減
・低侵襲化              ・難しさや手技のばらつきの低減
・治癒の促進            ・被ばくリスクの低減
・合併症の予防          ・間違いや医療事故の低減
・手間の軽減
```

図2-1　医療機器の価値の例

テルが新たに開発されたことにより、従来、胸を大きく切開して手術をしていた疾患に対して、血管内で手術を行う新たな治療が生まれた。

このように新たな医療が生まれる時には、必ずと言っていいほど、新たな医療機器が生まれている。これは、治療だけでなく、検査の領域においても同様のことが言える。

1.2 低侵襲化

医療機器の大きな役割の一つとして、低侵襲化が挙げられる。腹腔鏡は、従来、腹部を大きく切開して手術を行っていた治療を、腹部に4つの孔を空け、鉗子とカメラを腹部に挿入することによって行えるようにした医療機器である。大きく切開する代わりに、鉗子やカメラを挿入するための小さな孔だけを開け、低侵襲化することで、患者の体力の消耗を減らし、腸を湿潤環境に保持して損傷を減らせることから、結果的に患者の回復を早めることが可能になった。患者への大きなメリットがあり、さらに入院期間の短縮や癒着の低減による再手術の難易度の低減など、医療経済性へのメリットもあることから、現在では、多くの手術が腹腔鏡で行われている。治療の低侵襲化は、現在でも医療機器開発の大きなテーマとなっている。

1.3 治癒の促進

医療機器には、治癒の過程を早める効果を持つものもある。創傷被覆材は、始めは創部を外界から遮断し、保護するために存在していたが、次第に創部に雑菌が繁殖するのを防ぎ、創部で免疫細胞が働きやすい環境を整えることにより治癒を促進する効果を持つようになった。

1.4 合併症の予防

医療機器は、疾患に伴う合併症や医療行為に付随する合併症を予防する点においても役立っている。深部静脈血栓症予防用ポンプは、手術などで長時間同じ姿勢を取っている患者の足に装着し、足を空気圧で圧迫することによって、静脈の流れを促進し、静脈血栓閉塞症を予防する医療機器である。このような医療機器を用いることにより、手術による合併症のリスクを低減し、医療がスムーズに行われるようにしている。

1.5 手間の軽減

自動視力計は、それまで人が患者に対して「見える」「見えない」を尋ねることによって実施していた視力検査を自動化した装置である。それまでは、一人の患者に一人の医療従事者が

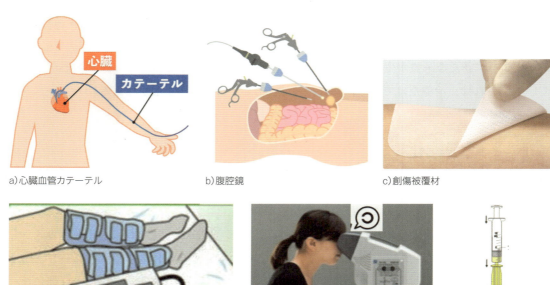

a) 心臓血管カテーテル　　b) 腹腔鏡　　c) 創傷被覆材

d) 深部静脈血栓症予防用ポンプ　　e) 自動視力計　　f) 血液成分分離キット

図 2-2　様々な医療機器

いなければ検査を行えなかったが、この装置により患者が自分で視力検査を実施できるようになり、一人の医療従事者が複数の患者の検査を管理できるようになった。

　また、血液成分分離キットは、患者から採取した血液を遠心分離し、血液から多血小板血漿などの特定の血液成分を分離するためのキットである。このような製品が発売される前は、患者からシリンジで採血した血液をクリーンベンチで容器に移してから遠心分離し、不要な血液成分の除去と必要な成分の採取を再びクリーンベンチで行うことで特定の血液成分を調製していた。このような医療機器が開発されたことにより、シリンジで採取した血液を直接容器に注入して遠心分離し、容器から直接シリンジで必要な成分を採取できるようになった。多くのステップが削減され、手間が軽減されただけでなく、作業にかかる時間が削減され、さらに一度も容器を開封せずに作業を行えることから患者の感染リスクを低減できた。このように従来人間が行っていた操作の自動化、さらにはステップの削減による時間短縮も医療機器の価値の一つである。

1.6　感染リスクの低減

　医療において感染は避けなければならない大きなリスクとして捉えられている。これには患者の感染だけでなく、医療従事者の感染も含まれる。これらの感染を予防するため、これまでたくさんの医療機器が開発されてきた。例えば、血糖値の測定は、患者の指先に針を刺し

て出した微量な血液を用いて行う。この時、患者の指先に刺す針をランセットと言うが、かつては細い棒の先に針が付いている単純な構造をしていた。しかし、このような作りのランセットは針がむき出しになったままなので、使用済みランセットを棄てる時や廃棄ランセットの入ったごみ袋を取り扱う時などに誤って針が人に刺さってしまう事故が発生した。使用済みのランセットの針には患者の血液が付着しており、その針が刺さると血液感染する可能性があるため、現在では、ランセットの針を指に刺すと瞬時にばねが働き、使用済みの針が容器に引き込まれ、外に出ない構造になった。このように、患者や医療従事者を感染源から隔離することも医療機器の重要な価値の一つである。

1.7 難しさや手技のばらつきの低減

医療行為は医療従事者の手や判断で行われることが多いため、医療従事者の熟練度のばらつきや疲れによる影響を低減する医療機器も存在する。手術支援ロボットは、医師が行う腹腔鏡手術において鉗子の役割を果たすロボットであるが、その特徴の一つに操作者の手振れを補正する機能や人間では関節の構造上動かせない向きの操作を行えるという機能が挙げられる。

また、近年では、AI技術の発達により診断の補助を行う医療機器が登場している。これは、CTやMRI、内視鏡などの画像をAIで処理することにより、病変部位と思われる場所を検出し、医師の診断を補助するものである。このような機器を用いることにより、経験の浅い医師でもベテランの医師と同様の判断が行える他、疲れ等による医師の検出力の低下をカバーすることができる。

1.8 被ばくリスクの低減

医療従事者は、抗がん剤やX線などの放射線など様々なリスクに曝露されながら業務に従事している。これらの医療従事者の被ばくを低減する医療機器が存在している。

閉鎖式薬物移送システムは、抗がん剤を取扱う医療従事者を抗がん剤の被ばくから守る医療機器である。抗がん剤の点滴剤への混注作業から、患者に抗がん剤を投与するところまで一貫して医療従事者を被ばくから守れるよう、操作ごとに製品がラインナップされている。

1.9 間違いや医療事故の低減

医療機器の中には、異なる役割を持ちながら似たような構造を持つものがある。例えば、血管内に輸液剤を注入するために輸液バッグと血管カテーテルをチューブで繋いだ輸液セットがあるが、似たような形状を持つものとして経腸栄養用チューブがある。これは、体の外から直

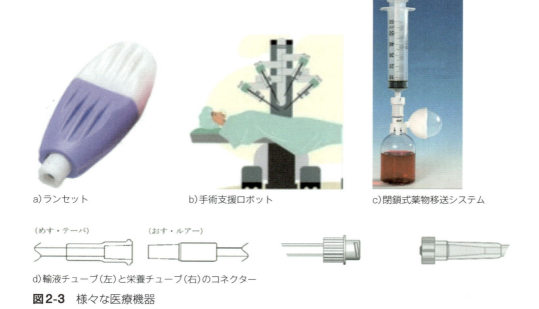

a) ランセット　　b) 手術支援ロボット　　c) 閉鎖式薬物移送システム

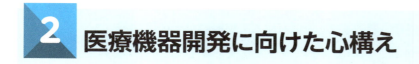

d) 輸液チューブ(左)と栄養チューブ(右)のコネクター

図 2-3　様々な医療機器

接栄養剤を胃に注入するために開けた孔(胃ろう)と、経腸栄養剤が入ったバッグをつなぐもので、栄養剤を胃に入れるために使用する。輸液セットには、輸液バッグと患者の腕に刺した血管カテーテルを接続するためのコネクターが、経腸栄養用チューブには、経腸栄養剤が入ったバッグと胃ろうを接続するためのコネクターが両端についている。かつては、それぞれのコネクターが似たような形状をしていたため、誤って経腸栄養用チューブを血管カテーテルに接続し、栄養剤を血管内に注入する事故が発生した。このような事故を予防するため、輸液セット用チューブのコネクターと経腸栄養用チューブのコネクターが相互に挿入できないよう、形状の規格が変更された。このように、医療事故を予防するという観点も一つの医療機器の価値である。

2　医療機器開発に向けた心構え

　医療機器の直接的な使用者は医療従事者であることが多いが、医療従事者の先には、必ず患者が存在する。医療に携わるスタッフは、共通認識として、『患者さんのため』というマインドを持っており、必ず患者のことを考慮しながら医療行為を行い、様々な発言をしている。
　医療機器を新たに開発する場合、医療機器メーカーは、既存の医療の中にすぐに馴染み、医療従事者に負担なく使用してもらえる医療機器を開発するように心掛けなければ、売れる医療機器を開発することはできない。そのためには、部品・部材供給業者、製造業者、製造販売業者等の立場によらず、すべての関係者が、『患者さんのため』というマインドを理解して

医療従事者と同様に患者を中心に考えた機器を設計しなければ、医療従事者に共感してもらえる医療機器を提供することは難しいと考えられる。

　では、製品実現において『患者さんのため』をどのように実践すればよいのか。医療従事者が使用する製品の場合は、医療従事者がどのように製品を使用して、どのような状態の患者に医療行為を施すのかを推測し、その患者に対して使いやすいものを考えるとよいだろう。また、患者が直接使用する製品の場合は、患者が院内もしくは家庭内でどのようにその製品を使用するのか、どのような場面に遭遇するのかを推測し、患者にとっての使いやすさ、患者のリスク低減を考えるとよい。このように『患者さんのため』を考えると、製品の設計そのものが変わるため、製品開発の初期の段階から『患者さんのため』をしっかりと考え、後戻りのない開発を行うことが重要である。

　また、上述のように医療機器の先には必ず患者が存在する。医療機器は、患者の治療や検査等に使われるものでもあり、一度供給を開始したら安定供給が求められる。欠品は、医療機器の欠品という物理的な製品の不足だけでなく、患者に提供する医療の中断に繋がると考え、欠品を発生させない対策が必要である。多くの医療機器は、単一の企業だけで製造されていることは少なく、部品供給や組立、滅菌などの工程を担う複数の企業が関与していることが多い。これらのどの部分が欠けても欠品につながる可能性があるため、たとえ直接患者に接しない部品供給企業であっても、『患者さんのため』というマインドを持って欠品を起こさない努力が大切である。

3　医療機器の開発の流れ

　医療機器は、他の業界の製品と異なり、QMS省令の製品実現の条項（第26条から第53条）に記載されている流れに従って開発されなければならない。この中でも第26条から第36条には、製品実現の計画立案から製品要求仕様の設定、設計開発の流れが記載されており、この流れに従わずにものづくりを先行させてしまった場合は、元に戻ってデータを取得し直さなければならないこともあり得るため、開発に着手する前にQMS省令の該当箇所は最低限、目を通しておきたい。

　医療機器は、以下の流れに従って開発する。医療機器開発は、医療現場においてどのような課題があり、ニーズがあるのかを探索するところから始まる。開発の元になるニーズを得たら、医療従事者と対話しながら、ニーズが発生している状況を確認し、製品コンセプトを作成する。次に、市場規模や売上規模を予測するための調査を行い、併せて、製品を開発した場合に遵守すべき法規制、競合製品の有無、治験の要否、保険適用の可能性を調べて開発の

ハードルを確認する。さらに、そうした調査結果に基づいて開発の実施可否を判断したら、フィージビリティスタディーの段階（以下「FSステージ」）に入り、ものづくりに着手する。

FSステージでは、コンセプトを具現化する技術を探索し、簡単な試作を行いながらベンチテストで目標を達成できる技術を決定する。また、FSステージでは、シンプルな評価系を用いて、物理的、化学的、生物学的、機械的、電気的な項目について技術の傾向を把握する。決定した技術については、先行技術調査を行い、特許出願することも忘れずに行いたい。

開発ステージでは、それまでのベンチテストに加えて、量産試作を行いながら、動物試験などの非臨床試験を行い、製品の有効性、安全性を確認しながら規格を設定し、最終的な製品仕様を決定する。非臨床試験で妥当性確認試験を実施してもなお、有効性、安全性を評価できない場合に限り、治験を行い、ヒトで有効性、安全性を評価する。製品の要求仕様を満たす設計が完了したら、医療機器製造販売承認・認証申請／届出を行う。

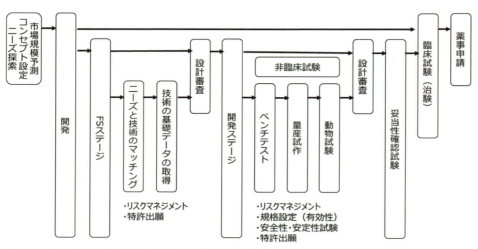

図2-4 非能動型医療機器（医用電気機器以外）の開発の流れ

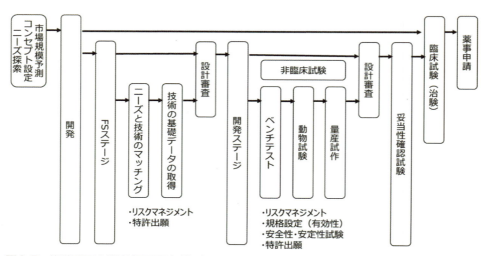

図2-5 能動型医療機器（医用電気機器）の開発の流れ

非能動型医療機器の生産については、非臨床試験を実施しながら量産試作を行い、生産準備を開始する。量産試作で有効性、安全性を示せるか検証し、妥当性確認試験を実施する。製造販売承認・認証・届出するために実施する妥当性確認試験や治験では、最終製品の初回製造ロットと同等のものを用いて試験をしなければならない点に注意し、その頃までに製造できる環境を整える。認証・承認を取得したら、必要に応じて、保険適用の手続きを行う。販売に向けた販促物の作成や販売戦略を立案し、販売を開始する。

　ここに示した開発の流れは、多くの医療機器に共通の流れであるが、非能動型医療機器（動力源を持たない医療機器、医用電気機器でない医療機器）（図2-4）と能動型医療機器（医用電気機器などの動力源を持つ医療機器）（図2-5）、プログラム医療機器は、製品の特性により、開発の流れが少し異なるため、注意が必要である。

　具体的には、能動型医療機器は、設計開発の中に装置の組立が含まれるため、試作品の製造方法は、最終製品の製造方法に近くなる。そのため、量産試作の開始が明確であるが、非能動型医療機器は、設計開発中に使用する金型などの物品と、量産試作で使用する物品が大きく異なるため、設計開発中に製造に向けた設備を準備しはじめることが多い。また、非能動型医療機器は、製品の特性に応じて滅菌工程が含まれる場合があり、滅菌の条件や包装資材を妥当性確認の前に設定しておく必要がある。さらに、ユーザビリティ試験（JIS T 62366）は、妥当性確認試験の一部であるが、能動型医療機器の場合、妥当性確認試験として行われるJIS T 0601-1の電気安全性試験に適合するためにはユーザビリティ試験やソフトウェアライフサイクルマネジメントの規格（JIS T 2304）に適合していなければならないため、JIS T 2304に適合し、JIS T 62366のユーザビリティ試験を行ってから電気安全性試験を実施する。このように、能動型医療機器の妥当性確認試験は実施する試験の順番に注意が必要である。詳細については、第7章〜9章で説明する。

4　ニーズオリエンテッド、シーズオリエンテッドの開発

　「医療機器開発は、ニーズから始まるのかシーズ（技術）から始まるのか」という議論は、医療機器開発の歴史の中で長きに渡って行われてきた議論である。ニーズから始めることをニーズオリエンテッド、シーズから始めることをシーズオリエンテッドと言うが、開発の始め方としてはどちらも正しいと思われる。ニーズオリエンテッドで開発を始めた場合、ユーザーの希望に即した形で始まるため、アンメットメディカルニーズであったとしても、ある程度はユーザーが想定できる範囲での新しい医療機器が開発されると考えられる。また、開発の中ではニーズを具現化するために必要なシーズ（技術）とのマッチングが必要であるため、幅広い技

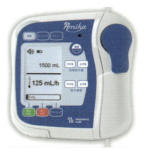 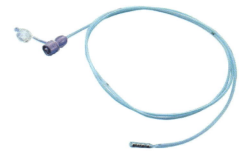 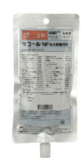

図2-6 経腸栄養ポンプと経腸栄養ポンプ用チューブ、経腸栄養バッグ

術の中から適した技術の探索を行う必要がある。

　一方、シーズオリエンテッドで開発を始めた場合、技術の可能性を医療に応用するため、ユーザーの希望や想像を超えたアンメットメディカルニーズに応えられる医療機器が開発される可能性が出てくる。しかし、このアンメットメディカルニーズが本当にユーザーのニーズに合致しているのかを十分に確認する必要があるため、適したニーズの探索が必要になる。

　このことから、いずれにしても開発初期の段階でニーズとシーズのマッチングを行わなければならないが、最も重要なステップは、ニーズとシーズのマッチングが正しく行われることであり、シーズオリエンテッドで開発を始めた方がよりアンメットメディカルニーズに応えられる医療機器が開発される可能性が高くなると整理しておくとよい。

　本書では各章に、在宅医療用の経腸栄養ポンプとそれに用いる経腸栄養ポンプ用チューブの開発を題材とした一連の医療機器開発の例を記載する。経腸栄養用ポンプは、能動型医療機器に該当し、経腸栄養ポンプ用チューブは、非能動型医療機器に該当する。上記のとおり、能動型医療機器と非能動型医療機器の開発は、開発の流れが若干異なる。非能動型医療機器の開発の流れを第7章に、能動型医療機器の開発の流れを第8章に示すので、参照されたい。

> **コラム　非臨床試験の重要性**
>
> 　医療機器における非臨床試験は、製品のメカニズムや有効性、安全性を示す上で非常に重要な位置づけにある。第7章に示すように、医療機器の開発は、非臨床試験としてベンチテストからスタートし、必要に応じて動物試験を行い、必要に応じて臨床試験（治験）を行う手順で進める。従って、非臨床試験は、臨床試験を実施する医療機器であっても重要性は変わらず、むしろ非臨床試験で十分な製品のメカニズムを明らかにし、有効性、安全性に関するデータを取得していなければ臨床試験を実施できない。非臨床試験データの充足性や信頼性を維持したデータ取得に注意し、後戻りのない開発をしたい。

第 2 章　医療における医療機器の価値と医療機器開発の全体像

第3章 医療ニーズから製品コンセプトを創出する

> **本章のポイント**
> - 医療ニーズの収集方法によって製品開発の難易度が決まる。ヒアリングによって、ニーズを正しく理解することが重要である。
> - ニーズが発生している環境、含まれる要因を整理し、解決の方向性を網羅的に考える。
> - プロトタイプを用いたヒアリングを通じて、医療従事者の価値観を把握し、価値観に沿った製品コンセプトを設定する。
> - 製品コンセプトを元に自社の保有技術を考慮して、製品案を立案する。

　医療機器の開発はニーズに対する課題解決を目的として、課題解決の方法や製品に使用する技術（シーズ）が開発中に何度も変わる点が特徴である。医療機器と医薬品は、しばしば同類のように扱われ比較されることが多いが、医薬品の開発が特定の化合物（シーズ）からスタートし、最終製品まで同じ化合物が主剤であることを考えると、医療機器の開発のステップは真逆と言っても過言ではないくらい異なる。また、医薬品は投与経路がいくつかの種類に集約されるため、薬効が異なっても似たような構造になり、実施する試験も類似したものになるが、医療機器は使用目的や使用場面が製品ごとに異なるため、製品に搭載される機能や使い方が多種多様になり、使用する環境に応じて開発中に外観が何度も変化する。これに伴い、実施する試験も同様に多種多様になり、臨床現場を模した独自の試験を行うことが多い。

　このように医療機器の設計開発の特徴は、技術そのものの開発だけでなく、機器の使い方の設計も含まれ、開発中に大きく形が変化する点にある。従って、適切な医療機器を開発するためには、技術を専門とする開発者が医療現場の様子や医療技術、疾患や生体のしくみについてよく学び、医療従事者と対話しながら医療のニーズを知り、技術とニーズを考慮した製品コンセプトを設定することが重要である。前章で、ニーズオリエンテッド、シーズオリエンテッドの開発について述べたが、本章ではニーズオリエンテッドの開発の流れについて述べる。

1　医療ニーズの設定

　医療機器開発の元になる医療ニーズは、何年後に製品を上市するのかによって収集方法が異なる。開発期間を2〜4年間程度と設定した場合、既存の医療の中である程度顕在化している課題や既存の医療機器で対応できない症例をニーズと捉えて開発することができる。このよ

うなニーズは、医療機器メーカーの営業担当者からの情報や医療従事者からの提案、学会発表、論文報告、その他海外事例や病院見学などで得ることができる。

一方、比較的長い開発期間を許容できる場合、現在の医療現場で発生している課題だけでなく、現在の課題に対する製品を開発してもまだ残る課題、製品を開発し提供することによって新たに発生する課題、技術発展等の予測から未来の医療や理想的な医療などを予測し、そこから未来の医療における課題をニーズとして、開発をスタートさせることができる。このような方法でニーズを設定する場合は、官公庁が発行する調査資料など様々な資料を総合的に理解した上で、想像力を働かせてニーズを設定することが求められる。そのため、このような方法で導いたニーズはアンメットニーズになりやすく、開発のハードルは高くなるが、これまでにない新しい医療を提供できる、オリジナリティの高い医療機器を開発できる可能性が高くなる。

繰り返しになるが、このように医療のニーズを正確に把握するためには、開発者が医療現場の様子や医療技術、疾患や生体のしくみについてよく知ることが求められる。

2 医療ニーズから製品コンセプトを創出する

本章では、既存の医療の中である程度、顕在化しているニーズに対する製品コンセプトの設定について述べる。製品コンセプトは以下のステップで設定できる。

❶ ニーズの把握：医療従事者からの情報等からニーズを把握する。
❷ 環境の把握：ニーズが発生している医療現場の環境を把握する。
❸ ニーズの分析：ニーズを構成している要素を抽出し、解決策を網羅的に考える。
❹ プロトタイピング：解決の方向性を考え、ヒアリング調査で使用するプロトタイプを作成する。
❺ 課題の設定：プロトタイプを用いたヒアリング調査を行い、真の課題（ニーズ）を設定する。
❻ 製品コンセプトの設定：課題を解決する製品コンセプトを設定し、ヒアリング調査により製品案を創出する。

ニーズの情報ソース
　以下の情報からニーズを収集し、開発テーマにすることができる。
- 医療従事者からの提案
- 医療従事者へのヒアリング
- 営業担当者からの情報
- 安全情報
- 学会や論文発表
- 病院見学
- 海外の事例
- 未来予測　　　など

＊このほかに、シーズ（技術）からも開発テーマを考えられることに留意したい。

図3-1　ニーズの情報ソース

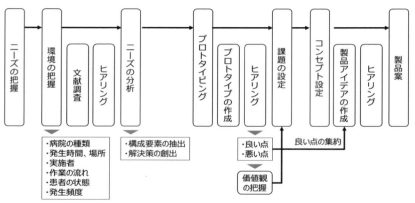

図3-2 医療ニーズから製品コンセプトを創出する流れ

2.1 ニーズの把握

　このステップでは、医療従事者からの情報、論文、学会、海外の事例、未来予測等からニーズを把握する。具体的な方法については、1 医療ニーズの設定を参照されたい。

2.2 環境の把握

　このステップでは、医療現場のニーズを把握した後に、医療従事者にヒアリングを行い、その課題が発生している医療現場の環境を把握する。

　ニーズが発生している病院の種類、発生している時間や状況、関与する医療従事者の種類、作業の前後の行動などについて調査し、製品が使用される条件や使用される患者の状態、理想の姿を把握する。このような状況を把握することによって、開発する医療機器の操作者、許容される製品の条件、許容される操作時間などを整理し、製品の要求仕様として設定する。

　ヒアリングは、必ず聞き取りを行う医療現場の業務内容や疾患、治療の内容について事前にインターネット調査を行い、質問表を作成してから実施する。事前に調査することにより、医療従事者が使用する言葉の意味や業務内容について共通認識を持った上で話すことができるようになり、ヒアリングによって得られる情報を多くすることができる。また、質問表を作成することにより、限られた時間の中で質問の抜けや漏れを減らし、効率よく質問することができる。医療従事者はとても忙しく、常に予定したヒアリング時間を確保できるとは限らないため、質問に優先順位をつけ最低限回答を得なければならない点を明確にしておくことも重要である。

　ヒアリングで、何を聞くべきか思いつかないことがあるかもしれないが、その後の開発で製品の細かい設定を行うために必要な情報を収集すると考えれば、聞くべき内容を整理しやすくなる。また、質問に対する医療従事者からの返答を聞き、「そうなんだ」とそのまま納得してしまうと新たなニーズや課題を発見しにくい。聞いた回答に対して、「もし、患者が小児だっ

```
環境の把握で確認する内容
  ニーズが発生している状況のうち、下記の情報を収集する。
  • 病院の種類              • その医療行為の前後の行動
  • 時間やその時の状況      • 患者の状況
  • 医療行為の内容          • 発生頻度
  • 関与する医療従事者の種類  • 理想の状態        など
```

図3-3 環境の把握で確認する内容

たら」「もし、暗い中で実施しなければならなかったら」「もし、時間がない時に実施するとしたら」など、少し視点を変えた状況を考えてみると新たなニーズや課題を思いつきやすくなる。ヒアリング件数が増加するに従い、多様な回答や意見が収集され、結果をまとめるのが難しくなる可能性があるが、そのような時は、回答者に共通する意見と回答者ごとに出た個別の意見に分けるとよい。

　回答者に共通する意見は、その領域で医療を行う際の重要な価値観であり、開発時に外してはいけないポイントになる。この価値観に反する医療機器を医療現場に提供した場合、医療従事者に受け入れられない、もしくは、受け入れてもらうまでに相当な時間を要する製品になるため、緻密な販売促進戦略が必要になる。

　回答者ごとに出た個別の意見には、具体的な使用場面や症例の話が含まれることが多い。これから開発する医療機器を医療現場に投入したとしても解決できない難しい症例の情報が含まれることもある。医療機器としては、幅広い症例に対応できる方がよい製品になることから、得られた症例や使用場面がどのくらいの頻度で発生するのかを調査し、すぐに対応すべき症例とそうでない症例に整理するとよい。すぐに対応しなくてもよい症例に対する製品は、これから開発する製品を上市した次のラインナップとして考えておくこともできる。

　ヒアリングが終了したら、直ちにヒアリングした内容を文章にまとめる。ヒアリングでは、質問に対する回答や意見だけでなく、回答する医療従事者の表情や雰囲気、話し方なども非常に重要な情報となるが、そのような情報に限ってすぐに記憶が薄れてしまう。そのため、ヒアリングが終了したら直ちにそれらの情報も回答と共に記録しておくことが重要である。

2.3　ニーズの分析

　このステップでは、ニーズが発生している状況から発生の要因を抽出し、解決の方向性を考える。

　発生しているニーズには、必ず課題が存在し、その解決策は多くの場合、複数の解決策の可能性があることが多い。このステップでは、次のプロトタイピングを用いたヒアリングを行う時に使用する題材を揃えることを目的として、ニーズが発生する要因を抽出し、解決の方向性を考える。

より多くの解決の方向性を考えるためには、ニーズが発生する要因を抽出し、各要因を解決するように網羅的に考えることが重要である。まず、理想の状態を設定し、理想の状態を達成するためにそれぞれの要因を改善することを解決の方向性として列挙する。さらに一つ一つの解決の方向性に対して、考えられる具体的な解決策を考える。これらは樹形図として記載すると整理しやすい。この時、解決策のレベルを変えて考えると多様な解決策を出すことができる。しかし、この活動のみでは現在の方法を踏襲した解決策になりがちであるため、さらにイノベーティブな解決策を探索する場合は、この中の複数のステップを省略する解決策を考えたり、根本的な解決策を考えるとよい。上記のとおり、この段階で考える解決の方向性は、次のステップで行う医療従事者へのヒアリングの「題材」を揃えることが目的であるため、自社の保有技術や技術の限界に捕らわれずに自由な発想で考えることが望ましい。

　例えば、経腸栄養ポンプに伴うニーズを考えてみる。口を経由せず、直接、胃に栄養を投与している患者であっても、通常の患者と同様に薬を飲む必要があるが、口から薬を飲めないため、経腸栄養ポンプ用チューブを介して薬を投与しなければならない。薬が錠剤であった場合、錠剤をそのまま投与するには、経腸栄養バッグもしくは、経腸栄養ポンプ用チューブ内に錠剤を入れなければならないが、経腸栄養バッグは通常、大きく開いている場所がなく、バッグを切らない限り錠剤を入れることはできない。また、仮に入れられたとしても、経腸栄養ポンプ用チューブに錠剤が詰まる可能性がある。さらに、仮に経腸栄養ポンプ用チューブに錠剤が入ったとしても、経腸栄養ポンプを通過する時にポンプを破損する恐れがある。このような場合、どのような解決の可能性があるのかを考えてみる。

　錠剤を投与したいというニーズに対して、そのまま投与する、錠剤を細かく刻んで投与するといった方法、さらには、根本的な解決法として錠剤ではなく液剤などの別の剤形の薬剤に変更して投与する、固形成分があっても問題なく送り出せる経腸栄養ポンプを作るなどの方法が考えられる。液剤の投与は、本来の錠剤を投与したいというニーズに合致しないかもしれないが、薬剤を投与するという本来の目的を考えると、液剤でも目的を達成できる場合もあると考えられる。このように提供されたニーズの文言にとらわれず、本来達成したいことは何なのかを明らかにし、本来の目的を達成するために実施可能なすべての解決策を網羅的に考えてみ

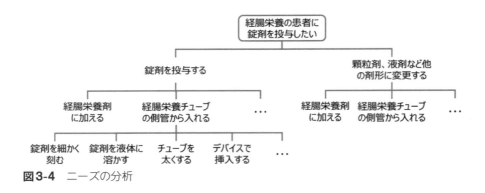

図3-4　ニーズの分析

ることが大切である（図3-4）。さらには、口から栄養を摂取できない患者でも、薬だけは口から摂取できるような方法を考えられれば、非常にイノベーティブな解決策になるのかもしれない。

2.4 プロトタイピング

　このステップでは、ニーズの分析で考え出したすべての解決方法について、プロトタイプを作成する。

　このステップは、解決の方向性を検討する段階であるため、なるべく解決策の方向が異なる多様なアイデアをプロトタイプとして出すことがコツである。図3-4のニーズの分析を例に考えると、樹形図の一番下に記載された項目を一つずつプロトタイプにしていく。「錠剤を細かく刻んだ絵」「錠剤が通るように太くしたチューブの絵」「ポンプの絵」「錠剤を腸内に挿入するためのデバイスの絵」「液剤の絵」などを準備する。

　繰り返しになるが、ここで作成するプロトタイプは、開発する製品案ではなく、次のステップで行う医療従事者に対するヒアリングで使うためのものであり、解決の方向を説明するための「題材」である。そのため、製品のコンセプトが伝われば必ずしも物を作る必要はなく、紙に絵や写真等を組み合わせて製品のコンセプトが伝わるイメージ図を描ければよい。大きさや形状、肌触りなど実感しなければ伝えられないアイデアの場合は、イメージ図と共に簡単な模型や材料サンプルなどを準備してもよい。

2.5 課題の設定

　このステップでは、作成したプロトタイプを題材として、複数の医療従事者にヒアリングを行い、医療従事者の価値観を把握する。

　医療現場では、現場ごとに治療の目的や患者の疾病、身体の状況が異なるため、優先される内容や医療従事者の価値観も異なる。そのため、プロトタイプを題材としてヒアリングを行い、その医療現場における特有の価値観を把握する。

　プロトタイプを用いて医療従事者にヒアリングする際は、ニーズに関するヒアリングをした時と同様、始めに聞き取りを行う医療現場の業務内容や患者の疾患、治療の内容についてインターネット調査を行い、事前に関連情報を把握してから実施する。限られた時間の中で必要な情報を揃えられるよう、事前にヒアリング計画書と質問表を作成してヒアリングに臨みたい。

　解決策の方向性についてプロトタイプを用いながらヒアリングする時は、それぞれのプロトタイプについて良い点、悪い点を聞く。プロトタイプを1つずつ提示し、1つのプロトタイプについて良い点、悪い点を聞いてから次のプロトタイプを提示する流れを繰り返す。その際、

理想的にはどの程度の性能を示せばよいのか、目標性能のレベルをヒアリングしておくと、要求仕様を設定する際に役立つ情報になる。

ヒアリング終了後、ヒアリングした複数の医療従事者の回答の中で共通する良い点、共通する悪い点を整理する。複数の医療従事者の回答で共通する良い点は、ニーズが発生している環境において医療従事者が理想とする状態、大切にしたい価値観を意味する。一方、共通する悪い点は、あってはならない状態、避けたい状態を意味する。最後にヒアリングのまとめとして、大切にしたい価値観を達成できない現在の状況が持つ、本当に解決すべき課題（ニーズ）を設定する。

課題を設定する際は、「課題は、誰の何におけるどのようなことである」というシンプルな形で表現できるまで熟考する。課題の定義が不明瞭であったり、複雑な場合は、それを解決するための製品案も用途が不明瞭になったり、複雑な製品になりがちであるため、注意する。

2.6　製品コンセプトの設定

このステップでは、上記2.5のヒアリングで得られた各プロトタイプの良い点を総合し、設定した課題を解決する製品コンセプトを設定する。

ヒアリングにおいて明らかになった大切にしたい価値観は、その医療現場で達成しなければならない理想の状態であるため、開発する製品のコンセプトに必ず盛り込む。多くの場合は、それらが要求仕様となる。一方、共通する悪い点については、それらを含まないように製品コンセプトを考え、医療従事者の共感を得やすい製品コンセプトを作成する。

設定した製品コンセプトに従って、自社の保有技術を生かした製品案を創出する。その際、ヒアリングで明らかになった性能に対する要求仕様と推測される性能の目標値を設定する。さらに、ヒアリングで得られた、ニーズが発生している場所の状況や前後の行動の情報から、使い勝手（ユーザビリティ）についても要求仕様を設定する。また、ヒアリングで得られたプロトタイプの悪い点は、解決すべき懸念点やリスクマネジメントの題材として、開発中も考慮し続ける。数回のヒアリングでも、製品コンセプトや製品案を決められない場合は、再度、プロトタイプを用いたヒアリングを行う。ヒアリング回数が増えるごとに、製品の形状や機能の詳細がはっきりしてくるので、それぞれの候補となる形状や機能の違いが分かる図などを用いて複数のプロトタイプを作成する。これらのプロトタイプを用いて製品案を決定するためのヒアリングを実施する時は、複数の形状候補を一度に医療従事者に見せて、比較しながらヒアリングを行うと齟齬が減り、スムーズに行える。

ヒアリングは、1名の医療従事者だけでなく、複数の医療従事者に実施し、様々な意見を取り入れた製品コンセプトを設定すべきである。また、実施される医療行為は、病院や地域によって少しずつ異なるため、対象とするニーズが多くの医療従事者に共通であることを確認してから開発に着手すべきである。ヒアリングでは一度、否定されてもすぐにアイデアや質問項

```
製品案を確認する時のヒアリングでの確認内容
 ・製品の形状や機能の受容性      ・解決できない事例
 ・目標性能                      ・競合品との差別化が可能か
 ・課題を解決できるか            ・購入可能な価格         など
```

図3-5 製品案を確認する時のヒアリング内容

目を変更せず、すべての医療従事者に最後まで同じ質問をすることで、分析可能なきちんとしたデータを揃えられる。

医療現場には既に多くの医療機器が提供されており、日々、医療が行われている。この環境の中に新たな医療機器を開発し投入するのは容易なことではない。新たな製品案を作成しても既に存在する医療機器に一部が類似していたり、すべての患者に適用できないことが多くなるため、ヒアリングした医療従事者全員が賛同してくれる製品案は皆無であると思った方がよいだろう。ヒアリング対象者の7、8割が賛同してくれる製品案であれば、賛同者が多い製品になると考えられる。

得られたニーズから製品案を創出するまでの活動は、設計開発のステップの一つであり、製品要求仕様を決定するための根拠になるので、報告書にまとめておく。

3 ニーズの把握からコンセプトの設定事例

ここでは在宅用経腸栄養ポンプに使用するチューブを例にニーズの把握ととコンセプトの設定についてこれまでの説明を再度なぞってみたい。

3.1 ニーズの把握

ニーズに関する調査は、インターネットや文献による調査から始め、不明点をヒアリングで明らかにするという流れになる。文献調査は、学会が発行している雑誌に掲載されている論文やインターネットの文献検索サイトで在宅医療での取り組みや経腸栄養を行う患者の課題を調べたり、入手可能な文献や診療ガイドラインなどからニーズの仮説を立てる。また、ヒアリングは、経腸栄養に関する学会、高齢者の医療に関する学会、在宅医療に関する学会や実際に在宅で経腸栄養を行っている施設や訪問看護ステーションなどで実施する。

3.2 環境の把握

在宅医療専用の経腸栄養ポンプは現時点では存在しないが、既存の医療機関向け経腸栄養

ポンプを在宅で用いている患者が存在する。このことから、既存の経腸栄養ポンプを在宅で使用する時の状況について調査し、使用しにくい状況や理想的な姿について考える。

　まず、どのような場所で在宅用経腸栄養ポンプが用いられているのか調査する。患者宅なのか、介護施設なのか、場所によって、畳のありなし、ベッド周囲の広さ、天井の高さ、電源までの距離、空調環境、部屋の温度などが様々で、病院で使用する時とは使用環境が異なると考えられる。

　次に、どのような患者が在宅医療用経腸栄養ポンプを使用するのかを調査する。胃ろうを造設している患者や、高齢で嚥下に障害を持つ患者が想定されるが、ほかにもどのような疾患を持つ患者が使用する可能性があるのか等も含めて調査する。また、1日の使用回数や1回あたりの使用時間、一緒に使用する物品や使用する手順についても調べる。

　さらに、誰がポンプやチューブを操作するのかを考慮する。看護師がいる施設の場合は、看護師が操作する可能性があるが、患者家族が操作する可能性もある。患者家族が操作する場合、専門知識を持たない人が使用することになるため、分かりやすい表示、分かりやすい通常操作、分かりやすいエラー発生時の復旧操作が求められる。

　上記の内容を調査し、在宅で経腸栄養ポンプを使用している環境を把握した上で、その現場で発生する解決すべき課題について考える。開発する在宅用経腸栄養ポンプがメインで解決する課題は、文献やインターネット調査の中で明らかにした課題でもよいし、自ら設定した仮説の中から生まれた課題やヒアリングの結果から想定した課題でも構わない。文献やインターネット調査の中で明らかにした課題は、既に広く知られている課題である可能性が高いため、製品化した時に競合が多くなる可能性がある点に留意したい。収集した課題の中から頻度が高く、医療への影響が大きいものから優先的に製品化を考える。

3.3　ニーズの分析から製品コンセプトの設定へ

　調査結果から、課題・ニーズが発生している仕組みを理解すると共に、現在の経腸栄養ポンプをベースに改良する形、現在の経腸栄養ポンプとは全く異なるイノベーティブな形など、ニーズを満たし、課題を解決できる方法を考える。解決方法を考える時は、図3-4の樹形図のように技術的な実現可能性を考えずに網羅的に解決の方向性を考える。そしてそれぞれの解決の方向性を説明するためのプロトタイプを作成する。

　プロトタイプは、ヒアリングの時に医療従事者に製品コンセプトが伝わればよいため、それぞれのプロトタイプのイメージ図を作成することで構わない。例えば、ベッドに貼ることができる経腸栄養ポンプ、遮光のチューブ、低速で流せるチューブ、薬剤吸着の少ないチューブ、ねじれを防止するチューブ、長さを調節できるチューブなど、言葉と簡単な図で種類の異なる多様なプロトタイプを示すことが望ましい。作成したプロトタイプを用いて、実際に在宅で経腸栄養を行っている医療従事者や介助者にヒアリングを行う。ヒアリングでは、それぞれの

プロトタイプの良い点、悪い点を聞き、理想の姿や在宅で経腸栄養を行う際に大切にしたい価値観を把握する。

　ヒアリング結果を精査した後、ヒアリングで得られたプロトタイプの良い点を集め、自社の技術で開発できる経腸栄養ポンプ及びそれに使用する経腸栄養ポンプ用チューブのコンセプト、及び製品案を立案する。製品案については、さらにヒアリングを行い、実際に開発する製品案に仕上げていく。このヒアリングでは、製品の要求仕様や目標性能を明らかにできるよう、質問内容を工夫するとよい。

第4章 製品の市場規模を把握する

本章のポイント
- 製品の市場規模を算出する時は、まず、医療機器への該当性を調べる。
- 市場規模は、製品の価格×販売個数で算出できるため、価格と販売個数を推測するために、患者数、治療回数、診療報酬、競合を調査する。
- 治験の有無、保険適用の有無、医療機器開発に向けた体制整備などについて考慮する。
- 開発費や治験などの投資面と売上計画や保険適用などの回収のタイミング、競争優位性や投資に対するリターンを考慮し、開発に着手するか否かを決定する。

　このステップでは、創出した製品案の市場規模を把握すると共に、開発のハードルや必要な投資を把握し、開発に着手するかを判断する。

　医療機器業界は他の業界でのものづくりに比べて開発期間が長く、上市後の売り上げの伸びが緩やかであるため、しばしば難しい市場であると捉えられる。少しでも開発のハードルを下げ、開発期間を短くし、売り上げを拡大して費用対効果を高くするためには、開発に着手する前に、ある程度、製品の市場規模を把握し、売上計画を立案しておくことが重要である。

　本章では、医療機器への該当性を判断し、遵守すべき規格などから開発のハードルを推測する。また、製品の市場規模は「製品の価格×販売個数」で算出できるため、価格と販売個数を推測するために、患者数、治療回数、診療報酬、競合を調査し、市場規模を算出する手順について述べる。また、目標原価を算出し、許容される開発投資額を算出する。ここでは、国内市場の市場規模を把握する方法について記載するが、海外市場の場合は、WHOや各国の保健省が発行している資料などを用いて同様の方法で調べる。

1 医療機器への該当性

　製品案が決定したら、始めに、製品が医療機器に該当するか否かを確認し、開発のハードルを確認する。

　第1章で示したように、薬機法では、「医療機器とは、人若しくは動物の疾病の診断、治療若しくは予防に使用されること、又は人若しくは動物の身体の構造若しくは機能に影響を及ぼすことが目的とされている機械器具等（再製医療等製品を除く。）であつて、政令で定めるものをいう」（薬機法第2条第4項）と定義されている。このことから、まず、製品の目的がこの条

文に該当するか否かで医療機器に該当するかを判断する。該当する場合は、開発のハードルを明確にするため、該当する一般的名称とクラス分類を調べる。プログラム医療機器の場合は、令和5年3月31日薬生機審発0331第1号・薬生監麻発0331第4号「プログラムの医療機器該当性に関するガイドラインの一部改正について」をインターネットで参照し、医療機器に該当するかを判断する。

また、第1章に示すように、医療機器はリスクの大きさに応じてクラスⅠからクラスⅣに分かれており、クラスが高いほどリスクが高くなるため、申請に必要なデータが多くなり開発のハードルが高くなる。医療機器のクラス分類は、医療機器の一般的名称で決まっているので、開発しようとする製品がどの一般的名称に該当するのかを調べる。一般的名称は、独立行政法人医薬品医療機器総合機構（以下「PMDA」という）のホームページで以下の手順で調べることができる（図4-1）。

❶ 医療機器の一般的名称検索を行う。
❷ 検索結果より製品の目的に合致する定義を持つ一般的名称を選択する。
❸ 一般的名称のページに記載されているクラス分類や基準の有無を確認する。
❹ 基準がある場合は、遵守すべき規格、通知、基本要件適合性チェックリストを読み、開発中に取得すべきデータや注意すべき項目を把握する。

1.1　一般的名称の検索とクラス分類の把握

一般的名称を検索する時は、開発する医療機器の目的や形状を検索語として検索する。異なる一般的名称でありながら、類似する品目が複数存在する可能性があるため、必ず色々な検索語で検索し、類似する一般的名称がないか確認する。一般的名称は、製造販売業者の責任で選択するが、製造販売承認申請後の審査の過程で変更になる場合がある。開発する医療機器が一般的名称の定義と部分的に異なる場合は、最も近いものを選択する。

近い一般的名称が見つからない場合は、既に承認されている医療機器と構造、使用方法、効能、効果又は性能が明らかに異なる「新医療機器」に該当するか、もしくは医療機器に該当しない可能性があるため、医療機器の定義を参照し、判断する。それでも医療機器に該当するか判断できない場合は、自社の本社がある都道府県の薬務主管課に相談できる。医療機器

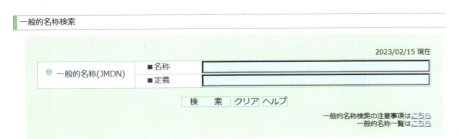

図4-1　医療機器の一般的名称の検索（出典：PMDAホームページ）

に該当するが、該当する一般的名称が分からない場合は、PMDAに相談できる。

　新医療機器に相当する場合のクラス分類については、平成25年5月10日薬食発0510第8号「高度管理医療機器、高度管理医療機器及び一般医療機器に係るクラス分類ルールの改正について」をインターネットで参照し、クラス分類を推定する。最終的には、PMDAの製造販売承認申請における審査の過程で一般的名称とクラス分類が決定する。

　医療機器に該当しないと判断した場合は、通常の工業製品の開発方法に従って開発すればよいが、医療施設で使用される状況を知った上で開発しなければ、医療施設に適した製品になりにくい点は医療機器と同様であるため、医療現場をよく知った上で開発したい。

1.2　基準の有無の確認

　一般的名称を検索すると図4-2のような表が示される。図4-2は、一般的名称が自動電子血圧計の表であるが、まず定義の欄で、開発したい製品が定義に合っていることを確認する。次に名称等の欄でクラス分類を確認する。図4-2では、「クラスⅡ」と記載されている。また、基準の欄に「自動電子血圧計等基準」と記載されており、基準があることが分かる。なお、基準がない場合は、空欄になっている。

1.3　規格、通知、基本要件適合性チェックリストの確認

　図4-2の基準から基準の詳細を確認する（図4-3）。遵守すべきJIS規格がある場合は、[JIS又はIEC]の欄に引用規格（図4-3では、JIS T 1115）が記載されているので確認する。また、[引用規格等]の欄にその他の遵守すべき規格や通知が記載されているので、同様に確認する。さらに、[基本要件適合性チェックリスト]欄の基本要件適合性チェックリストと付帯機能が記載されている場合は、それも確認しておく。ここに記載されている規格や通知、基本要件適合性チェックリストは、製造販売認証・承認申請に必要な試験などが記載されているため、それらに従って試験を実施する。

名称等	自動電子血圧計 　　別表2-167, クラスⅡ, コード：16173000, GHTFルール：10-③
保守等	特定保守：　, 設置管理：　, 修理区分：G9, QMS：該当
類別	器18　血圧検査又は脈波検査用器具
中分類	生体物理現象検査用機器
製品群	別表第2 モニタリング医療機器第2号イ(生体信号関与) 別表第2 モニタリング医療機器第2号ロ(生体信号関与) 別表第2 モニタリング医療機器第2号ハ(生体信号関与) 別表第2 モニタリング医療機器第2号ニ(生体信号関与)
定義	血圧の間接的（非観血的）測定に用いる電子式装置をいう。医師の指導のもと、在宅での自己血圧測定に使用するものであり、使用者の自己血圧管理を目的とするものである。耐用回数は最大30,000回であり、それを使用者に告知しなければならない。カフは自動的に加圧する。通常、収縮期及び拡張期血圧に加えて心拍数を表示する。
基準※	<認> 別表3 No36: 自動電子血圧計等基準（告示第112号：平成17年3月25日）
備考	旧一般的名称：電子非観血圧計　　旧クラス分類：Ⅱ

※認証基準、承認基準、審査ガイドライン

図4-2　一般的名称「自動電子血圧計」の画面

基準の詳細

【認証基準】
別表3-36：自動電子血圧計等基準
厚生労働省告示第112号：平成17年3月25日

[医療機器の名称（一般的名称）]
[全ての詳細を表示]
・自動電子血圧計（クラスⅡ）[詳細を表示]
・手動式電子血圧計（クラスⅡ）[詳細を表示]

[使用目的又は効果]
健康管理のために収縮期血圧及び拡張期血圧を非観血的に測定すること。

[JIS又はIEC]
JIS,IECの最新情報は、日本規格協会のサイトも併せてご確認下さい。

引用規格等	引用規格等の最新情報	
JIS_T_1115:	JIS_T_1115:2018	[閲覧(JISC)]

【基本要件基準適合性チェックリスト】
｜□版｜□版｜　＜付帯的機能＞
薬生機審発1219第1号：平成30年12月19日 (最終改訂) …… 旧チェックリストはこちら ｜PDF版｜Word版｜
薬食機参発1022第1号：平成26年10月22日 …… 旧チェックリストはこちら ｜PDF版｜Word版｜
事務連絡：平成20年3月18日
薬食機発第0331012号：平成17年3月31日 …… 旧チェックリストはこちら ｜PDF版｜

[引用規格等]
JIS,ISO/IECの最新情報は、日本規格協会、ISO、IEC等のサイトも併せてご確認下さい。

引用規格等	引用規格等の最新情報	
JIS_T_0601-1-2:	JIS_T_0601-1-2:2018	[閲覧(JISC)]
JIS_T_0601-1:	JIS_T_0601-1:2017	[閲覧(JISC)]
JIS_T_1115:2018	JIS_T_1115:2018	[閲覧(JISC)]
JIS_T_14971:	JIS_T_14971:2020 JIS_T_14971:2020/訂正票1:2021	
JIS_T_2304:	JIS_T_2304:2017	[閲覧(JISC)]
厚生労働省第135号：平成16年	厚生労働令第135号：平成16年9月22日	
厚生労働省第169号：平成16年	厚生労働令第169号：平成16年12月17日	
厚生労働省第38号：平成17年	厚生労働令第38号：平成17年3月23日	
薬食発1002第8号：平成26年	薬食発1002第8号：平成26年10月2日	
薬食発1120第8号：平成26年	薬食発1120第8号：平成26年11月20日	

注意1］＊：原文の誤記訂正箇所、＊＊：認証基準改正時等に反映予定だが、それまでは適切に特定文書を読み替えること

【関連基準】
電子血圧計用プログラム

【備　考】

図4-3　基準の詳細を確認

2　治療回数

　人工関節のように1回の手技で1個しか使用しない製品の市場規模を算出する場合は、対象となる疾患の治療回数を調べ、販売個数の代替にすることができる。治療回数については、厚生労働省の統計調査資料である「社会医療診療行為別統計」により調べることができる。この統計資料には、全国の保険医療機関及び保険薬局から社会保険診療報酬支払基金支部及び国民健康保険団体連合会に提出され、6月審査分として審査決定された診療報酬明細書及び調剤報酬明細書のうち、レセプト情報・特定健診等情報データベース（NDB）に蓄積されてい

るものが、各年の1か月間に日本国内で実施された診療行為の件数として掲載されている。そのため、掲載されている回数を12倍して1年間の実施回数を推測することができる。

鋼製小物のようなリユース品で、直接治療回数から使用数を推測できない製品の場合は、1個の製品が廃棄されるまでに何回使用されるか（1個あたりの使用回数）について仮説を置き、治療回数／1個あたりの使用回数から、使用個数を推測する。

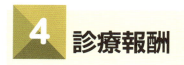
3　患者数

血糖計のように1人の患者が1個だけ使用する製品の市場規模を算出する場合は、対象となる疾患の患者数を調べ、販売個数の代替にすることができる。患者数については、厚生労働省の統計調査資料である「患者調査」で調べることができる。患者調査は、全国の医療施設を利用する患者を対象として、該当する年の10月の3日間のうち医療施設ごとに定める1日の入院及び外来患者数、9月1～30日の退院患者数を調査したものである。調査は3年おきに行われており、各疾患の患者数が、年齢別、男女別に記載されている。

患者ごとに使用個数が異なり、使用個数の不確実性を低減できない場合は、「〇％の患者は1個、〇％の患者は2個使用する」のように仮説を立てて算出する。

4　診療報酬

医療機関の収入は、診療行為に対する診療報酬が元になっており、この中から医療機器を含む諸経費を支払う。そのため、医療機器の販売価格を考える際は、医療機器を使用する診療行為に対する診療報酬を調査し、それを越えないように製品の価格を設定する。

各医療行為に対する診療報酬は、厚生労働省から出される診療報酬点数表を参照することで調べられる。診療報酬は、2年に1回改定されるため、最新のものを参照するように注意する。

診療報酬は、技術・サービスに対する評価（対価）とモノに対する評価（対価）に分けられる。技術・サービスに対する対価は、管理料（ホスピタルフィー）と技術料（ドクターフィー）に分けられる。これらは点数で掲載されており、1点＝10円で換算する。モノに対する評価は、医薬品に対する薬価と医療機器に対する保険医療材料に対する評価（対価）に分けられる。保険医療材料に対する評価は、区分A、B、C、Rに分かれており、技術料とリンクしている（図4-4、4-5）。このうち、区分A3、C1、C2、Rは、保険適用時の区分であり、適用後は、区分A1、A2、Bに振り分けられる。そのため、医療機関で医療機器を用いた保険診療を行った場

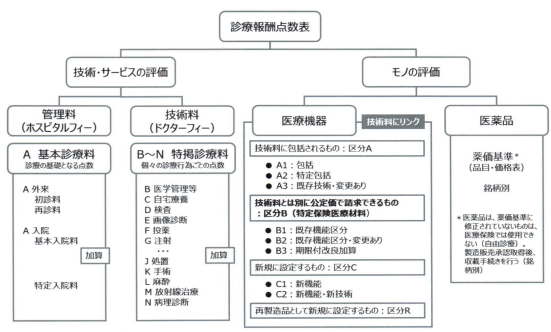

図4-4 診療報酬点数表のしくみ

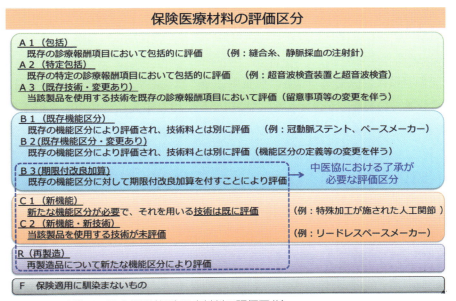

図4-5 医療機器の診療報酬（保険医療材料の評価区分）
令和4年3月4日版　厚生労働省保険局医療課「令和4年度保険医療材料制度改革の概要」

合、医療機関は、医療機器の費用を、①技術料の中から（区分A1）、②技術料の加算の中から（区分A2）、③技術料とは別に定められた特定保険医療材料の中から（区分B）のいずれかで負担する。医療機関としては、技術料の他に予算が確保されている②、③の方が医療機器を購入する時のハードルが低くなるため、開発予定の製品がどの区分に入るのかを確認しておきたい。

	令和4年度	令和5年度
医療機器 製造販売業者 販管費／売上高	24.0%	21.2%
医療機器 製造販売業者 営業利益／売上高	6.7%	9.5%
医療機器 卸売業者 売上総利益／売上高	9.8%	10.2%

図4-6 特定保険医療材料の基準材料価格の算定における原価計算方式の係数の更新
出典：令和4年5月18日　中医協資料を改編

　また、医療機関で使用する物品の中には、患者のケアや看護師業務の手間の軽減を目的にした製品など、診療行為に直接関わらない製品もある。このような製品の場合は、診療報酬の範囲外となるため、製品の費用負担者が病院、医療従事者、患者、その他の誰になるのか、どの程度の負担まで許容されるのかをヒアリングなどで調査しておく。

　医療機関としては、新たな製品を使う方が既存製品を使うよりも治療にかかる費用の総額を削減できる場合に、既存製品に置き換えて新たな製品を採用しやすくなる。そのため、既存製品を使う従来の治療にかかる医療費を調査し、医療費の総額がそれ以下になるように、新製品の販売価格を設定するとよい。

　医療機関への販売価格には、販売業の収益、製造販売業の収益、販管費、製造業の収益、製造業の販管費を含む原材料費などが含まれる。令和4年5月18日中央社会保険医療協議会（中医協）「特定保険医療材料の基準材料価格の算定における原価計算方式の係数の更新」（図4-6）などのデータを元に目標原価を定め、目標原価を越えないように開発品の材料や採用する技術、形状、工程、包材の設計を行う。

5 競合品の種類と売上

　開発する製品の市場でのポジションを把握するため、競合品の種類や製品の特徴、ラインナップ、強みや弱みなどを調査し、競合品と同じ市場（セグメント）を狙うのか、競合品との棲み分けを狙うのかを考える。棲み分けの方法としては、疾患の重篤度（重度、中等度、軽度）による適用の違いや同じ疾患に対する治療方法の違い、患者の年齢（高齢者、成人、小児）や状態の違い、病院の種類（急性期、慢性期）の違いなどを利用する。そして、競合品との差別化点を明確にし、競争優位性を考える。

　既存製品の売上については、厚生労働省の統計調査資料である薬事工業生産動態統計によ

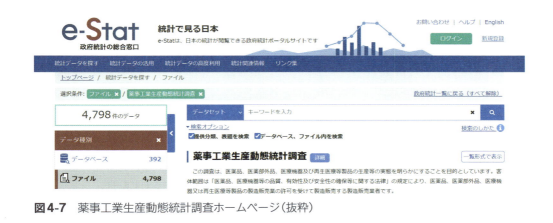

図4-7 薬事工業生産動態統計調査ホームページ（抜粋）

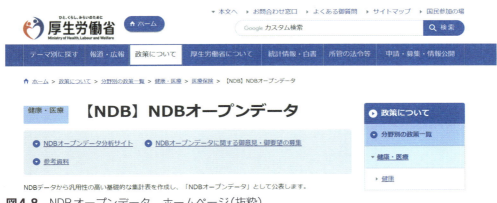

図4-8 NDBオープンデータ　ホームページ（抜粋）

り調査できる（図4-7）。この統計資料は、医療機器製造販売業者が毎月報告している医療機器の月間生産（輸入）金額及び数量、月間出荷金額及び数量、月末在庫金額及び数量が載っている。この統計資料を用いて、国内で出荷された医療機器の数量や金額を一般的名称別、年度別に調査できる。一般的名称ごとのデータになるため、1つの一般的名称の中に様々な医療機器が含まれる場合は、対象となる競合品の売り上げの割合について仮説を立てて推測する。

　また、特定保険医療材料の場合は、厚生労働省のNDBオープンデータから使用数量を調べることができる。このデータは、保険診療を行った医療機関が請求する診療報酬明細書のデータを集計したものであり、特定保険医療材料の各年4月～3月の1年間の使用数量を、都道府県別、性・年齢別に調査できる（図4-8）。

　個々の既存製品の情報については、インターネットで各製品の添付文書を収集すると共に、各メーカーのホームページや特許検索による情報収集、医療従事者へのヒアリングや論文、マーケットレポート等から情報を入手する。得られた情報から、開発品の上市国を決め、自社の強みと弱み、マーケットでのポジションを整理する。知的財産の活用方法については、第6章で紹介する。

6 市場規模の算出

　製品の市場規模は「製品の価格×販売個数」で算出できるため、調査した患者数や治療回数と設定した販売価格により開発品の市場規模を算出することができる。算出した市場規模に自社で獲得する目標シェアを設定することで、売上を予測することができる。そして、予測売上に自社で設定した利益率を掛け合わせることで予測利益を設定できる（図4-9）。

　利益率を設定する際は、暫定的な製造方法を設定し、可能性のある製造コストを設定する。製造コストが製造個数に依存する場合は、設定したシェアと共に製造個数ごとに製造コストを設定する。また、製造個数に依存しない費用として、開発費や、国内及び海外市場での展開に向けた知財コスト（権利化費用、維持費用等）などを検討する。

7 その他の開発前に考慮すべき点

　このほかに医療機器の開発前に考慮すべき点として、治験の有無、保険適用の有無、医療機器開発に向けた体制整備などがある。

7.1 治験の有無

　治験は、医療機器の製造販売承認申請のために実施する臨床試験で、GCP省令に準拠して行われる臨床試験のことを言う。すべての医療機器の製造販売承認申請に治験が必要な訳ではないが、非臨床試験（ベンチテストや動物試験）で取得した製品の有効性・安全性を示すデータでヒトへの外挿性を示すことができない場合や、海外で実施した臨床試験を日本人に外挿できない場合は、治験が必要になる。治験の要否については、平成29年11月17日薬生機審発

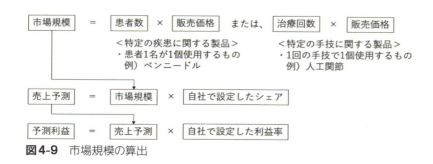

図4-9　市場規模の算出

1117第1号・薬生安発1117第1号「医療機器の「臨床試験の試験成績に関する資料」の提出が必要な範囲等に係る取扱い（市販前・市販後を通じた取組みを踏まえた対応）について」が発出されているので、そちらを参照されたい。また、治験の要否についてPMDAに相談することができる。治験は高額な費用がかかるため、開発前に要否を確認しておきたい。

7.2 保険適用の有無

　保険適用の可能性についても開発前に検討しておく。4項に記載した通り、診療報酬上の加算がつく医療機器や特定保険医療材料価格がつく医療機器は病院が購入しやすくなるため、そうした保険適用の可能性の有無を確認し採用のハードルを把握しておく。開発する医療機器が、既存の診療報酬の区分に当てはまる場合は、承認取得後の保険適用希望を計画するが、既存の診療報酬の区分がなく、新規に保険適用を計画する場合は、開発中もしくは治験において、保険適用に必要なデータを取得しなければならないため、そのような開発計画を立案する。

7.3 開発体制の確認と開発着手の判断

　第2章に示すように、医療機器を開発する時は、医療機器が設計通りの品質を安定的に維持し、有効性、安全性を示すものとなるように、品質マネジメントシステムであるQMS省令（製造管理及び品質管理の基準に関する省令）に従って開発しなければならない。また、QMS省令に従った製品開発を継続的に維持するための体制を企業内に構築しなければならない。企業内にこれらの体制を構築し、体制を維持するためには、人員を含めた投資が必要になる。開発する製品が医療機器に該当する場合は、開発の初期段階で開発に直接関係する製品実現の項（QMS省令第26条から第53条）を読み、設計開発における品質マネジメントの考え方、記録すべき文書、その他必要な要件を確認しておきたい。また、早い段階で製品実現の項だけでなくQMS省令全体に一度、目を通し、最終的にどのような体制構築が必要なのか把握しておきたい。

　これらのことを踏まえ、開発費や治験、QMS省令の体制構築などの投資面と売上計画や保険適用などの回収のタイミング、競争優位性や投資に対するリターンを考慮し、開発に着手するか否かを決定する。医療機器は、販売開始から投資回収までの期間が長くなる傾向があるが、開発前に調査を行い、売上計画を立てることにより、販売後に価格の受容性がない、利益が出ない等のトラブルを避けるようにしたい。本章に示した検討開始から市場規模の算出、開発着手の決定までの一連の流れは、開発の経緯として報告書等にまとめておくと開発中の設計審査や製造販売承認申請や認証申請の資料作成に役立つ。

　報告書は、ナンバリングして組織としてリスト化して管理し、設計開発に関する品質文書として検索できる状態にしておく。調査は、このステップで終了せず、開発中や申請前、承認取得直後などにも実施して調査の確度を上げることが重要である。

8 市場規模の算出事例

在宅用経腸栄養用ポンプ及び経腸栄養ポンプ用チューブを例に、これまで述べてきた市場規模の算出方法を適用してみる。

8.1 医療機器への該当性

始めに経腸栄養ポンプ用チューブが医療機器に該当するのか確認するため、一般的名称検索を行う。その結果、経腸栄養ポンプ用チューブは、「ポンプ用経腸栄養注入セット」という一般的名称に該当し、クラスⅡの医療機器であることが示された。また、短期的使用空腸瘻用カテーテル等基準という認証基準があることが示された。基準の内容を見ると、基本要件基準適合性チェックリストの他に、医療機器のリスクマネジメントの規格であるJIS T 14971、栄養用チューブ及びカテーテルの個別規格であるJIS T 3213、その他関連する通知が引用されており、開発する際は、これらの規格及び通知を遵守しなければいけないことが分かった（図4-11）。

名称等	ポンプ用経腸栄養注入セット
	別表2-977, クラスⅡ, コード：70376000, GHTFルール：2-②
保守等	特定保守： ，設置管理： ，修理区分：－，QMS：該当
類別	器74 医薬品注入器
中分類	採血・輸血用、輸液用器具及び医薬品注入器
製品群	別表第2 一般の非能動な非埋植医療機器第6号イ（非能動器具） 別表第2 一般の非能動な非埋植医療機器第6号ロ（非能動器具） 別表第2 一般の非能動な非埋植医療機器第6号ハ（非能動器具） 別表第2 一般の非能動な非埋植医療機器第6号ニ（非能動器具）
定義	経腸栄養用のポンプから経腸栄養剤を供給するために用いる専用の経腸栄養注入セットをいう。コネクタ部分は輸液ラインとは異なる誤接続タイプである。
基準	<認> 別表3 No74: 短期的使用空腸瘻用カテーテル等基準 (告示第373号：平成17年8月12日)
備考	旧一般的名称：滅菌済み輸液セット　　旧クラス分類：Ⅱ/Ⅲ

図4-10 ポンプ用経腸栄養注入セットの一般的名称（PMDAホームページ）

【基本要件基準適合性チェックリスト】
｜ 版 ｜ 版 ｜
　薬食機発0729第8号：平成23年7月29日 （最終改訂）
　事務連絡：平成20年3月18日　　　　　　　……旧チェックリストはこちら　｜PDF版｜Word版｜
　薬食機発第0331012号：平成17年3月31日　……旧チェックリストはこちら　｜PDF版｜

[引用規格等]
　　JIS,ISO/IECの最新情報は、日本規格協会、ISO、IEC等のサイトも併せてご確認下さい。

引用規格等	引用規格等の最新情報
JIS_T_14971:	JIS_T_14971:2020　　　　　　　　　　　　[閲覧(JISC)] JIS_T_14971:2020/訂正票1:2021
JIS_T_3213:2011	JIS_T_3213:2011（改正）　　　　　　　　　[閲覧(JISC)] → JIS_T_3213:2018
厚生労働省告示第210号：平成15年	厚生労働省告示第210号：平成15年5月20日
厚生労働省令第169号：平成16年	厚生労働省令第169号：平成16年12月17日
薬食監麻発第0330001号：平成17年	薬食監麻発第0330001号：平成17年3月30日
薬食発0310003号：平成17年	薬食発第0310003号：平成17年3月10日
薬食発0331032号：平成17年	薬食発第0331032号：平成17年3月31日

注意1] ＊：原文の誤記訂正箇所、＊＊：認証基準改正時等に反映予定だが、それまでは適切に特定文書を読み替えること

図4-11 短期的使用空腸瘻用カテーテル等基準（出典：PMDAホームページ）

さらに、在宅用経腸栄養用ポンプの一般的名称を検索したところ、家庭用とは記載されていなかったが、最も使用目的に合致する一般的名称として「経腸栄養用輸液ポンプ」が該当した。また、経腸栄養用輸液ポンプはクラスⅢの特定保守管理医療機器であること、経腸栄養用輸液ポンプ等基準という認証基準があることが示された（図4-12）。基準の詳細を見たところ、輸液ポンプ及び輸液コントローラの個別規格であるJIS T 0601-2-24（IEC 60601-2-24）、医用電気機器の電気安全性の規格であるJIS T 0601-1（IEC 60601-1）、医用電気機器の電磁両立性の規格であるJIS T 0601-1-2（IEC 60601-1-2）、医療機器のリスクマネジメントの規格であるJIS T 14971（ISO 14971）、医療機器の品質マネジメントシステムの規格である(JIS Q 13485（ISO 13485）が引用されていた（図4-13）。このことから、開発を始める前にこれらの規格を読み、それらに従って、開発を進めなければならないことがわかった。

図4-12　経腸栄養用輸液ポンプの一般的名称（出典：PMDAホームページ）

図4-13　経腸栄養用輸液ポンプ等基準（出典：PMDAホームページ）

一般的名称「経腸栄養用輸液ポンプ」に該当するものは、医家向け（医療関係者を通じて使用される）のものであるため、在宅用（家庭用）の経腸栄養用ポンプと異なるが、家庭用の経腸栄養用ポンプは、該当する一般的名称がないため、医家向けのポンプの基準を参考に開発を行い、在宅用にすることで新たに発生するリスクに応じた評価を追加することにする。

　このように、認証基準があり、既存の一般的名称と使用方法が異なる場合は、登録認証機関に認証範囲内に入るかを問い合わせた上で、入らない場合は、PMDAに申請し、製造販売承認申請の過程で該当する一般的名称が決定する。

8.2　治療回数

　在宅での経腸栄養の治療回数について、令和4年度社会医療診療行為別統計を用いて調査した。経腸栄養に関する診療報酬は多数あるが、在宅で実施する経腸栄養ポンプを使用した栄養投与の回数を明らかにするために、「在宅経管栄養法用栄養管セット加算」の回数からポンプを使用した割合を仮定して算出することにした。

　令和4年度の「在宅経管栄養法用栄養管セット加算」の算定回数は、1万6497回であった。しかし、この回数は、経腸栄養ポンプを使用した時と使用していない時の両方について月に1回算定されているため、在宅で経腸栄養ポンプを使用する割合については、医療従事者へのヒアリングで確認することにした。仮に在宅で経腸栄養ポンプを使用する割合を50％と仮定すると、1年あたり1万6497回×50％×12か月＝9万8982回、経腸栄養ポンプを使用した在宅経管栄養法用栄養管セット加算が算定されていると推測される。

8.3　患者数

　経腸栄養を行う患者は、様々な疾患が原因となっているため、患者数を調査するのは、難しいと考えられる。しかし、経腸栄養ポンプの場合は、通常、患者1人に1台使用するため、在宅での経腸栄養ポンプの台数＝患者数と推測できる。

　上記のように在宅で経腸栄養ポンプを使用する割合を50％と仮定すると、1年あたり9万8982回、経腸栄養ポンプを使用した在宅経管栄養法用栄養管セット加算が算定されていると推測されることから、1年あたりの患者数も、のべ9万8982人いることになる。実際の患者数は、在宅で経腸栄養ポンプを使用する割合や2か月以上継続して経腸栄養ポンプを使用する患者の割合によって数値が変化する。

8.4　診療報酬

　在宅で栄養療法を実施する場合、投与ルートやポンプの使用の有無、患者の状態によって

様々な診療報酬を算定できる。医療機関は、医療行為を行うことによって得られる診療報酬を元に医療機器の購入を検討するため、在宅で栄養療法を実施する際の診療報酬を調査しておく。まず、医療機関が栄養ポンプを購入する際に考慮する診療報酬は、在宅でポンプを使用することにより加算される注入ポンプ加算（1250点（令和4年度））である。医療機関は、注入ポンプ加算を何回算定すれば、栄養ポンプの購入費を調達できるのかという考え方で価格を判断する。機器の種類にもよるが、3年以内に費用を回収できることを一つの目安にする医療機関が多い。

また、経腸栄養ポンプ用チューブを購入する際に考慮する診療報酬は、在宅経管栄養法用栄養管セット加算2000点（令和4年度）であり、月に1回算定できる。経腸栄養用ポンプと異なり、経腸栄養ポンプ用チューブは、ディスポーザブル製品であるため、この2000点で1か月に使用する経腸栄養ポンプ用チューブを購入できることが前提となる。従って、ひと月に使用する経腸栄養ポンプ用チューブの本数の仮説を置き、経腸栄養ポンプ用チューブの購入総額が、2万円（＝2000点）を越えないように価格を設定する。

8.5 競合

令和3年度薬事工業生産動態統計では、経腸栄養ポンプ用チューブの一般的名称であるポンプ用経腸栄養注入セットの国内出荷数および金額は498万9497個、23億3619万円であった。これらの結果より、1セットあたり468円と算出された。また、経腸栄養用ポンプの一般的名称である経腸栄養用輸液ポンプの国内出荷数および金額は、1409台、1億4037万7000円であった。これらの結果より、1台あたり9万9628円と算出された。さらに、インターネット検索では、経腸栄養ポンプは、1台約25万円、経腸栄養用チューブは、1本約1000円で販売されている事例が明らかになったため、これらのすべての情報を在宅用の経腸栄養用ポンプ、経腸栄養ポンプ用チューブの価格の参考にした。

8.6 市場規模の算出

令和4年度社会医療診療行為別統計を用いて8.2項で算出したように、在宅で経腸栄養ポンプを使用する割合を50％と仮定すると、経腸栄養ポンプを使用した在宅経管栄養法用栄養管セット加算は、1年あたり9万8982回算定されていると推測される。チューブ交換の頻度を2週間に1回（＝1か月に2本）と仮定すると、在宅用経腸栄養ポンプ用チューブの使用数は、1年間で9万8982回×2本＝19万7964本と推測される。また、在宅での経腸栄養用ポンプの使用台数は、全部の経腸栄養用ポンプの5％程度と仮定すると、1409台×5％＝70台と推測される。

8.5項に記載するように、経腸栄養用ポンプの価格を25万円、経腸栄養用チューブの価格を

1000円と想定すると、経腸栄養用ポンプの市場規模は、70台×25万円＝1750万円と算出される。また、経腸栄養用チューブの市場規模は、19万7964本×1000円＝1億9796万4000円と算出される。このように、市場規模の算出には、様々な数字の仮説が含まれるが、ヒアリングの中で正確な数字を把握し、確度を上げていく。

8.7 その他の開発前に考慮すべき点

　経腸栄養用ポンプ及び経腸栄養用チューブは、それぞれ認証基準が存在し、非臨床試験のみで認証申請できることが明らかになっているため、在宅用経腸栄養用ポンプにする場合は、医家向けにするのか家庭用にするのかを決め、それに伴ってどのように申請区分や必要なデータに影響を及ぼすのか考慮する。また、治験の要否についても考慮しておく。

　保険適用については、経腸栄養用ポンプには、注入ポンプ加算が適用でき、経腸栄養用チューブには、在宅経管栄養法用栄養管セット加算が適用できることが示された。このことから、それぞれ認証もしくは承認を取得できたら、これらの保険適用希望書を提出し保険適用することにする。

　以上のように、売上予測ができ、治験の要否、保険適用の有無を判断できたら、予測される売上の受容性、競争優位性を判断し、開発に着手するか判断する。

第4章 製品の市場規模を把握する

第5章 フィージビリティスタディーステージ

> **本章のポイント**
> - 開発は、データの信頼性を確保し、QMS省令の製品実現の条項（第26条〜第53条）に従って進める。
> - フィージビリティースタディーステージでは、簡単な試作品を用いて、シンプルな評価系で達成すべき技術要素の基礎データを取得する。
> - 開発初期の段階で、リスクマネジメントを実施する。
> - ステージの最後に設計審査を行い、設計を検証する。

　開発の全体像を把握し、製品のコア技術を設定する、フィージビリティスタディーステージ（第5章）と知的財産（第6章）について記載する。

　製品の開発に着手することが決定したら、ものづくりの検討を行う開発に入る。開発のステージは、①フィージビリティスタディステージ（以下「FSステージ」という）、②開発ステージ、③臨床試験（治験）ステージに分けられる（図5-1）。FSステージは、設定した製品コンセプトに従った製品の要求仕様を決定し、要求仕様を満たせる技術を探索するステージである。FSステージでは、どの医療機器も同様の流れで進めるが、開発ステージの流れは、開発する医療機器が能動型医療機器（電気医用機器、動力源を持つ医療機器）か非能動型医療機器（動力源を持たない医療機器）か、用いる技術と達成する目標との関係などによって、多少変化する。非能動型医療機器の開発ステージについては第7章を、能動型医療機器の開発ステージについては第8章を参照されたい。

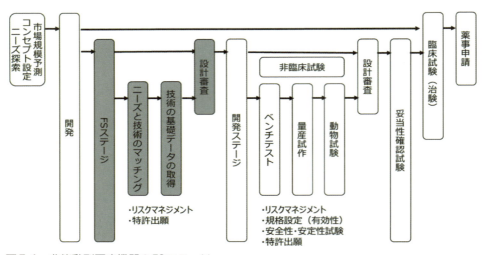

図5-1　非能動型医療機器のFSステージ

1 製品実現プロセス

まずQMS省令に従った製品実現プロセス(開発)の考え方と承認等申請資料の信頼性の基準について記載する。

1.1 QMSにおける開発の考え方

医療機器の開発は、QMS省令(製造管理及び品質管理の基準に関する省令)の製品実現の条項(第26条～第53条)に従って進めることが求められる。この中でも第26条から第29条と設計開発の条項(第30条～第36条)には、設計開発の進め方が記載されているため、開発の初期段階で読んでおきたい。QMS省令の製品実現については、〈法規制への扉6 QMS省令と製品実現〉を参照。

QMSの基本的な考え方は、PDCAサイクルで説明できる。まず始めに、Plan(P)で、インプット情報として計画書を作成して目標を設定する。次に、Do(D)で、実験や開発プロセスを実施する。実施した結果は、アウトプットとして、実験結果や試作品、報告書として表現される。さらに、Check(C)として、これらのアウトプットが最初に設定したインプットに合致したものであったかを確認する。最後に、Action(A)として、妥当でなかった場合は、妥当でないところを改善する、という流れである。開発プロセスの中で最も小さいPDCAサイクルは、日々の実験であるが、最も大きなPDCAサイクルは、開発プロセス全体である(図5-2)。

非能動型医療機器の開発プロセスは、ウォーターフォール(Waterfall)モデルで説明されることが多く、能動型医療機器のそれは第8章に示すVモデルで説明されることが多い。

これらのモデルは、開発を進める上で、開発の結果をどのタイミングでどのように検証するのかを示したものであり、開発品の特性に合わせて、どちらのモデルを採用するか決定する。

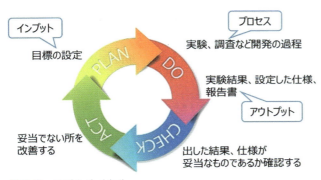

図5-2 PDCAサイクル

本章では、ウォーターフォールモデルをベースとした製品実現プロセスについて説明する（図5-3）。

　開発では、まず始めに医療現場（顧客）のニーズ、すなわち、どのような製品にするのか（意図する用途）を設定し、資料にまとめる。その設定した意図する用途を技術的な要件に変換して表現し要求仕様を設定する。その設定した要求仕様が設計インプットとなり、開発中に達成すべき目標になる。開発を開始する際は、必ず開発計画を作成し、計画に沿って進めることが求められる。

　開発中は、試作を繰り返し行い、実験や評価（プロセスと呼ぶ）を繰り返し、有効性を検証するデータを取得する。こうした設計開発プロセスの結果が設計アウトプットであり、評価結果や報告書、試作品などが該当する。開発中は、開発の進捗に合わせて、作成した試作品（設計アウトプット）が、始めに設定した要求仕様（設計インプット）を達成できているのか検証試験を行い、さらに設計審査（設計開発照査）で確認する。この設計開発プロセスを何回か繰り返し、試作品の改良を経て試作が完成したら、顧客のニーズや意図する用途を満たしているのかについて妥当性確認を行う。妥当性確認では、実際の臨床使用条件又は類似した条件で試験を行い、顧客のニーズや意図する用途を満たしていることを確認する。

　量産試作の妥当性が確認できたら、設計開発のステップは終了となる。その後、製造所に設計を移管し、製造販売承認・認証申請→承認・認証→製造販売という流れになる。

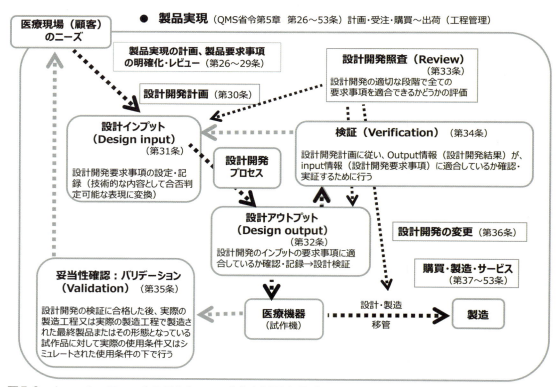

図5-3　ウォーターフォールモデルをベースとした製品実現プロセス

1.2 データの信頼性と実験ノート

　開発中に取得する承認申請等のための資料（データ）は、信頼性が確保されていなければならない。

　薬機法施行規則第114条の22には、申請資料の信頼性の基準として3点が示されている（表5-1）。医療機器の開発は長期間に及ぶ上、日々の開発で得られたデータに基づいて製品が設計されることから、品質が維持された医療機器を安定的に開発するには、日々の開発において信頼性を確保することが求められる。

　日々の開発において信頼性を確保する1つの方法として、実験ノートの活用がある。実験ノートには、以下のように、タイトル、日付、目的、方法、結果、考察、結論、次に実施することを、ボールペンなど消せない筆記用具で記載する。

- タイトルは、必須ではないが、判別しやすいように記載した方がよい。
- 日付は、年から記載する。日付は特許出願の際の発明日の証拠にもなるため、重要である。
- 目的は、PDCAサイクルのPlan (P)に相当する。
- 方法には、手順だけでなく、使用した装置名やサンプルのロットなど、使用した物品が判別できるように記載する。使用した装置の記録と照合可能な状態にしておくとよい。
- 結果は、PDCAサイクルのDo (D)に相当する。ここには、生データの記載だけでなく、加工データ、写真を貼付してもよい。加工データ等を貼付する場合は、割印や割サインなどを行い、改ざんできないようにする。
- 考察は、PDCAサイクルのCheck (C)に相当する。実験者の考えやその実験により明らかになったことなどを記載しておくとよい。
- 結論は、目的に対して、評価結果を鑑みた時の結論を記載する。
- 次に行うことは、PDCAサイクルのAction (A)に相当する。結論に基づき、次に実施することを記載しておくとよい。

　最後に、ノートに空欄が残った場合は、×を記載し、それ以上記載できないようにしておく（図5-4）。実験ノートに記載した内容を修正する際は、二重線で修正し、修正内容を記載する。使用しないページは、破ったりせず×を記載して使用しないことを示す。

　近年、実施した試験の記録をExcelなどの電子データで管理する企業が少なくない。アクセ

表5-1　信頼性基準で求めるポイント

1.	正確性	：資料作成を目的に行われた試験結果が正確に記載されていること。
2.	完全性、網羅性	：試験で得られたすべての結果が記載されていること。都合の良いデータだけ提出されていないこと、再現性があること。
3.	保存性	：根拠となった資料が保存されていること。トレース可能であること。

（薬機法施行規則第114条の22）

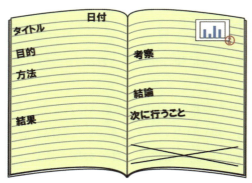
図5-4　実験ノートの記載例

スログや修正履歴、記録の作成者、承認者を明確に残せる等データの信頼性を確保できる場合は、電子データでの管理で構わない。その場合はデータを管理するソフトウェアのバリデーションを忘れずに実施したい。上記の信頼性を確保できない場合は、Excelを印刷した紙での管理となる。

1.3 測定装置の信頼性

　開発データの信頼性を確保するためには、開発中に使用する測定装置の正確性も重要である。開発で使用する測定装置は、校正されていることが望ましい。測定装置の校正は費用がかかるが、開発する医療機器の性能や品質に影響を及ぼす技術に関わる測定は、必ず、校正された機器を使用して行う。

　校正の記録については、校正記録書を取得し、校正されている根拠として保管する。また、開発中に使用する機器については、機器ごとに校正されている状態の識別や日常点検の方法を定めた管理手順書と使用記録を作成し、実験ノートの日付と機器の使用記録を紐づけられるようにしておく。

2 FSステージにおける開発の進め方

　ここでは、製品の要求仕様を満たせる技術を探索するステージであるFSステージについて記載する。FSステージにおいてもその後の開発ステージと同様、試作品を用いて評価するが、その目的や作成する試作品、実施する評価内容が異なる。両ステージの検討内容の違いなどを表5-2に整理した。

表5-2　FSステージと開発ステージでの検討内容の違い

	FSステージ	開発ステージ
目的	製品の要求仕様を満たせる技術の探索	製品の設計と有効性、安全性の検証、規格の設定
検討内容	達成しなければならない個々の機能について、候補技術の性能と傾向の把握	製品の有効性が要求仕様を達成できるかベンチテストや動物試験で確認する。
評価方法	シンプルな試作品とシンプルな実験系を用いて基礎的な評価を行い、技術の傾向を把握する。	実使用を想定した試作品を用いて評価を行い、製品の有効性、安全性の検証、製品規格を設定する。
使用する試作品	ハンドリングしやすい大きさで、必要な機能を示す部分のみを作成する。	実スケールの製品形状のものを作成する。

2.1　ニーズと技術のマッチング

　医療機器の開発には、必ずニーズと技術のマッチングの段階がある。ニーズから開発を始める場合は、ニーズを具現化するために必要な機能を抽出し、機能に対する適切な技術を選択する。このような状況に対処するため、開発者は日頃から様々な技術の情報を収集し、技術リストとして整理しておきたい。技術の探索は、論文調査やインターネット調査、特許を含む知的財産（以下「知財」と記載する）の先行技術調査、様々なメールマガジンなどで行うことができる。

　技術を整理するときは、その技術を使用することによって得られる機能とその技術の強み、弱みを把握しておくとよい。開発品に対する候補技術を探索するときは、始めに開発品の要求仕様を満たすために必要な機能を抽出する。次に抽出した機能をキーワードとして、作成してある技術リストからその機能を持つ複数の技術を検索する。そして、要求仕様を満たし、使用環境に適していると思われる順に各技術を検討する。技術を探す際は、商業利用可能な技術であるのかも確認したい。新規技術の場合は、商業利用が可能になるまでの期間やリスクの回避など、開発期間に合わせて採用できるかを検討する。また、生物由来材料を使用する際は、「生物由来原料基準」（平成15年厚生労働省告示第210号）に、製造に使用される際に講ずべき必要な措置等が定められているので、その内容を確認しておく。

　目標性能を達成するための候補技術は、初めから複数の技術を候補に挙げておいた方がよい。1つの候補技術がうまく行かなくても、すぐに次の技術に移行して検討できるため、開発がスムーズに進む。よい技術が見つかり、特許調査を実施する際は、他社が出願している特許技術や従来技術の課題などを確認し、自社アイデアが他社特許を侵害していないかを確認する。

2.2 要求仕様書の作成

　開発を始める際は、QMS省令第26条〔製品実現計画〕に従い、開発のインプット情報として要求仕様書を作成する。要求仕様書は、製品に求められる項目を記載した書類であり、今後、進める開発の目標となる内容を記載する。開発開始時は、既にニーズの精査やマーケティング時のヒアリングにより顧客からのニーズがある程度明らかになっているため、顧客のニーズと共に、そこから技術的にブレークダウンした設計インプットとなる要求仕様を記載する。ヒアリングで得られた意見は、理想的な状態として挙げられた意見であり、必ずしも今後、開発する製品に入れなければならないスペックや仕様ではない点に注意する。第4章の活動で重要な意見として抽出し、製品要求仕様に設定したものについて、ヒアリングの際に聞かれた口語的な表現を技術的な機能や数値に変換して記載する。

　JIS規格、例えば、JIS T0601-1「医用電気機器－第1部：基礎安全及び基本性能に関する一般要求事項」やJIS T2304「医療機器ソフトウェアーソフトウェアライフサイクルプロセス」、JIS T62366「医療機器－第一部：ユーザビリティエンジニアリングの医療機器への適用」などを適用する医療機器の場合は、それぞれの規格の観点から製品要求仕様を定義することが求められているため、製品の要求仕様書を作成する時に一緒にまとめておくとよい。詳細な内容については、各規格を参照されたい。

　要求仕様書に記載されるべき、顧客のニーズ及び設計インプットとしては、図5-5のような内容となる。

　開発初期は、不明な点が多く、記載できない項目が多いが、開発中に決定しなければならないことを明らかにする意味においても要求仕様書の各項目に「不明」や「未定」と記載することは意味があると言える。要求仕様書は、開発開始時だけでなく、設計審査や設計変更が発生した場合など開発の進捗に合わせて数回、改訂する。開発の後期になるほど、要求仕様書

---

1. 機器の背景－機器の目的、対象患者、対象疾患、使用場面、課題、顧客のニーズなど
2. 機器の概要－製品構成、販売国、販売体制、法規制、規格・基準など
3. 要求仕様－機能に関する要求、性能に関する要求、使用性及びユーザートレーニングに関する要求、安全性に関する要求など
4. 製造・流通プロセスに関する要求－滅菌や使用環境など
5. 保守管理・設置に関する要求仕様など
6. リスクマネジメントから適用される要求、類似品の情報からの要求など

〈書き方のルール〉
- 1項目ごとに箇条書きで記載する。
- 「〇〇であること」のように、「こと」で結ぶ。
- 「〇〇でないこと」のような否定的な表現を使用しない。
- なるべく数値的に表現する。
- 不明な点、未定の点は、空欄にせず、「不明」「未定」と記載する。

図5-5 要求仕様書の内容と書き方

には、具体的な数値目標が記載される。

なお、顧客のニーズおよび設計インプットは、作成毎にレビュー（照査）しなければならないため、忘れずに実施する。

2.3 開発計画書の作成

製品要求仕様を作成したら、QMS省令第26条〔製品実現計画〕に従い、開発計画書を作成する。開発計画書には、開発するメンバーの役割と権限、検討する内容、開発スケジュールを記載する。開発計画書には、技術的な検証計画だけでなく、開発の段階、リスクマネジメントの実施、設計審査の実施、妥当性確認試験や設計開発の製造所への移管のスケジュールも記載する。

JIST0601-1「医用電気機器－第1部：基礎安全及び基本性能に関する一般要求事項」やJIST2304「医療機器ソフトウェアーソフトウェアライフサイクルプロセス」などの規格に適合する必要がある医療機器の場合は、規格に規定された項目を含める。それぞれの規格に計画すべき項目や検討すべき項目が規定されているため、開発前に製品に適用する規格を読んでおくことが重要である。

2.4 有効性の評価

FSステージでは、製品の最終形態が決まっていないにもかかわらず、将来的に製品に要求される仕様を達成できる技術を探索し、その技術が目標達成できる技術であるのかを確認しなければならない。しかし、製品にその技術を採用するか決まっていない段階で、試作に多額の費用を費やすことはできないため、FSステージでは、最終製品に類似する試作品を作成するのではなく、単一の技術について単一の機能を評価するための、限りなくシンプルな試験系で物理的、化学的評価を行い、技術の基礎データを収集する。候補技術の基本的な技術の傾向や、目標性能に対して、技術が十分であるか、技術の弱みが製品性能に影響しないかなどのデータを収集し、その技術を採用できるか決定する。本来、医療機器の開発は、有効性と安全性の両方を確認するが、このステージでは、使用する技術が確定していない段階であるため、安全性より有効性を優先的に評価する。評価は下記の手順で行う。

2.4.1 達成すべき技術要素の抽出

最終製品が達成しなければならない要求仕様の中からコアとなる技術要素を抽出する。例えば、経腸栄養ポンプ用チューブであれば、「ポンプでしごいても形状を維持する」「栄養剤が通る」、創外固定器であれば、「骨に固定できる」「骨の動きを固定できる」などが医療機器の達成すべき技術要素になる。

2.4.2 シンプルな評価系の設定

取り出した技術要素を評価するためのシンプルな評価系を設定する。評価系の設定は、医療機器を開発する上で重要なスキルの1つであるが、JIS規格などに設定されている試験法を用いてもよいし、該当する試験法が無い場合は、自社で独自に設定してもよい。その際、要求仕様を達成できると判断するための数値目標を設定し、目標を達成できると判断した根拠になる性能データを取得する。目標値の設定は、競合品で実施した評価結果を目標値にすることもできるし、文献等で生体情報を調査し、計算で算出した値を目標値にすることもできる。設定の妥当性を示せればどちらの方法でも構わない。

目標達成のデータに加えて、大きさや形状を変えたときの変化、材料を変えたときの変化など、性能に影響を及ぼす要素を1つずつ変化させたときの結果の傾向を把握する。このステージで取得したデータは、技術の基礎データとなり、製品の製造販売承認申請時にメカニズムを説明する時の根拠データになったり、製品上市後も製品を支える重要なデータとなるため、丁寧にデータを取得したい。

このような技術の基礎データから目標性能を達成できると判断できたら、FSステージは終了となる。達成できないと想定される場合は、技術の変更やアプローチの方法を変え、目標性能を達成できる別の方法を検討する。採用する技術が決定したら、リスクマネジメントを行い、今後、回避しなければいけないリスクについて考慮しておく。

2.5 経腸栄養ポンプ用チューブ開発におけるFSステージでの検討事例

在宅経腸栄養ポンプ用チューブにおけるFSステージで検討する内容について一例を挙げる。始めに、一般的名称「ポンプ用経腸栄養注入セット」の短期的使用空腸瘻用カテーテル等基準を確認すると、JIS T 3213「栄養用チューブ及びカテーテル」に、「コネクタ」「引張強さ」「気密性」「腐食試験」「無菌性の保証」の試験を実施すると示されているが、これらは完成品の試験であるため、使用する材料や技術を探索するFSステージでは、これらの試験は行わず、設定した要求仕様を達成できる材料やチューブ外径、内径などの形状を検討するための試験を行う。経腸栄養ポンプ用チューブの達成すべき技術要素としては、「ポンプでしごいても形状を維持する」「栄養剤が通る」であるから、FSステージではそれらを達成できる条件を検討する。

「ポンプでしごいても形状を維持する」は、チューブの材質や柔らかさに依存するため、チューブの材質やチューブの寸法を検討する。また、「栄養剤が通る」は、粘度が低い栄養剤はポンプで押し出しやすいと考えられるが、粘度が高い栄養剤は圧力損失が大きすぎるとポンプで押し出せない可能性があるため、粘度が高い栄養剤でもポンプで押し出せることを確認すればよいと考えられる。

2.5.1 チューブの材質の検討

　競合品の経腸栄養ポンプ用チューブの材質を添付文書の検索で調べたところ、シリコーンゴムやポリ塩化ビニルを使用しており、ポリ塩化ビニルを使用しているメーカーの中には、DEHP（フタル酸ジ－２－エチルヘキシル）フリーの材質を使用しているメーカーもあった。材質の違いは、対応するポンプがローラー式か、蠕動式かの違いであることから、ポンプの開発チームと話し合い、開発するポンプは蠕動式にすることにし、競合品と同様に、蠕動式に対応するチューブの材質候補をポリ塩化ビニルにした。短期的使用空腸瘻用カテーテル等基準の中に「無菌性の保証」が記載されていたことから、チューブを滅菌する可能性があると考えられた。滅菌方法はこの時点で決定しなくてよいが、ポリ塩化ビニルであれば、オートクレーブ滅菌でもEOG滅菌でも可能であるため、開発が進んだときにチューブの長さとガスの流れを考慮して滅菌方法を決定することにした。他の樹脂を使用することも可能だが、コストとのバランスを考慮し、ポリ塩化ビニルを第一候補にした。

2.5.2 チューブの寸法の検討

　次にチューブの寸法を検討する。チューブの長さは使用環境の状況で決まるため、ここでは太さの検討を行う。太さを決定する際に考慮すべきこととしては、チューブの中を通る栄養剤の粘度と、チューブの内径と肉厚のバランスである。圧力損失が大きいと送液できないことがある。また、肉厚が厚すぎてポンプの蠕動がチューブに伝わらずにポンプで送液できない可能性やチューブの肉厚が薄すぎてチューブがキンクしてしまう可能性が考えられた。

　このことから、栄養剤の粘度と注入速度について調査すると、販売されている栄養剤は、粘度5000〜2万mPa・s（ミリパスカル秒）で、10〜100mL/h（毎時ミリリットル）の速度で、時に24時間、継続して注入される場合があることが示された。また、競合のポンプ用チューブの長さは、200〜250cm程度であることが明らかになった。

　調査結果より、最もポンプの力を必要とするのは、粘度2万mPa・sの栄養剤を一番速い100mL/hで流す時だと考えられた。このことから、チューブの内径を表5-3のとおり1、2、3、4mmとした時の圧力損失を測定し、内径の違いによる圧力損失の差を把握した。その結果、内径3mm以上だと圧力損失が小さくなることが示された。

　次に、蠕動式のポンプの構造から、ポンプがチューブを押しつぶせないとチューブ内の栄養

表5-3　圧力損失の測定

	内径(mm)＊			
	1	2	3	4
圧力損失の測定	○	○	○	○

＊○：実施する試験

表5-4 耐圧性能測定用チューブの内径と肉厚＊

	内径(mm)			
肉厚(mm)	1	2	3	4
0.25		○		
0.50		○		
0.75	○	○	○	○
1.00		○		

＊○：実施する試験

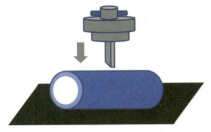

図5-6 耐圧性能測定用サンプル

剤を送液できない。そのため、肉厚がチューブの耐圧性能に与える影響についてデータを取得することにした。表5-4に示すように内径2mmで肉厚を0.25、0.50、0.75、1.00mmに変えたポリ塩化ビニル製チューブのサンプルと肉厚が0.75mmで内径を1、3、4mmに変えたチューブのサンプルを準備し、引張圧縮試験機で、チューブを押しつぶすのに必要な力を測定する（図5-6）。これらのデータを取得することで、ポリ塩化ビニル製チューブの内径と肉厚の傾向を把握し、チューブを設計するための基礎データを取得することができる。このデータの中から経腸栄養用ポンプの性能に合わせたチューブの内径と肉厚の候補を選択し、圧力損失のデータを合わせて、現実的なチューブの内径と肉厚の候補を絞る。評価の結果より、肉厚0.25mmでは、チューブがキンクしやすく、肉厚1.00mmでは、チューブが硬くて蠕動運動を伝えるには強い押圧が必要であることが明らかになったため、肉厚は0.50mm、0.75mmが妥当であると考えられた。また、肉厚0.75mmであっても、内径が3mm以上であれば、圧力損失が少ないことが示された。これらの基礎データをベースに、開発ステージで詳細な設定を行うことにした。

2.6 検証報告書の記載

　技術の傾向や要求仕様の達成可否を判断するためのデータを取得できたら、データを検証報告書にまとめる。

　検証報告書は、ナンバリングして識別できるようにすると共に、①検討の背景、②評価の目的、③方法、④結果、⑤考察、⑥結論、⑦参考文献——の順に記載する（図5-7）。記載内容の詳細の程度としては、後から他の人が見て、記載されている実験を同じように再現できるレベルが望ましい。データは、良い結果だけでなく、実施したすべての結果を記載し、技術の傾向を把握できるようにしておく。また、採用する技術だけでなく、検討した技術すべてについて報告書を作成し、数年後に同じ検討を繰り返すことを避ける。

　考察では、実施した試験方法を採用した理由や結果についての考察、そこから結論を導くに至った理由などについて記載する。1つ1つの試験の考察だけでなく、複数の試験をデータベースとして見た時にどのようなことが言えるのかという観点で考察すると技術全体を俯瞰し

図5-7　検証報告書の例

た考察ができる。そして、結論には、「評価結果から明らかになったこと」や「決定した内容」「課題として残っていること」「今後実施すること」などを記載する。

報告書は、組織として管理し、設計の根拠資料として検索できる状態にしておく。FSステージで取得したデータは、技術の基本性能に関するデータが多いため、製品開発中や製品上市後の重要な技術資産となり、様々なトラブルが発生した時の解決の糸口となる。

2.7　特許出願

実施した評価を検証報告書にまとめ、情報の整理ができたら、特許出願を検討する。特許出願は、採用する技術に関する特許と、他社の参入を抑制するために、同じ目的を達成できる別の方法に関する特許も出願できると良い。採用する技術に関する特許は、自社の技術を守る知財になり、採用しなかった技術に関する特許は、他社にとって参入障壁になる。特許については第6章で説明する。

3　リスクマネジメント

3.1　リスクマネジメントを行う目的

リスクマネジメントは、QMS省令第26条〔製品実現計画〕に、医療機器の設計開発中に実施しなければならない活動として記載されている。そのため、医療機器の製造販売業者は、設計開発の初期段階から機器を使用する時に伴うリスク、臨床上のリスクについて、臨床上の有益性と共に考慮しながら、機器を設計しなければならない。

医療機器に対してリスクマネジメントを行う目的は、以下の点にある。

❶ 患者、操作者及びその他の要員、並びに環境や設備に対するハザードを特定して、関連するリスクの推定及び評価を行い、これらのリスクを管理し、受容できるレベルに低減する。
❷ 医療機器の初期の構想から最終的な使用停止及び廃棄に至るまでの一連のすべての段階に対して、医療機器に関連する生体適合性、データ及びシステムのセキュリティ、電気、駆動部、放射線、ユーザビリティなどのリスクを受容できるレベルに低減する。

3.2 リスクマネジメントの流れ

　リスクマネジメントの流れは、JIS T14971「医療機器－リスクマネジメントの医療機器への適用」に定められており（図5-8）、その適用の指針として、TR T24971「医療機器－JIS T14971適用の指針」が定められている。そのため、リスクマネジメントを実施するときは、この2つの規格を参照して行う。なお、リスクマネジメントで使用する用語の定義については表5-5を参照。

3.2.1 リスク分析

　始めに、開発する医療機器の意図する使用（臨床上の使い方、使用目的）を明確にし、リスクマネジメント計画書を作成する。そして、合理的に予見可能な誤使用をリストアップし、TR T24971に従い、意図する使用における安全に関する特質を明確化する。TR T24971附属書Aには、安全に関する特質を特定するための質問リストが記載されている。これらを参考に安全

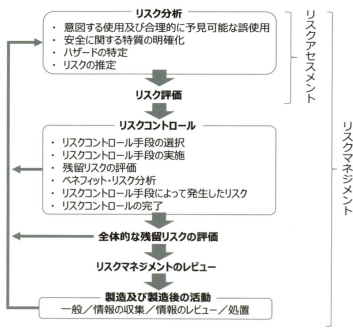

図5-8　リスクマネジメントプロセスの概略図
（JIS T14971:2020より引用）

表5-5 リスクマネジメントで使用する用語の定義 (JIS　T14971:2020より引用)

用語	用語の定義
危害	人の受ける障害もしくは健康障害、または財産もしくは環境の受ける害
ハザード	危害の潜在的な源
危険状態	人、財産または環境が、一つ以上のハザードにさらされる状況
意図する使用、意図する用途	製造業者が供給する仕様、取扱説明および情報で意図している、製品、プロセスまたはサービスの使用
合理的に予見可能な誤使用	容易に予測可能な人間の行動によって引き起こされる使用であるが、製造業者が意図しない方法による製品又はシステムの使用
残留リスク	リスクコントロール手段を実施した後にも残るリスク
安全	受容できないリスクがないこと
リスク	危害の発生確率とその危害の重大さとの組合せ
リスク分析	ハザードを特定するための及びリスクを推定するための利用可能な情報の体系的な使用
リスクアセスメント	リスク分析およびリスク評価からなるすべてのプロセス
リスクコントロール	規定したレベルまでリスクを低減するか又はそのれエルでリスクを維持するという決定に到達し、かつそのための手段を実施するプロセス
リスク評価	判断基準に照らして推定したリスクの受容可能性を判断するプロセス

に関する特質を明確にするとよいが、このリストはすべての特質が網羅されている訳ではないため、個々の医療機器の意図する使用を考慮して独自に特質を考えることが必要である。

次に、予見可能な誤使用をすべてリストアップし、ハザード、危険状態、危害を特定する。この「ハザード、危険状態、危害を特定する」というのは、「麻酔時に汚染したチューブを使用する」という予見可能な誤使用を例にして説明すると、ハザードは「微生物による汚染」、危険状態は「患者の気道内に細菌が付着する」、危害は「細菌感染」となる。ハザード、危険状態と危害の特定は慣れないと混乱しやすいが、最も重要なことは、想定される一連の事象がリスクマネジメントの活動の中で網羅されていることであり、リスク評価表の記載方法ではない点に留意したい。

3.2.2 リスク評価

リスクマトリクスに従って、危害の発生頻度と重大度を精査し、リスクを受容できるか評価する。リスクマトリクスは予め、手順書で決めておく(表5-6)。

3.2.3 リスクコントロール

「受容できない」もしくは「更なるリスクコントロールを検討」と判定されたリスクについては、リスクを回避するための手段を考える。リスクコントロールは、以下の優先順位に従って1つ以上のリスクコントロール手段を用いる。

表5-6　リスクマトリクスの3つの領域の例(JIS　T14971:2020より引用)

		定性的な重大さレベル				
		無視できる	軽微な	きわどい／深刻な	重大な	破局的／致命的
準定量的な確率レベル	頻繁					
	可能性が高い					
	時々					
	わずかに					
	起こりそうにない					

■ 受容できないリスク
■ 更なるリスクコントロールを検討
□ 重要でない又は無視できるリスク

❶ 本質的な安全な設計及び製造
❷ 医療機器自体又は製造プロセスにおける保護手段
❸ 安全に関する情報及びユーザートレーニング

　リスクコントロール手段としては、関連する規格や自社で決めた規格試験に適合させたり、試験を実施してリスクを回避できていることを確認するなどでもよい。
　リスクコントロール手段を実施したら、再度、リスク評価を行い、残留リスク（リスクコントロール手段実施後のリスク）が受容可能であることを確認する。これらの活動の記録をリスクマネジメント報告書として記録する。具体的な記録方法は、3.3で記載する。
　残留リスクが受容できないと判断し、それ以上のリスクコントロールが現実的ではない場合、意図する使用のベネフィットが残留リスクを上回るか否かを判断する（ベネフィット・リスク分析）。ベネフィットがリスクを上回る場合は、次のステップに進み、上回らない場合は受容できないリスクとしてリスクが残ることになる。さらにリスクコントロール手段によって発生したリスクの有無を確認し、リスクコントロールを完了する。

3.2.4　全体的な残留リスクの評価

　すべてのリスクコントロール手段を実施した後、すべての残留リスクと意図する使用のベネフィット・リスク分析を行い、全体的な残留リスクの受容可能性を評価する。

3.2.5　リスクマネジメントのレビュー

　製造販売業者は、医療機器を市場に出荷する前にリスクマネジメント計画が実行されたこと、全体的な残留リスクが受容可能であること、製造及び製造後に情報を収集し、レビューする方法が定められていることをレビューしなければならないので、忘れずに実施する。

3.2.6 製造及び製造後の活動

製造販売業者は、医療機器を市場に出荷し、製造が開始された後の段階においても、製造プロセスの監視から得られる情報やユーザーからの情報、保守により得られた情報、サプライチェーンからの情報を収集し、リスクマネジメントを行わなければならない。このように、リスクマネジメントは、医療機器のライフサイクルのすべての段階に渡って実施しなければならない活動である。

3.3 経腸栄養ポンプ用チューブのリスクマネジメント事例

3.3.1 経腸栄養ポンプ用チューブのリスク分析

今回開発する経腸栄養ポンプ用チューブの意図する使用は、「在宅で、経腸栄養用ポンプにセットして、栄養剤を注入する」である。これを踏まえて、始めにリスクマネジメント計画書を作成した。計画書には、実施予定日、担当者、対象機器、適用規格、リスク分析基準を記載する。次に、経腸栄養ポンプ用チューブの合理的に予見可能な誤使用として、「チューブを誤って点滴のラインに繋いでしまう」をはじめとする複数の予見可能な誤使用をリストアップする（表5-7）。

TR T24971附属書Aの質問を用いて安全に関する特質を明確化し、さらに明確化した特質とリストアップした予見可能な誤使用からハザード、危険状態と危害を特定した（表5-8）。

3.3.2 リスク評価及びリスクコントロール

設定したリスクマトリクスに従って、危害の発生頻度と重大度を精査し、リスクを受容できるか評価する。リスクコントロール手段を考える（表5-8）。栄養チューブの点滴ラインへの誤接続については、本質的な安全設計として、誤接続防止のコネクターを使用するリスクコントロール手段を用いる。その他の項目については、医療機器自体又は製造プロセスにおける保護手段として、規格試験での適合の確認や耐久性試験で性能を確認する方法を用いることにする。リスクコントロール手段は様々な方法があるため、想像力を働かせてあらゆる方法を考えることが重要である。

表5-7　予見可能な誤使用の例

- 栄養チューブを誤って点滴のラインに繋いでしまう。
- ポンプを24時間作動させるとチューブが潰れてしまう。
- ポンプを高速で作動させるとチューブが移動する。
- 輸送中に包材が開いてしまう。
- ・・・

表5-8 リスク評価表の例

安全に関わる特質	ハザード	危険状態	危害	リスク分析 頻度	リスク分析 重大度	リスク分析 リスク	リスクコントロール手段	残留リスク評価 頻度	残留リスク評価 重大度	残留リスク評価 頻度	ベネフィット・リスク分析*	新たなリスクの発生	受容可否
チューブの接続	栄養チューブのコネクター	栄養剤を点滴のラインに繋ぐ	栄養剤の誤注入	4	5	受容不可	誤接続防止のために、規格に適合したコネクターを使用する	5	5	受容可	○	なし	可
持続注入	24時間の作動	チューブが潰れる	送液不可	3	4	受容不可	耐久性試験を行い、チューブが潰れないことを確認する	5	4	受容可	○	なし	可
注入速度	高速で作動	チューブが移動する	不正確な注入量	3	3	受容不可	高速で作動しても動かないチューブ外径の規格を設定する	5	3	受容可	○	なし	可
密閉包材	密閉包材	輸送中に包材が開く	汚染	3	3	受容不可	包材のシール強度の規格を設定する	4	3	受容可	○	なし	可
・・・	・・・	・・・	・・・				・・・						

*○：ベネフィットがリスクを上回る、 ×：ベネフィットがリスクを上回らない

　リスクコントロール手段を実施した後、残留リスク（リスクコントロール手段実施後のリスク）の評価を行い、残留リスクを受容可能なレベルまで低減できたことを確認する。3.2.3で説明したように、あとはベネフィット・リスク分析、新たなリスク発生の有無、残留リスクが受容可能であることを確認してリスクマネジメントを完了する。リスクマネジメントの記録は、表5-8のようにリスク評価表としてまとめ、リスクマネジメント報告書を作成する。リスクマネジメント報告書には、残留リスクの内容やそれぞれのベネフィット・リスク分析の結果、残留リスクの受容可能性について記載する。

　リスクマネジメントは、開発中に数回繰り返し、市場出荷の前に1度実施して残留リスクが受容可能であることを確認後に、製品を上市する。

4 設計審査の実施

　FSステージの終了時や動物実験の開始時、設計の終了時など、ステージが変化する際には、設計審査（設計開発照査）を目的とした会議もしくは書面審査を実施する。設計審査の目的は、

表5-9 設計審査で使用する資料

- 試作品の概要（設計仕様書など）（設計インプットの内容を示す資料）
- 開発計画書
- 製品要求仕様書（設計アウトプットの内容を示す資料）
- リスクマネジメント報告書
- 有効性、安全性を示すデータ
- 知財の状況を示す資料
- その他、ステージごとの事業化に向けて必要な資料

　開発の設計アウトプット（試作品やそれを用いた実験結果）が、設計インプット（要求仕様）に合致したものであるかを多角的な視点で確認することである。この設計審査は、QMS省令第33条〔設計開発照査〕に記載されており、顧客ニーズの設定時、設計インプットの設定時、開発ステージの終了時、設計変更時などに実施しなければならない活動の1つとなっている。

　設計審査では、開発者だけでなく、製造、知財、薬事、営業、マーケティングなど関連する部門の代表者も専門家として参加し、様々な資料を用いて技術面だけでなく、購買や製造、薬事、知財面から事業化に向けた実現可能性を含めて協議する（表5-9）。使用する資料として、その時点で更新した要求仕様書や開発計画書、それまでに取得したデータ、リスクマネジメント報告書など、製品の有効性、安全性、事業性に関する資料を準備し、事前に参加者に配布し評価しておいてもらうとよい。

　審査では、設計アウトプットが設計インプットを満たすものになっているか、対比形式で審査する。また、リスクマネジメントの結果、リスクが受容できるまで低減できているかを検証し、問題がある場合は、参加者が必要な措置を提案する。

　設計審査の結果、設計が要求仕様どおりにできていることを確認できたら、次のステップに進む。

コラム　QMS省令に従った設計開発をいつから行うべきか

　FSステージは、製品の要求仕様を達成できる技術を探索するステージである。そのため、このステージでは、今まで実施したことがない実験を行ったり、実験しても期待どおりの結果が得られないことが多々ある。信頼性を維持したデータ取得をし、QMS省令に従った手順で進めたい一方で、新たな試験機器を使用したり、様子を見ながら実験条件を変えたりと実施した試験の詳細を記録する時間がないことも多い。

　QMS省令では、市場に出荷する医療機器の設計開発について、記載された手順で進めることを求めている。従って、市場に出荷する技術になると決まる前の開発については、必ずしも定められた手順で進めなくてもよいということになる。FSステージで様々な技術を検討し、この技術で行けるかもしれないという見通しが立った時点から、定められた手順に則って進めればよいと考えられる。ただ、技術を正確に比較し、良し悪しを正しく判断するためにも、データの信頼性については開発初期の段階から維持しておきたい。

第6章 特許について

本章のポイント

- 審査基準や特許権の保護に関する法規制の内容は国ごとに異なる。そのため、グローバル市場での製造販売を予定している製品については、特許権を取得したい国の法規制に即した特許戦略を立案及び遂行することが重要である。
- 発明にはカテゴリーがあり、一つの特許出願に複数のカテゴリーの発明をまとめて出願することができる場合もある。
- 日本を含む諸外国で特許権を取得する場合、PCT出願を利用するとよい。PCT出願を行うことにより、PCT条約に加盟している150か国以上の国々（一部の地域を含む）へ同時に特許出願されたものとして扱われる。
- 開発者は、開発の進捗に合わせて先行技術調査を実施する。先行技術調査の結果とともに、開発した製品の特徴等を知財専門家と共有し、出願方針を検討する。
- 特許権の権利範囲（特許請求の範囲）の概念やその法的性質を理解した上で、権利侵害に関しては知財専門家に最終的な判断を委ねる。

1 発明と特許

　知的財産権（以下「知財」という）は、グローバル市場における自社製品の競争優位性を高めるためのツールとして非常に有用なものである。知財には、製品の技術思想（以下「発明」という）を保護する特許権、製品の構造や形状に関連した考案を保護する実用新案権、製品のデザインを保護する意匠権、製品のネーミングやロゴを保護する商標権等が存在する。

> **コラム　知財ミックス**
>
> 　特許権を含む知的財産権の活用を図る「知財戦略」の基本的な考え方の一つに、一つの製品コンセプトについて特許権、実用新案権、意匠権、商標権等の種類の異なる知財の取得及び活用を図る「知財ミックス」がある。例えば、実用新案権は、比較的簡単な構造や形状に関する考案を保護する知財である。開発品の技術レベルが発明ほど高度でない場合、特許出願をせずに実用新案登録出願を選択することも一案である。例えば、製品の上市前に製品の外観のデザインを保護する意匠権を取得しておくことにより、製品の機能・性能は異なるが外観を真似された模倣品が市場に流通することを防ぐことができる。製品のネーミングが決定した段階で商標権の取得を検討する。商標権を取得することにより、自社の製品名を模倣した商品が市場に流通することを防ぐことができる。

> このように、特許権のみならず、実用新案権、意匠権、商標権等の保護対象の異なる複数の知財を組み合わせて製品を多面的に保護することにより、競合他社に対する競争優位性を効果的に高めることが可能になる。

特許法では、特許権は「発明」を保護する旨規定している。医療分野の発明は、動物実験や治験データによって効能や効果が裏付けられるものも多い。ただし、発明や開発品の種類によっては、動物実験や治験データが十分に取得されていないアイデア段階のものであったとしても特許権を取得できる場合がある。製品仕様が詳細に確定していないような開発初期の段階で特許権を取得することができれば、将来台頭しうる競合他社に先駆けて自社製品の競争優位性を速やかに確立することが可能になる。

開発者の立場からすると、動物実験や治験が十分に実施されていない状況下で特許権の取得を勧められたとしても、実験データ(特許出願上では「実施例」や「比較例」と呼ばれることが多い)は全く必要ないのか、また必要な場合にはどの程度の質及び量が求められるのか、といった点で悩むかと思われる。この点について補足する。

1.1 実験データの必要性

図6-1に医療製品の発明を特許出願する際の実験データの必要性及び充実性の要求度合いを簡単なイメージで示す。また、図6-2に特許出願する際の実験データの要否を判断するための一般論的なフローを示す。

例えば、開発した製品の特徴が構造や形状にある場合(図6-1の〈機械系〉)、その製品の優れ

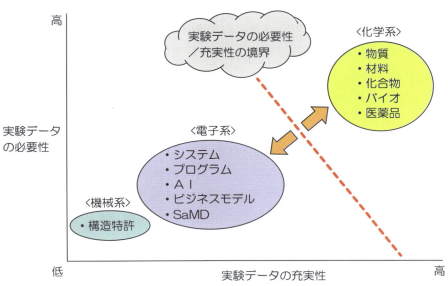

図6-1 特許出願時の実施データの必要性及び充実性

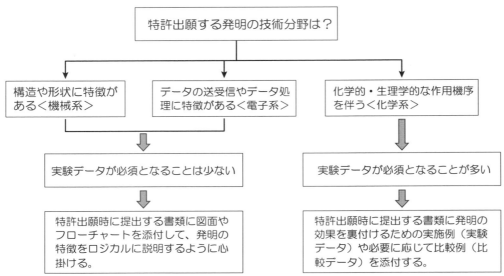

図6-2 特許出願時の実験データの要否に関する判断フロー

た点は、構造や形状に紐づけてロジカルに説明できることが多い。簡単な例を挙げると、「ステント」の発明に関して、「このような構造や形状を有するステントだから、ステントの周囲の血流がスムーズになる」といった説明は、同分野の知見を有する開発者であれば、実験データが無くとも、その内容をおおよそ理解できるかと思われる。同様に、特許出願を審査する審査官は、実験データが無くとも、構造や形状に紐づけたロジカルな説明が出願書類上できちんとなされていれば、発明の内容をおおよそ理解することができる。

このような「ロジカルに説明できる」という点は、データの送受信やデータ処理に関わる医療システム（図6-1の〈電子系〉）の発明についても同様のことを言える場合が多い。そのため、機械的な形状や構造、システムに関する発明等の出願に関しては、出願時に実験データの提出が必須となる機会は少ないと考えていただいてよい。近年は医療分野においてもAIやIOT関連の出願が増加しているが、電子系に含まれるこれらの技術分野の出願についても実験データが必須となる機会は比較的少ない。

一方で、化学的・生理学的な作用機序を伴う医薬品等に代表される化学分野の発明（図6-1の〈化学系〉）に関しては、原則として、先行技術（例えば、既存製品）との比較データを含む実験データの提出を求められる機会が多い。このような技術分野では、化学式や化合物の割合、遺伝子配列等で発明の権利範囲を定義することが多く、また発明が発揮する効果も実験データによって裏付けられることが多い。そのため、発明の効果を主張する根拠となりうる実験データの提出を求められることが一般的である。特許出願を審査する審査官の立場からすれば、発明が成立しているかどうかを判断するための材料として実験データを詳細に検討する必要がある。

1.2 実験データの役割

　実験データの取り扱いについて簡単な例を挙げてさらに説明する。特許出願時に提出する実験データには、主に次の2つの役割がある。

❶ 特許を受けようとする発明が「発明」として完成（成立）していることを裏付けるための証拠としての役割。

❷ 特許庁の審査において、出願した「発明」を特許査定（権利化）に導くための有効性（効果）を示すための証拠としての役割。

　上記❶の役割を持つ実験データは、特許出願する際に提出することが多くの場合に必須となる。簡単な例として、「化合物A＋Bの分子量を1000～2000とした医薬品」であって、「従来の製品よりも疼痛を抑制する点において優れる」といった発明を想像していただきたい。化合物の種類や分子量等によって定義された上記の発明は、出願時点においては化合物の種類や数値範囲等を出願人の願望が反映された任意の内容で設定することも可能である。仮に、実験データによる裏付けが一切存在しない化合物の組み合わせや分子量の数値範囲を選択して出願を行った場合に、上記の「従来の製品よりも疼痛を抑制する点において優れる」といった効果が発揮されるかどうかが定かでない場合、特許庁の審査では発明が完成していないと看做されてしまうこともある。したがって、化学的・生理学的な作用を伴う化学分野の発明では、発明が完成しているかどうかの判断材料となる上記❶の役割を持つ実験データは非常に重要なものとなる。

　上記❷の役割を持つ実験データは、特許庁の審査において出願した発明と似通った先行技術が発見されてしまったような場合に、先行技術との差異を主張するための証拠として用いられるものである。例えば、特許出願した後、特許庁の審査で、「化合物A＋Bの分子量を2000とした医薬品」に関する発明が発見され、その発明の存在によって特許権の取得が阻まれることになった場合、出願人は、先行技術には示されていないが、自身が行った実験データによって裏付けられている有利な効果を示す内容に「権利範囲を変更する」（例えば、化合物をA＋B＋Cに限定したり、分子量に2000が含まれないように範囲を狭めたりする）ことにより、出願した発明と先行技術との差異を明確にし、出願した発明の特許性を強く主張することが可能になる。仮に、出願した発明の効果等が実験データによって何ら裏付けられていない場合、審査過程において権利範囲を限定するなどの対策を行ったとしても、権利化を希望する出願人の単なる意見として捉えられてしまったり、出願人が任意の範囲で行う「設計事項」と看做されてしまったりすることもある。

　以上のような理由から、化学的・生理学的な作用を伴う化学分野の発明に関する特許出願を行う場合には、後々の審査を見越して、出願時に実験データをある程度準備しておくこと

が望ましい。

　ただし、製品の種類や開発状況によっては特許出願のためだけに実験データを取得することが困難な場合も多いと思われる。そのような場合、まずは知財専門家（開発者が知財に関する相談をする相手。例えば、自社の知財部員、社外の弁理士や弁護士等。本章ではこれらを総称して「知財専門家」とする）に現時点で取得済みの実験データで権利化を図ることができるか、仮に追加の実験を行う場合にはどうような実験データを取得すれば審査で有利に働きそうか等のアドバイスを求めるように心掛けていただきたい。例えば、出願当初に実験データを十分に準備できなかったとしても、優先権制度（4.1項）を利用し、出願後の所定期間内に実験データを追加したり、所定の条件を満たす場合には特許庁の審査がある程度進んだ段階でも実験データを追加で提出することが認められたりする場合もある。

　なお、上記の〈化学系〉の例では、特許出願における実験データの役割を❶と❷に分けて説明したが、特許を受けようとする発明の内容によっては、実験データは❶及び❷の両方の役割を担うこともある。つまり、実験データは、特許出願の審査において、「特許を受けようとする発明が完成していることを裏付けるための証拠」となり、かつ、「発明が発揮する効果が従来の技術よりも優れていることを裏付けるための証拠」ともなりうる場合がある。

　実験データの要否等に関する本項の説明は、あくまで一般論に過ぎない点に留意いただきたい。例えば、図6-1の〈構造系〉や〈電子系〉の発明であったとしても、発明の有効性を示す実験データを特許出願時に準備することによって特許庁での審査を有利に進めることができる場合もある。したがって、実際に特許出願を検討する際には、開発者のみで実験データの要否を判断するようなことはせず、該当する技術分野の知見を有する知財専門家へ積極的に相談するように心掛けていただきたい。

2 グローバル市場での特許権の取得

　特許権は、保護を求める各国で独立して発生及び消滅する（このルールを「特許独立の原則」という）。つまり、世界中どの国でも有効な単一の「世界特許」のようなものは存在しない。したがって、将来的にマーケットとなりうる市場国が複数存在する場合、各国の特許庁へ出願し、各国の特許庁で独立した審査を受ける必要がある。そのため、複数の国で特許権を取得する場合、各国の特許庁の審査基準を満たす出願書類を作成し、また各国のルールにしたがった適切な出願手続を行わなければならない。なお、諸外国で特許権を取得する場合、現在、多くのグローバル企業では手続の簡略化や費用の削減を図りうるPCT出願制度（4項参照）を利用している。

2.1　国ごとの法制度の違い

　近年、特許法の法制度について世界的なハーモナイゼーションを進める機運が高まっている。ただし、多くの国々では未だに各国独自の法制度が根強く残っているのが現状である。各国の法制度の違いは、各国の特許庁に対して行う手続面のみならず、審査や権利保護に関する実体面においても数多く存在する。このような各国の法制度の違いは、当該国の産業政策との関わりも強いため、当面の間、「世界単一特許」のような制度が作られることはないように思われる。

　以下では、医療機器（特に治療機器）の製品分野において、市場国として選択されることが多い米国と日本との間の法制度の違いについて、特に、医療機器との関連性が高い「人に対して行われる治療方法、手術方法、診断方法等の発明（以下「医療方法の発明」という）」の保護に関する規定の違いを説明する。

2.2　医療方法の発明

　特許権の保護対象は「発明」である。「発明」の定義は、各国の特許法によって異なる。例えば、日本の特許法では、人に対して行われる医療方法は「発明」として認められていない。一方、米国の特許法では、人に対して行われる医療方法は「発明」として認められている。そのため、同一の製品コンセプトに基づいて考え出された発明について日本と米国で特許権の取得を試みた場合、両国の間で特許権により保護される権利内容に差異が生じることもある。例えば、日本と米国の両国で特許権を取得できたとしても、米国では特許による手厚い保護（すなわち、競合他社の脅威となる権利内容の特許権の取得）を受けることができたが、日本で取得した特許は権利範囲が非常に狭く、日本では競争優位性を確保することができないといった状況になることもある。なお、米国で医療方法の発明の特許権を取得することのメリットは2.4項で説明する。

　図6-3に示すように、医療方法の発明について特許権を取得することができる国は、米国を

	医療方法の発明の特許権の取得
日本	×
米国	○
欧州	×
中国	×
豪州	○
韓国	×

図6-3　各国特許庁における医療方法の発明の取扱い

含む一部の国に限られている。また、どのような発明が特許法上の「(人に対する)医療方法の発明に該当するか」を判断するための基準自体、各国で多少のばらつきがある。そのため、開発者は、現実の医療現場における一般的な常識に基づいて自身の発明が特許法上の医療方法の発明に該当するか否かを安易に判断することは控えた方がよい。特許権の取得を目指している発明が特許法上の医療方法の発明に該当するかどうか迷った際には、知財専門家に速やかに相談するように心掛けていただきたい。

2.3 発明のカテゴリー

　特許の世界では、「発明のカテゴリー(分類)」は、図6-4に示す「物の発明」、「方法の発明」、「製造方法の発明」に分けて考えられることが多い。本書での詳細な説明は割愛するが、特許権で保護される権利内容(特許権を行使できる内容)は、発明のカテゴリーによって違いがある。

　多くの国では、技術的な関連性が高い複数の発明は異なるカテゴリーに属するものであったとしても、一つの出願で特許権による保護を求めることができる。例えば、「バルーンカテーテルの発明」(物の発明)と、そのバルーンカテーテルの製造方法の発明(製造方法の発明)は、互いに技術的な特徴が共通している場合、複数の特許出願に分けずに、一つの特許出願で権利化を図ることができる。一つの特許出願に複数のカテゴリーの発明をまとめて出願することにより、出願手続の省力化や出願コストの削減を図ることができる。

　一般的に、医療方法の発明は、「方法の発明」に属すると言われている。2.2項で説明したように、米国と一部の国を除く多くの国では、医療方法の発明について特許権を取得することはできない。

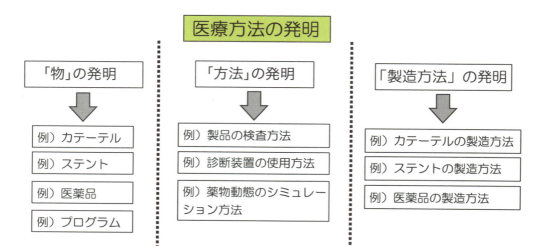

図6-4　発明のカテゴリーの種類

2.4 医療方法特許

　人に対して行う医療方法の発明に関する特許（以下、「医療方法特許」とする。実務上、「手技特許」と呼ばれることもある。）を取得することができる最大のメリットは、「開発した製品に関する発明（アイデア）を包括的な概念で漏れなく保護することができる」という点にある。この点について図6-5を参照して説明する。

　例えば、治療が困難な疾患A（ここでは、血管に生じた狭窄部に起因した特定の疾患と仮定する）が存在したとする。また、この疾患Aに対する治療方法として、従来は、「薬剤を使用した方法」しか存在しなかったとする。このような状況において、X社の開発者は、「血管に生じた狭窄部に対して拡張力等の何らかの物理的な作用を加える」ことで疾患Aの治療に大きな効果があることを発見した。そして、X社が「疾患Aの原因となる血管に生じた狭窄部に対して物理的な作用を加えて治療する方法」という治療方法の発明を特許出願し、医療方法特許X1を無事取得できたとする。

　このような医療方法特許X1が成立した後、X社の競合であるY社が血管内治療の事業分野への参入を図るために、研究開発を開始し、その結果、「狭窄部に物理的な作用を加えることで疾患Aを治療する新規のデバイスY1」を発明した。しかし、デバイスY1が従来誰も想像することができなかったような革新的なものであったとしても、デバイスY1を使用して行われる治療方法は、X社が保有する「血管に生じた狭窄部に物理的な作用を加えることで疾患Aを治療する方法に関する医療方法特許X1」を必然的に実施することになる。そのため、X社に無断でY社がデバイスY1を製造販売等する行為は、医療方法特許X1の特許権を侵害することになる。

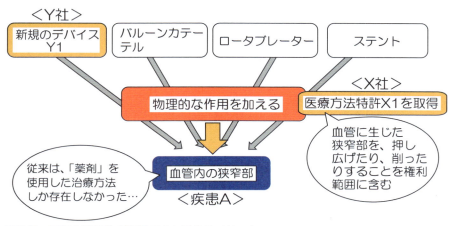

図6-5　医療方法特許を取得できた場合のメリット

また、医療方法特許X1が成立した後、疾患Aの治療用に開発や改良されたバルーンカテーテル、ローターブレーター、ステント等を使用して行われる治療方法もX社が保有する医療方法特許X1の権利侵害を免れることができない。したがって、医療方法特許X1を競合他社に先駆けて取得することができたX社は、血管内治療の事業分野において台頭しうるあらゆる競合他社に対して圧倒的に有利な立場で事業を進めることが可能になる。なお、本書では法的な事項に関する詳細な説明は割愛するが、特許法では上記のように方法の発明のカテゴリーに属するX社の「医療方法特許X1」が存在する場合に、Y社が物の発明のカテゴリーに属するデバイスY1をX社に無断で製造販売する行為の侵害形態を「間接侵害」と呼ぶ。

　医療方法特許の効力は、その医療方法特許の権利範囲に含まれる手技等で使用される医療機器を特許権者に無断で製造販売等する事業会社に及ぶ。例えば、米国において医師等の医療従事者が医療方法特許に関する治療行為（例えば、手術等）を実施した場合、医療従事者自体は権利侵害に問われない例外的な規定がある。特許法で規定された様々な法的側面より、実務上、医療方法特許は、権利行使のハードルが高く、万能な権利とは言い難い。ただし、競合他社による自由な模倣を抑止する面においては十分な効果を期待することができる。

　米国に拠点を持つ多くの医療機器メーカーは、特許出願を行う際、デバイスそのものに関する特許権の取得を試みることは勿論のこと、そのデバイスの使用方法（デバイスを使用した治療方法等）の特許権の取得に向けた様々な出願戦略を検討する。日本に拠点を有する企業であったとしても、市場国に米国が含まれるようであれば、米国で医療方法特許を取得するための出願戦略を積極的に検討することが推奨される。

　なお、上記の例において、後発のY社は、「新規なデバイスY1」について特許権を取得することは可能である。ただし、Y社が新規なデバイスY1の特許権を取得できたとしても、「新規なデバイスY1の特許権を取得したのだから、X社から特許権侵害の責めを受けることはない」といったことにはならない。このような特許法の考え方については6.4項で説明する。

> **コラム　医療方法特許**
>
> 　新たな医療機器を世に出す場合、開発の進め方としては、現行の医療技術やデバイスの課題を見つけ、どのようなアンメットニーズが存在するかを探索し、製品の要求仕様を設定する。医療機器の開発過程では、いきなりプロダクトを作り込むことはせずに、どのようなアプローチで、どのような手順を踏めば、より高い治療効果を上げることができるか、といった課題解決のアプローチをとることが多い。そのようなプロセスを経て考えられたアイデアは、そのアプローチ自体が「新たな発明」として位置づけられることも多い。
> 　例えば、「既存の疾患の治療では、体のA部分からアプローチして、デバイスを疾患部まで到達させた後、処置Bを実施していたが、実は、体のA部分からではなく、C部分からアプローチして、これまで経由していなかったルートを通して疾患部まで到達させた後、処置Bを実施することにより治療成績が上がることを確認できた」といった場合、この「従来とは異なるステップを含む治療方法（手技）」が発明となり、米国等の一部の国では特許権を取得しうる。

しかし、2.4項で説明したように日本では医療方法特許を取得することができないため、発明したアイデアに関して特許出願を行う場合、「新しい治療方法の実現を可能にする具体化されたデバイス」をある程度作り込み、その具体化されたデバイスについて特許権の取得を目指すことになる。ただし、開発したばかりのデバイスの仕様は、開発が進む段階で大なり小なり変更を余儀なくされることもあるため、出願時に将来予想も含めた詳細な仕様まで確定させることは難しい。そのため、せっかく画期的な治療方法を発明したにもかかわらず、特許出願を行うことに二の足を踏んでしまうような状況になることも珍しくない。また、場合によっては、開発がある程度進んだ段階で、新しい治療方法を実現可能にするデバイスは、実は従来から存在するデバイスと比較してそれほど大きな技術的な差異（特徴）がないことがわかり、開発したデバイスの特許権の取得は断念せざるをえない状況になることもある。その結果、研究開発の成果（画期的な治療方法や開発したデバイス）を特許権で保護することができなくなってしまう。

　以上の説明を踏まえて、開発者の方々は、次のような点に留意していただきたい──日本と米国を市場国として含む場合、それぞれの国の審査に柔軟に対応することが可能な出願書類の作成を目指す。例えば、発明が医療方法（治療方法）であれば、仮にデバイスの詳細な構造が未定であったとしても、その医療方法を実現しうる製品仕様を様々な観点で検討及び具体化する。そして、日本ではデバイスの特許を、米国ではデバイスの特許及び医療方法特許の取得を可能にするための出願戦略を立てる。開発者は、特許出願を検討する際、上記のような点を含めて知財専門家へアドバイスを求める。医療分野の特許実務に明るい知財専門家であれば、開発初期のアイデア段階（例えば、新規の治療方法しか見い出せていないような状況）であったとしても、医療方法及びデバイスの両発明の権利化を実現するための様々なオプションを提示してくれることが期待できる。

2.5　知財専門家の選定

　2項の冒頭で説明した特許独立の原則より、日本を含む諸外国で特許権を取得する場合、権利化を希望する各国の特許庁に対して出願手続きを行わなければならない。ただし、権利取得に要する全ての手続きを自社のリソースで賄おうとすると、出願手続きだけでも多大な労力を費やすことになる。また、各国における法制度や審査基準について十分な知識がない場合、開発した製品の競争優位性を高める有効な特許権を取得することも困難になる。したがって、諸外国で特許権取得を希望する場合、社内の知財部員や社外の知財専門家とより緊密なコミュニケーションを図ることが大切になる。

　社外の知財専門家が得意とする業務内容や技術分野は専門家ごとに、また専門家が所属する企業（例えば、特許事務所や法律事務所）ごとに異なる。そのため、特許戦略の策定及び遂行に際し、自社の事業内容や製品コンセプトに対する深い知識や理解力を持つ知財専門家を選定することが重要になる。

　前述したように、米国では、医療機器分野における競争優位性を左右しうる「医療方法特許」を取得することが可能である。一方で、米国以外の多くの国では「医療方法特許」を取得することができない。このような法律知識は、医療機器分野の実務経験がなくとも、知財専門

家であれば常識の範囲内のものである。そのような前提において、例えば、将来的に米国市場での事業展開を図る医療機器について知財専門家に相談したとする。相談した知財専門家が医療機器分野の実務経験が浅い場合、「日本では権利を取得することができないから、特許出願は見合わせた方がよい」といったアドバイスがなされたり、「医療機器（デバイス）に関する内容のみで権利化を目指すような出願書類（医療方法特許としての特許性を訴求することができない出願書類）」が作成されたりしてしまうこともある。そして、米国市場で製品の製造販売を実際に開始しようとした際に、米国では競合他社に対して脅威となるような特許権を取得することができず（又は取得することができる可能性が限りなく低く）、特許戦略を十分に機能させることができないといった状況に陥ることも想定される。

　自社に知財部（知的財産部）が存在する場合、知財に関する相談事は知財部に声を掛ければよいが、知財部を社内に持たない中小企業やベンチャー企業等は、社外の知財専門家を頼らざるを得ない。また、社外の知財専門家は自社で選定しなければならないが、知財業務の遂行を一任できる知財専門家をどのように探し出すのかという点が課題になることもある。例えば、次のような方法で社外の知財専門家を選定することも一案である。

　特許庁の無料の調査用データベースであるJ-PlatPat（図6-6のウェブサイト①）を使用することにより、過去の特許出願に関する情報を取得することができる。ここで取得できる情報には、その特許出願を担当した弁理士等（「代理人」とも言われる）の氏名や所属している企業名（特許事務所や法律事務所の名称）が含まれる。取得したこれらの情報に基づいて、開発した製品の技術分野について豊富な知識や経験を持つと思われる弁理士等を選定する。

　弁理士の情報を公開している「弁理士ナビ」というウェブサイト（図6-6のウェブサイト②）が存在する。このウェブサイトを利用することにより、特定の弁理士の属性や得意な技術分野等に関する詳細な情報を取得することができる。例えば、J-Plat Patで見つけた目ぼしい弁理士を弁理士ナビで検索することにより、得意な技術分野等に関するより詳細な情報を得ることができる。また、多くの特許事務所や法律事務所は、自社に所属する弁理士や弁護士の情報を社外に向けて紹介するためのホームページを開設している。気になる弁理士等を見つけた場合、その弁理士等が所属する特許事務所や法律事務所のホームページに目を通して見るのもよい。

ウェブサイト①　特許庁の無料調査用データベース（J-Plat Pat）
　https://www.j-platpat.inpit.go.jp/
ウェブサイト②　弁理士ナビ
　https://www.benrishi-navi.com/
ウェブサイト③　特許庁の相談業務窓口
　https://www.jpo.go.jp/support/general/gyousei_service/soudan00.html
ウェブサイト④　AMEDの実用化・知的財産支援窓口
　https://www.amed.go.jp/chitekizaisan/chizai_riezon.html

図6-6　社外の知財専門家を選定するためのサポートツール

特許庁では、特許に関する無料の相談窓口を随時開設している（図6-6のウェブサイト③）。自社にとって初めての特許出願を検討しているような場合には、特許庁の相談窓口を訪れてみるのもよい。その他にも、AMED（国立研究開発法人日本医療研究開発機構）では、研究機関から生まれた研究開発の成果を事業化に結び付けるための支援の一環として「知財リエゾン」による無料の知財コンサルテーションを随時実施している（図6-6のウェブサイト④）。AMEDの募集要項を満たすようであれば、このような支援リソースの活用を検討するのもよい。

自社にとって初めての特許出願を検討する場合、知財専門家への相談に際し、どのような資料を事前に準備しておくべきかという点で悩むこともあるかと思われる。相談内容によって準備すべき資料は様々ではあるが、特許出願に関する相談をしたいときは、「相談したい発明を第三者に理解させることが可能な程度の資料」、例えば、製品のプレゼン資料、モック品、サンプル外注用の図面などがあれば、それらの資料を提示することが望ましい。また、J-Plat Pat等を使用して簡単な先行技術調査を実施し、その調査結果を上記各資料等と合わせて社外の知財専門家に提示するのもよい。先行技術調査の結果のまとめ方については7.3項で説明する。

知財専門家は、日々の実務を通じて、「出願書類」に記載された内容（情報）に基づいて発明を理解するノウハウを身に付けている。したがって、知財専門家がこれまで取り扱ったことのない技術分野の発明であったとしても、相談対象の開発製品と近しい技術分野の過去の出願書類を提示することにより、相談内容を比較的スムーズに理解してもらうことができる。

> **コラム　知財専門家**
>
> 　知財専門家には様々な属性の者がいる。一般的に、知財紛争や契約関係については、知財に関する法域以外の広い法律知識が必要になるため、特許弁護士（特許法の法域を専門にする弁護士）に依頼することがセオリーである。
> 　弁理士の多くは、出願代理業務をメイン業務としている。出願代理業務は、出願人（企業や個人）から依頼を受けて、出願書類を作成し、特許庁への出願手続を代理する業務である。弁理士は、出願書類の作成にあたり、企業の開発部員や研究部員に発明内容をヒアリングし、ヒアリングした結果に基づいて出願書類を作成する。また、弁理士の中には、特許調査を得意とする者や、知財コンサルティングを得意とする者もいる。知財業務をメインにする法律事務所や規模の大きな特許事務所であれば、知財弁護士や様々な専門性を持つ多数の弁理士が所属していることが多い。
> 　企業（事業会社）に所属する知財部員は、訴訟や社外との交渉に関する業務を行うこともあれば、調査や特許出願に関する業務を行うこともある。また、知財部員は、特許以外の知的財産（商標や意匠）についても広く業務範囲に含み、自社の知的財産に関する広範な業務を統括的に遂行する。知財部員は、知的財産に関する全般的な知識とともに、自社の事業戦略や製品に関して社外の知財専門家よりも深い見識を有する。そのため、開発者が知財部を持つ事業会社に所属しているようであれば、知財に関する相談事は、まずは知財部に声を掛ければよい。知財部は、ときには、知財実務のノウハウの獲得や自社で賄えないリソース等を確保するために、社内の各部門と社外の知財専門家との間を繋ぐ窓口としての役割も担う。
> 　近年は、医療機器開発に従事する医療従事者の方々（例えば、医療現場で実際に診察・診療

を行っているドクター)も非常に多くなった印象を受ける。特に、AIを活用したプログラム医療機器(SaMD：Software as a Medical Device)関連の事業化を目指す医療従事者が増加し、そのような方々から知財に関する相談事を受ける機会が多くなった。相談を受けた際に、「特許出願等のサポートを依頼する社外の知財専門家(例えば、弁理士等)は、「医療技術に詳しい知財専門家とAIに詳しい知財専門家であれば、どちらに依頼すべきか」、といった質問をされることが多い。正解は特に無いと思われるが、個人的には、「AIに詳しい知財専門家」をお勧めしている(当然、両方の技術分野に見識があれば、なお良いと考える)。近年、AI関連の特許出願が増加したことにより、AI関連の特許を上手に取得するノウハウが確立されつつある。また、特許庁の審査基準も整えられて、AI関連の発明に関して権利が付与される対象等が明確化され始めている。これらの情報を駆使して十分なサポートを提供することができるのは、どちらかと言えば、「AIに詳しい知財専門家」である。

ただし、AI関連の特許出願件数が年々増加傾向にあるため、AIに知見を有する知財専門家は、売り手市場の状況にある。そのため、医療分野のAI関係で起業を目指す場合、社外の知財専門家の選定にある程度の労力を費やさなければならないような状況となっている。

2.6 知財コスト

　知財コストの主だったものには、次の①〜⑤のようなものがある。日本を含む諸外国で特許権を取得する場合、これらの各コストが国数に乗じて増加する。開発者は、特許権の取得を希望する国数が増加するのに伴って知財コストも大幅に増加しうる点に注意する必要がある。

❶ 特許出願前に行う先行技術調査を社外の知財専門家に依頼するための費用
❷ 出願代理業務を社外の知財専門家に依頼するための費用
❸ 審査を受けるために特許庁に支払う費用
❹ 特許権が発生した後、特許権を登録及び維持するために特許庁へ支払う費用
❺ 日本以外の国で特許権を取得する場合、出願書類をその国で指定された言語に翻訳するための費用

　知財コストが具体的にどの程度の金額になるかということは、該当する技術分野、権利化を希望する国数、依頼する社外の知財専門家の手数料等に応じてばらつきがあるため、一概に断言することはできないが、おおまかな目安として、「一つの国(例えば日本)で一つの特許権を取得するために、弁理士等に出願代理業務を依頼した場合に要する費用(上記❶、❷の費用の総額)は、50万円〜100万円程度」とイメージしていただくのがよいかと思われる。この費用は、あくまで社外の知財専門家に支払う費用であるため、特許庁へ支払う上記❸、❹の費用を上乗せする必要がある。さらに、海外で特許権を取得しようとする場合、❺の費用も上乗せされる。そのため、知財コストは、特許戦略の策定時(一般的には特許権の取得を考え始めたとき)と比較して、後々、上振れすることが多いように思われる。

　知財コストを圧縮するためには、生み出された製品コンセプトを無暗やたらに出願せずに、

```
ウェブサイト①　特許庁の審査費用等の軽減措置
　　https://www.jpo.go.jp/system/process/tesuryo/genmen/genmensochi.html
　　https://www.jpo.go.jp/support/chusho/shien_gaikokusyutugan.html
ウェブサイト②　JETROの補助金制度
　　https://www.jetro.go.jp/themetop/ip/
ウェブサイト③　自治体の補助金制度（東京都知的財産総合センターの例）
　　https://www.tokyo-kosha.or.jp/chizai/
```

図6-7　審査費用の軽減措置や助成金制度の紹介サイト

　出願対象の発明を適切に選定し、不要な出願コストや権利を維持するためのコストを削減することが求められる。ただし、特許権による競争優位性を効果的に高めるためには、後述する「特許網の構築」が推奨される（6.5項）。特許網を構築するためには、自社製品の改良・改善に応じて、また他社の開発動向などを見据えて、ある程度の数の特許出願を行わざるを得ない状況になることも多い。そのため、知財コストを削減するためだけの目的で特許出願を極端に控えることも望ましくない。

　知財コストを適切に見積もるためには、特許戦略の策定時に、出願時に必要となる費用（イニシャルコスト）だけでなく、将来発生しうる費用を見据えて、「いつ、どのような出願を、どのような内容で、どの国にするか」といった点を明確にする必要がある。自社に知財部が存在しない場合、このような点についても社外の知財専門家から適切なアドバイスを受けることが望ましい。

　中小企業やベンチャー企業は、一定の条件を満たすことにより、審査に関する各種費用の軽減措置や自治体による補助金制度等を利用することができる。図6-7に知財コストの削減を図るための制度の一例を示す。

　近年は、国及び地方自治体が国産の医療機器をグローバル市場に売り込むための足掛かりとなる知財のサポートに力を入れており、図6-7に挙げた制度以外にも様々な助成制度が設けられている。中小企業やベンチャー企業に所属する開発者の方が国内外において特許権の取得を検討する際には、インターネットを活用して助成制度に関する情報を積極的に収集するように心掛けていただきたい。

> **コラム　社外の知財専門家の選定**
>
> 　中小企業やベンチャー企業が初めて特許出願を行うとき、インターネットによる検索や知人からの紹介を通じて特許事務所や法律事務所へ足を運ぶことが多いように思われる。また、社外の知財専門家を訪問した際には、「費用は幾ら掛かりますか。見積書を下さい」といった依頼をするかと思われる。実務経験が豊富な知財専門家であれば、相談者に対して、権利化を図るための実務上のテクニックとは別に、「外国に出願する予定はあるか」、「特許出願時の費用はこれ位で、審査等を経て権利が発生するまでにはトータルでこの位の費用が掛かる」、「こうすれば少しでも費用を抑えることができる」といったコスト面についても積極的なアドバイスを行うことが期待される。

しかし、このようなアドバイスはせずに、「出願時に知財専門家に支払う手数料と、審査を受けるために特許庁へ支払う費用のみ」（イニシャルコストのみ）を提示する知財専門家もときにはいる。相談者が知財専門家から提示された費用だけに着目すると、「思っていたよりも費用が掛からないな」といった印象を受けることがあるかと思われる。また、相談者がそのような印象を受けた場合、知財専門家に提示された費用でそのまま特許出願を依頼する流れになることが多い。

　ただし、特許権を取得するまでには、また取得した後には、2.6項で説明したようにイニシャルコスト以外にも様々な費用が発生する。そのため、イニシャルコストだけに着目して出願手続を進めてしまうと、後々審査が進んだ段階で十分な知財予算を確保することができず、出願を継続することすら危うくなってしまう。その結果、「結局、出願しただけで終わってしまった」といった状況に陥りかねない。このような事態になることを未然に防ぐために、社外の知財専門家を訪問した際には、「権利化のためのテクニック」に関するアドバイスを求めることだけに留まらず、自社が準備可能な知財予算を具体的に明示した上で、「いつ頃を目安に、どことどこの国で特許権を取得したい。また、特許庁へ出願を代理する業務だけではなく、調査やコンサルティングも依頼したい。それはこの予算で可能か」といったことを相談したり、予算に応じた最大限の費用対効果を得ることができる方法等についてもアドバイスを求めたりするように心掛けていただきたい。

　このように社外の知財専門家を選定する際には、自社製品の技術面に精通した知識や権利化までのノウハウに関する知見を有するかどうかの観点だけではなく、知財コスト等を含む知財周辺の多岐に亘るアドバイスを受けることができるかどうかといった点についても着目していただきたい。

　なお、発明等に関する秘密情報を扱う社外の知財専門家は、同一の技術分野（製品分野）で異なる複数の企業からの依頼を受ける場合、依頼者間で将来的に利害対立（コンフリクト）が起こる可能性が高いこと等から、特定の業務の受任を断ることがある。したがって、せっかく信頼できそうな知財専門家を見つけ出せたとしても、知財業務を依頼できない場合があることについても留意していただきたい。

3 日本の特許出願の手続の流れ

　本項では、図6-8を参照して日本で特許権を取得する際の一般的な手続と、特許権の発生から権利消滅までの大まかな流れを説明する。

STEP1 先行技術調査及び出願内容の検討

　研究開発の成果である発明が完成した後、特許庁への出願手続を行うか否かを検討する。特許出願を検討するにあたり、発明が特許性を有するかどうかを判断するために「先行技術調査」を実施する。先行技術調査については7.2項及び7.3項で説明する。

　日本の特許庁の審査では、いわゆる「先願主義」が採用されている。先願主義とは、「同一の発明について複数の特許出願がなされた場合、最先の日付で出願した者に特許権を付与する」というルールである。

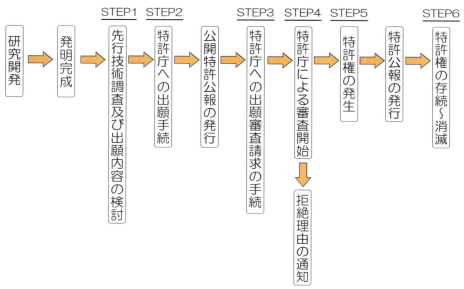

図6-8 特許権の発生から権利消滅までの流れ

STEP2 出願手続

　先行技術調査を実施した結果、発明に特許性を見出すことができた場合、特許庁へ出願手続を行う。出願書類の作成及び出願手続は、社外の知財専門家（代理人）へ依頼することが一般的である。

　特許庁は、出願後1年6か月（18か月）が経過すると、出願した発明の内容を世の中に広く公開することを目的として、「公開特許公報の発行」（「出願公開」という）を行う。公開特許公報が発行されると、出願した発明は、インターネットを通じて世界中の企業や人々が閲覧可能な状態（公知の状態）になる。そのため、出願公開された後は、同一の出願人（同一の企業）や同一の発明者であったとしても、公開された発明と同一の発明について特許権を取得することができない。

　特許出願した発明が出願公開されることにより、出願公開以降に特許出願された同一発明の権利取得を阻むことができる効果を「後願排除効」という。この「後願排除効」を積極的に活用して他社の権利取得を妨害する特許戦略を採用することもある。

　特許出願した後、改良発明を完成させた場合、その改良発明については、先に出願した発明が出願公開される前に、出願することが推奨される。どの程度の改良がなされたかにもよるが、先に出願した発明が出願公開された後は、その公開された発明が特許性の判断基準に用いられることになるため、改良点が些細なものである場合、出願公開された自身の発明によって改良発明の特許性が否定されてしまうこともある。

　出願公開された発明は、競合他社等が開発製品の内容や開発状況等に関する情報を取得するための有用な情報源になりうる。例えば、自社の公開特許公報から情報を取得した競合他社は、その公報に掲載された発明の内容を精査し、自社に先駆けてより強力な特許権を取得

して競争優位性を高めようとする特許戦略を仕掛けることもできる。したがって、「公開特許公報が発行される日となる出願日から1年6か月」は、非常に重要な期間となるため、開発者側でも十分にリマインドする必要がある。なお、この点は、PCT出願した場合に発行される国際公開公報(4.2項)が発行される際にも同様に注意する必要がある。

　出願後に何らかの理由で発明が公開されることを防ぎたくなった場合は、出願公開前に出願を取り下げればよい。出願を取り下げれば出願公開されなくなるため、発明が公開されなくなる。また、出願時点で公開されたくない技術内容が明確な場合には、知財専門家に、「特定の内容が公開されることを避けつつ、特許権を取得することは可能か」といった相談を行うのもよい。発明の内容によっては出願書類をテクニカルに作成することにより、隠したいことは隠しつつ、特許権を取得できる場合もある。

STEP 3 出願審査請求の手続

　特許出願後、特許庁の審査官により発明が審査される。なお、日本の特許法では、特許庁が出願を受理しても、特許出願の審査は直ちに開始されない。審査の開始を希望する場合、出願人は、出願日から3年以内に「出願審査請求」という手続を特許庁に対して行う必要がある。

　出願審査請求の手続は、出願日から3年以内であればいつでも行うことができる。したがって、早期権利化を望む場合には、出願後に速やかに出願審査請求の手続を行うのがよい。審査結果は、出願審査請求の手続を行った後、半年〜1年程度経過したときに通知されるのが一般的である。権利化を急ぐときには、所定の条件を満たすことにより、特許庁に対して「早期審査」を依頼することができる。早期審査を受けるための具体的な条件は、特許庁のウェブサイトで確認していただきたい。

STEP 4 審査開始

　特許庁は、出願書類に不備がない場合、特許査定を出す。一方で、審査の結果、出願書類に不備がある場合は、出願人に対して「拒絶理由」を通知する。拒絶理由が通知された場合、開発者(発明者)のみで拒絶理由に対応することは原則せずに、知財部員及び社外の知財専門家と協力しながら対応することになる。特許出願の審査事項の主だったものには「新規性」と「進歩性」がある。新規性及び進歩性の基本的な考え方は7.2項で説明する。

　知財実務の経験がない場合、特許庁から拒絶理由が通知されると、非常にネガティブな印象を受けるかも知れない。しかし、拒絶理由が通知されたことをそれほど否定的に捉える必要はない。近年では、8割以上の特許出願に対して拒絶理由が一度は通知されると言われている。これは、次のような理由による――特許出願を行う当初においては、可能な限り広い権利範囲を請求することが一般的である。そのため、審査が実際に開始されると、特許出願前に実施した先行技術調査では発見されなかった公知資料(拒絶理由を通知するための根拠となる資料)

が発見され、その公知資料に基づいて拒絶理由が通知される、といった実務上の理由である。

　以下に、一般的な拒絶理由の解消方法を説明する。

　拒絶理由が通知されたときは「補正」という手続きを行うことにより、特許権の保護を求める権利範囲を変更（縮小等）することができる。出願人は、補正を行うことにより、特許出願した発明の権利範囲内に公知技術が含まれないようにしたり、公知技術との差異を明確にしたりして、拒絶理由の解消を試みる。

　拒絶理由の解消を試みる場合、所定の書式フォームで作成される上記の「補正書」とともに、意見を述べるための「意見書」を特許庁に提出することができる。なお、審査官の発明の解釈に誤りがあると考えられるような場合には、権利範囲を変更するための「補正書」を提出せずに、「意見書」のみで対応することも可能である。

　出願人は、必要に応じて特許庁の審査官に対して直接意見を述べたり、技術内容を説明したりする「インタビュー（面接審査）」を希望することもできる。

　上記のような対応によっても拒絶理由が解消しなかった場合、拒絶された状態が確定する「拒絶査定」が出される。拒絶査定が出された場合であっても、「拒絶査定不服審判」を請求することにより、特許権の取得を目指すことができる。

　拒絶査定不服審判では、複数の審判官からなる合議体が結成され、合議体によって発明の特許性が審理される。したがって、審査を担当した審査官が特許査定を出さなかったとしても、権利化の芽が直ちに絶たれる訳ではない。例えば、重要な技術に関する発明であれば、インタビューや拒絶査定不服審判等を活用して粘り強く権利化を目指していただきたい。

　なお、特許出願の審査は、製造販売承認の審査等の影響を受けることはない。特許権を取得しようとする医療機器のクラスがどのクラスに分類されようと、また製造販売承認の申請が通らないようなことがあったとしても、そのことのみを理由として発明の特許性が否定されることは原則ない。

STEP 5　特許権の発生

　拒絶理由が通知されなかった、あるいは拒絶理由を解消することができた場合、特許庁から特許査定が出される。特許庁から特許査定が出された後、所定の期間内に登録料を納付することにより、特許権が発生する。

　特許権が発生すると、特許庁が「特許公報」を発行する。特許公報は、「特許権の権利範囲（権利内容）を公示する」ことを目的として発行されるものである。前述した「公開特許公報」は出願された「発明の内容」を公開すること（公知にすること）が目的であるため、「公開特許公報」と「特許公報」とではそれらが持つ情報の意味合いが異なる。「公開特許公報」及び「特許公報」については後の7.4項で説明する。

STEP6 特許権の存続～消滅

　特許権が発生した場合、特許権は、出願日から20年間存続させることができる。権利存続の起算日が出願日となっているため、審査に要した時間が長くなればなるほど、権利を存続させることができる期間は短くなる。

　特許権が発生した後、権利を維持するためには、特許庁へ「維持年金」を支払い続ける必要がある。維持年金は、権利発生からの期間が長くなるほど高額なものとなる。そのため、知財費用の支出を抑えるために、自社にとって不要な特許（「死蔵特許」などと呼ばれる）を定期的に精査し、権利の維持を見直す活動を積極的に取り入れることが望ましい。

　特許権は財産権である。そのため、特許権が発生した後、その特許権を他人（他社）に譲渡することも可能である。

　特許権は、存続期間の満了前であっても、権利者自身が放棄したり、権利消滅を図るための手段によって第三者が積極的に消滅させたりすることができる。

　権利消滅を図るための手段には「異議申立て」や「無効審判」と呼ばれるものがある。これらの手段は、特許権の侵害訴訟が発生することを事前に避けるための予防的な手段として利用することが可能であるし、権利侵害について争う侵害訴訟の裁判が進行している状態で利用することも可能な場合がある。

　上記の「権利消滅を図るための手段」が存在する理由について説明する。
　審査官は、特許出願の審査を行う際、出願時に既に世の中に知られていた公知技術をサーチする。審査官はサーチ結果に基づいて特許出願された発明が新規性及び進歩性（後の7.2項参照）を有するかどうかを判断する。審査時のサーチ対象は、主に、「特許文献（本書では、公開特許公報、特許公報、国際公開公報等の特許に関する法律や規則に則って発行される文献の総称として用いる）」に絞られることが多い。審査官のサーチから漏れてしまった公知資料（例えば、学会誌、論文集、技報等）に、権利化された発明と同一又は似通った発明や技術が記載されていた場合、特許出願した発明には特許権が本来付与されなかったはずである。例えば、特許権が邪魔な存在と考える第三者（競合他社等）は、「出願時には、こういった公知資料が既に存在しており、審査には不備があったため、特許権は取り消されるべきである」といった主張を行う。特許権侵害を回避したい競合他社の立場からすれば、訴訟において権利侵害と判断されることを避けるために、多大な費用や労力を費やして権利を消滅させるための情報（証拠）を探し出すために奔走する。その結果、せっかく特許権を取得できたとしても、その特許権が第三者によって意図的に消滅させられてしまうことは普通に起こりうる。

　このような権利消滅を図るための手段が存在するため、競合他社が非常に強力な特許権を保有していたとしても、対策を全く立てることができない訳ではない。また、特許権者の立場からすれば、競合他社を脅かすような特許権を保有できていたとしても、権利行使の段階においてその権利が消滅し、競合他社の参入を阻むことができないといった状況に陥る可能性もある。

特許権は有効に活用することができれば、競争優位性を高めるための有用なツールとなる一方で、その権利の不安定性も内在している。そのため、事業戦略に特許戦略を組み込む場合には、このような特許権特有の弱点についても十分に認識しておく必要がある。

まとめ

以上、日本で特許権を取得する際の一般的な手続と、特許権の発生から消滅までの流れを簡単に説明した。日本と日本以外の諸外国を比較すると、審査における特許性の考え方、出願及び権利化までの手続き等について大なり小なりの違いはある。ただし、おおまかな流れは共通しており、全般的には下記のようなイメージとなる。

❶ 特許権を取得するために特許庁へ出願する。
❷ 出願後に公開特許公報が発行される。
❸ 特許庁の審査において拒絶理由が発見されなければ（若しくは拒絶理由が解消されれば）、特許査定が出される。
❹ 特許査定後に所定の登録料を納めることにより、特許権が発生し、それに伴い特許公報が発行される。
❺ 特許権の存続期間は出願日から20年である。
❻ 特許権が発生した後、その特許権の権利消滅を図るための手段が存在する。

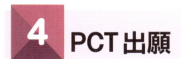

4 PCT出願

4.1 パリ条約とPCT出願

複数の国で特許権を取得する場合、近年は特許協力条約(PCT：Patent Cooperation Treaty)に基づく国際出願(以下「PCT出願」という)を利用するのが一般的である。

PCT出願を利用することのメリットには様々なものがあるが、主なものとして、「PCT条約に加盟している150か国以上の国々（地域を含む）への出願手続を簡略化できる」といった点を挙げることがある。

PCT出願のメリットを説明するにあたり、パリ条約（工業所有権の保護に関する条約）で規定されている「（パリ条約の）優先権制度」について説明する。

複数の国で特許権を取得するためには、2項で説明した特許独立の原則というルールが存在するため、各国の特許庁に対して出願手続を個別に行わなければならない。例えば、日本、米国、欧州（ここでは説明の簡略化のために欧州を一つの国とする）、中国、韓国、インド、

オーストラリアの7か国で特許権を取得するためには、7か国全ての特許庁に対して出願手続きを行う必要がある。また、各国の特許庁に対して出願日が前後してしまった場合、3項で説明した先願主義を採用している国では、競合他社よりも特許出願が遅れてしまうと、特許権を取得できなくなってしまう可能性がある。そのため、上記7か国で特許権の取得を希望するのであれば、7か国の全ての特許庁に対して同日に出願手続きを行うことが必要になる。ただし、出願書類を準備する工数等を考慮すると、7か国の特許庁に対して同日に出願手続きを行うことは容易ではない。そこで、パリ条約では、「優先権制度」というルールを設けている。

　優先権制度は、「パリ条約の加盟国で特許出願を行った場合、その特許出願に関する発明について、1年以内は、他のパリ条約の加盟国で出願した場合に限り、同様の利益を受けることができる」といったことを規定している。

　上記7か国の例に当てはめて説明すると、「日本を含む7か国で特許権を取得したい場合、まずは日本の特許庁へ出願する。そして、日本の特許庁への出願日から1年以内に他の6か国の各特許庁へ出願する。そのように手続した場合、他の6か国の特許庁の審査では、日本の出願日と同日に出願したものとして扱われる」ということになる。当然、最初に出願する国は日本以外の国であってもよい。一般的には、発明を完成させた国（企業の開発拠点が存在する国）を最初の出願国とする場合が多いように思われる。

　上記のように優先権を活用することにより、最先の出願日（上記の例では、日本の特許庁への出願日）から1年以内に他の6か国の各特許庁に対して出願手続を行えばよいため、出願書類を準備するための工数等を考慮したとしても、さほど無理なく出願手続を進めることができるように思える。しかし、特許権の取得を希望する国がさらに10か国、20か国と増えた場合、1年以内に全ての出願書類を準備し、各国の特許庁への出願手続きを行うことは簡単ではない。そのため、一部の国では権利化を断念せざるを得ないといった状況になることも考えられる。また、開発者の立場からすれば、出願当初の段階（発明が完成した段階）では、発明の将来的な発展性を考慮して、「可能な限り多くの国で特許権を取得したい」と考えることがあるかと思われる。しかし、事業戦略の方向性が将来的に変更しうるような状況下で権利取得を希望する全ての国を1年以内に的確に選択することは現実的でない。また、仮に開発者の意向に沿って最先の出願日から1年以内に数10か国に出願したとしても、特許出願から数年が経過した後、事業の進捗等に応じて各国での権利化方針を見直した結果、最終的には2〜3か国のみで権利化を希望するといった状況になることも考えられる。そのような場合、出願に費やした多くの費用や労力が無駄なものとなってしまう。

　PCT出願を利用することにより、上記のような問題が発生することを未然に防ぐことができる。PCT出願の出願先は、世界知的所有権機関（WIPO：World Intellectual Property Organization）の国際事務局又はPCT出願の受理官庁（日本国特許庁や米国特許庁を含む）であるが、PCT出願を行うと、PCT条約に加盟している150か国以上の国々（一部の地域を含

む)に対して同時に特許出願されたものとして扱われる。PCT条約の加盟国には、医療機器関連の製品において将来的に有望な市場国となりうるほとんどの国が含まれている(実際にどの国が含まれているかはインターネット等により事前に確認する必要がある)。

また、PCT出願を行ったからといって、全ての加盟国で審査を受けなければいけない訳ではない。出願人は、PCT出願を行った後、所定の期間が経過するまでの間に、実際に審査を受けたい国(実際に特許権を取得したい国)を自由に選択することができる。そのため、出願手続を進める初期の段階(例えば、発明が完成した直後であり、将来的な市場国が明確に決定していないような段階)に、特許権の取得を希望する全ての国を厳密に選択する必要はない。前述した7か国の例でいうと、「PCT出願する際には7か国全ての国で特許権の取得を希望していたが、出願から一定の期間が経過した後、諸々の事情により、3か国だけで権利取得を希望する」といった状況になったとしても、権利取得が不要な4か国の特許庁に対して審査を受けるための手続を一切進めなくてよい。そのため、4か国に対して行われるはずであった出願手続に要する費用や工数を全て省くことができる。

4.2　PCT出願の手続の流れ

現在、多くの企業では、前述した「優先権制度」に「PCT出願」を絡めた出願戦略を採用している。PCT出願を利用した場合、前述した点以外にもいくつかのメリットがある。以下、図6-9に示す各STEPに沿って、日本に開発拠点を置くグローバル企業が日本を含む諸外国において特許権を取得するためにPCT出願を行う際の一般的な流れとメリット等について説明する。

STEP1　日本の特許庁への出願手続

発明が完成した後、出願書類を準備して、日本の特許庁へ出願手続を行う。日本の特許庁

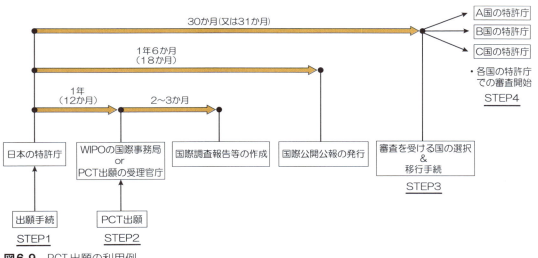

図6-9　PCT出願の利用例

へ出願手続をし、正式に受理されると、前述した優先権が発生する。

　また、前述したように、優先権が発生すると、最先の出願日（この例では日本の特許庁への出願日）から1年（12か月）以内に日本以外のパリ条約の加盟国へ出願することにより、各加盟国での特許出願の審査基準日は最先の出願日と同日のものとして扱われる。

STEP 2　WIPO等の国際機関へのPCT出願の手続

　最先の出願日から1年以内に優先権を伴うPCT出願をWIPOや所定の受理官庁に対して行う。ここで、PCT出願を行うにあたり、優先権を利用することにより、「発明の追加・変更」等を行うことが可能になる。つまり、PCT出願する際、日本の特許庁へ出願した内容をそのまま踏襲せずに、出願内容を一部変更等することができる。例えば、日本の特許庁へ出願する際には間に合わなかった実験データの追加や、日本の特許庁へ出願した後に思い付いたデバイスのバリエーション等をPCT出願に追加することができる。

　上記のように優先権を利用した際に、「追加や変更はどのような範囲内で行うことができるか」といった疑問を持たれるかと思うが、基本的には、最初の出願の基本コンセプトを大幅に変更することは難しいと考えていただきたい。ただし、どの範囲までの追加や変更が許容されるかは、発明の内容や技術分野、追加や変更する内容に応じて様々である。したがって、PCT出願時に発明の追加や変更を希望する場合には、日本の特許庁へ出願した日から1年が経過する前に、できるだけ速やかに知財専門家に相談していただきたい。

　追加や変更した内容が限度を超えていた場合、優先権の利益を失うことになる。その結果、どういった状況になるかというと、PCT出願をした発明（若しくは、PCT出願時に追加や変更された一部の発明）は、現実のPCT出願の出願日に出願されたものとして扱われる。つまり、日本の特許庁に出願した日がPCT出願の1年前であったとしても、その出願の発明の審査基準日は、日本の特許庁への出願日まで遡らず、現実のPCT出願の出願日まで繰り下がる。その結果、日本の特許庁への出願後であって、PCT出願の出願日前に競合他社が同一の発明について特許出願していた場合、その競合他社の特許出願が先に出願されたものとして扱われる。それにより、競合他社の特許出願の存在によって特許権を取得することができなくなる可能性が生じる。

　PCT出願を行った後、数か月（おおよそ2〜3か月が目安）が経過すると、PCT出願を受理した国際機関により、PCT出願された発明に対する特許性の有無を評価した「国際調査報告及び国際調査機関の見解書（以下、「国際調査報告等」とする）」が作成される。

　出願人は、この国際調査報告等を受領することにより、PCT出願した発明の特許性の有無を確認することができる。例えば、国際調査報告等においてPCT出願した発明に対する特許性の評価が否定的であった場合、「特許権を取得することは難しそうである」といった見通しを立てることができる。一方で、PCT出願した発明に対する特許性の評価が肯定的であった場合、権利化への見通しを立てることができる。

ただし、国際調査報告等の評価は絶対的なものではない。国際調査報告等では否定的な見解であったとしても、後々行われる各国の特許庁の審査で特許性が認められたり、これとは逆に、国際調査報告等では肯定的な見解であったとしても各国の特許庁の審査で特許性が否定されたりすることもある。

国際調査報告等において特許性の評価が肯定的であった場合、各国での審査期間を早めることを可能にするPPH（Patent Prosecution Highway：特許審査ハイウェイ）制度等のオプションを利用することが可能になる。したがって、国際調査報告等を受領した場合、まずは知財専門家に相談し、先々を見据えた出願戦略のアドバイスを求めるのがよい。なお、国際調査報告等の判断が否定的なものであったとしても、その判断に対して反駁することにより、評価結果を覆すことも可能である。

PCT出願した後、最初の日本の出願日から1年6か月（18か月）が経過すると、国際機関により国際公開公報（WO公報）が発行される。この国際公開公報は、3項で説明した日本の特許庁に出願した際に発行される公開特許公報と同様の意味合いを持つ。つまり、国際公開公報の発行は、出願した発明の内容を広く公に公開する目的でなされる。

STEP 3 移行手続

STEP 1の日本の特許庁への出願日から30か月（国によっては31か月）が経過するまでの間に特許権を実際に取得したい国を選択し、各国の特許庁に審査を移行するための移行手続を行う。開発者は、移行期間が経過するまでに審査を受けたい国（特許権を取得したい国）を選択すればよい。つまり、PCT出願を利用することにより、権利取得を希望する国の選定をSTEP1の日本の特許庁への出願日から30か月先まで先延ばしすることができる。

各国の特許庁に対する移行手続は、日本の特許庁の出願日から30か月以内であればいつでも行うことができる。そのため、権利化を急ぐ場合には、PCT出願後に30か月を待たずに移行手続を進めてもよい。移行期間を徒過してしまうと、各国で審査を受けることができず、特許権を取得することができなくなってしまうため、期限管理には十分注意していただきたい。

STEP 4 移行手続後の各国での審査

移行手続を終えると、各国の特許庁の審査に移る。例えば、日本の特許庁へ移行手続をした場合、3項で説明した審査の流れに移る。また、日本以外の国の特許庁に移行手続をした場合、それぞれの国の特許庁の審査に移る。

移行手続を行った各国での審査が終了し、特許査定が出されると、特許査定が出された国で特許権を取得することができる。特許独立の原則（2項）が存在するため、PCT出願を利用したとしても、各国の権利内容にばらつきが生じたり、一部の国では特許権を取得できなかったりする場合もある。

5　その他の出願ルート

　上述した出願ケースでは、STEP 1で日本の特許庁へ出願を行った後、STEP 2でPCT出願を行った例を説明した。このケースは、あくまで一例に過ぎず、出願ルートは出願人の希望に応じて自由に組み立てることができる。

　例えば、特許権を取得したい国が日本だけである場合、PCT出願を行う必要はない。同様に、日本国では特許権が不要であり、他国のみで特許権を取得したい場合、その国にのみ特許出願すればよい。また、将来的にグローバル市場での権利化を図る確度が高い発明については、STEP 1の日本の特許庁への出願を省略して、最初からPCT出願を行うのも手である。

　例えば、米国等の一部の国では、発明が完成した自国の特許庁に対してまずは出願し、その後、他国の特許庁へ出願することを許可するといったルールを設けている。出願ルートを選択する際には、このような各国の法制度の違いにも注意する必要がある。なお、令和6年5月より、日本国でなされた発明のうち公にすることにより国家及び国民の安全を損なう事態を生ずるおそれが大きい発明（特定技術分野の発明）の特許出願については、外国出願禁止の事前確認等の保全審査に付されることとなっている。

　米国には、特許の仮出願（Provisional Application）という制度が存在する。この制度は、「出願時は、特許庁で定められた正式な形式に出願書類を整えなくてもよく、例えば、論文やプレゼン資料などでもよい」ことを認めるものである。学会での発表までに出願書類を作成する時間的な余裕がないときには、上記の制度を利用して米国の特許庁へ出願し、その1年以内に正式な出願書類を準備し、仮出願によって生じた優先権を利用してPCT出願を行うことにより、米国はもちろん、米国以外の国でも権利化を目指すことができる。日本の特許法においても米国の仮出願制度と同様の制度が存在する（特許法第38条の2）。場合によってはこちらの制度を利用してもよい。ただし、米国及び日本の仮出願制度にはデメリットも存在するため、実際に利用する際には、知財専門家から十分な説明を受けていただきたい。

　特許出願前に学会や論文等で発明を公開してしまった場合には、「新規性喪失の例外」（特許法第30条）という手続を利用することにより、自身の公開行為による新規性の喪失を防ぐ（救済する）ことができる。ただし、この制度を利用して権利化を図ることができるのは、実質的に日本を含む数か国程度に限られる。したがって、グローバル市場での上市を想定しているような製品に関する発明は、学会等によって公開する前に余裕を持って出願手続を終えておくことが望ましい。

　以上のように、特許戦略には、取得した特許権をどのように活用すべきかといった権利化

後の活用面以外にも、「どのようなルートで、どの国で、いつまでに、どの程度の費用及び労力を費やして特許権を取得するか」といった出願手続面についても数多くのオプションが存在する。したがって、開発者は、特許出願を意識し始めた段階で知財専門家に速やかに相談し、知財専門家との間で出願手続を含めた特許戦略の全体像をできるだけ具体的に共有するように心掛けていただきたい。

6 特許権

6.1 特許権を侵害する行為

特許権の侵害は、権利者から許諾（ライセンス等を含む許可）を受けていない第三者が業（事業）として所定の行為を実施した場合に成立する。なお、本項では法律面に関する詳細な説明は省略し、開発者の立場で理解しておくことが望ましい程度の内容に説明を留める。

前述したように、発明のカテゴリーは、「物の発明」、「方法の発明」、「生産方法の発明」に大別することができる（2.3項）。発明のカテゴリーに応じて「侵害」に該当する行為は多少異なるが、ここでは、わかり易い例として「物」（例えば、医療機器）の発明の侵害行為について説明する。

例えば、自社が「物」の発明に関する特許権を保有している場合に、自社から許諾を受けていない競合他社（第三者）がその特許権の権利範囲に含まれる「物」を生産、使用、譲渡等（譲渡及び貸渡しをいい、その物がプログラム等である場合には、電気通信回線を通じた提供を含む）、輸出若しくは輸入又は譲渡等の申出（譲渡等のための展示を含む）を行った場合、特許権の侵害が成立する（以下では、「特許権を侵害する行為」の代表的な例として「製造販売」の表現を用いる）。

特許権者は、特許権を侵害する者に対して「差止請求権」や「損害賠償請求権」を行使することができる（図6-10）。差止請求権は、既に製造販売している製品の販売や製造設備の除却等を請求することができる権利であり、「将来的に侵害行為を実施させないための措置を講じる権利」と考えていただければよい。一方、損害賠償請求権は、侵害行為によって生じた損害を賠償させることができる権利である。例えば、侵害品が世の中に出回ったために自社製品の売上げが落ちた場合、売上げが落ちた分の金銭を損害賠償金として請求することができる。

特許法では、侵害行為を実施する前の準備行為となる様々な予備的行為についても「侵害とみなす行為」と規定し、一定の制限はあるものの、特許権の権利行使対象として認めている。

6.2 特許権の権利範囲の確認方法

　特許権の権利範囲は、「特許請求の範囲」という書面によって定義される。出願書類に目を通した機会がない方にはイメージしづらいかと思われるが、出願書類には複数の書面が添付されている。この書面の中には、出願人や発明者等の情報に関する書誌的事項が記載された「願書」、発明及びその権利範囲が定義された「特許請求の範囲」、発明を具体化した実施形態や実施例が記載された「明細書」、必要に応じて明細書に添付される「図面、表、配列表等」が含まれる（図6-11）。

　特許権の侵害を判断する場合、一般的に、①「特許請求の範囲」によって定義された発明の権利範囲を確認する、②発明の理解を深めるために必要に応じて「明細書」や「図面」等を参酌する、といった手順を踏む。この手順を踏まずに、例えば、他社特許の明細書内には、自身が考える発明のコンセプトと似通ったモノが記載されていないから特許権の侵害はない、と判断するのは誤りである。よくある例が、他社医療機器の特許出願書類の図面には自社医療機器の特徴ある構造や機構が一切表されていないから特許権の侵害はない、と誤った判断をしてしまうような例である。

特許権を取得するメリットは？

特許権を侵害する第三者に対して、
・差止請求権（侵害行為を止めさせる）
・損害賠償請求権
　　　　　　を行使することができる

市場における自社製品の競争優位性を保つことができる

図6-10　特許権を取得するメリット

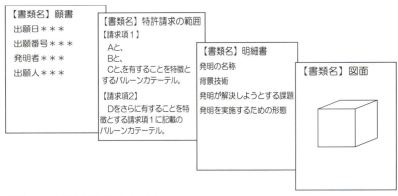

図6-11　出願書類のイメージ

出願書類に含まれる「明細書」や「図面」は発明を説明するための説明書的な役割がある。そのため、該当する発明の技術分野に精通した開発者であれば、「明細書」を一読すれば、その発明に関するおおよその内容を理解することが可能である。一方で、「特許請求の範囲」は、発明の権利範囲を文章（必要に応じて化学式や数式も用いられる）で表した書面である。発明は、抽象的なアイデアに関するものであるため、知財実務の経験が十分ではない場合、「発明を表現した文章」を正確に理解することは容易ではない。知財実務の経験が豊富な者であったとしても、ときには、権利範囲を誤って解釈してしまうこともある。そのため、開発者のみで権利侵害の有無を判断することには大きなリスクを伴う。権利侵害が気になる他社の特許権が存在する場合、一次的な判断を開発者が行う分には問題ないが、最終的な判断は知財専門家に委ねる必要がある。この点については6.3項及び7.4項でも説明する。

6.3　特許権侵害の判断方法

　特許権侵害の判断は、原則として、「オールエレメントルール」に基づいて行う。オールエレメントルールは、一言で説明すると、「製造販売しようとしている製品が特許権の構成要素（「発明特定事項」という）を全て包含している場合、権利侵害とする」といった判断手法である。

　本項では、図6-12に示す簡単な例を通じてオールエレメントルールを説明する。図6-12に

＜特許権A＞
(a)可撓性を備えるシャフトと、
(b)シャフトの先端部に配置されたバルーンと、
(c)シャフトの基端部に配置されたハブと、を備え、
(d)バルーンの表面に薬剤が塗布されている、ことを特徴とするバルーンカテーテル

＜特許権Aのバルーンカテーテル＞

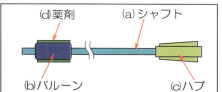

（例1）
(a)可撓性を備えるシャフトと、
(b)シャフトの先端部に配置されたバルーンと、
(c)シャフトの基端部に配置されたハブと、を備え、
(d)バルーンの表面に抗がん剤が塗布されている、ことを特徴とするバルーンカテーテル

（例2）
(a)可撓性を備えるシャフトと、
(b)シャフトの先端部に配置されたバルーンと、
(c)シャフトの基端部に配置されたハブと、を備え、
(d)バルーンの表面に親水性コートが塗布されている、ことを特徴とするバルーンカテーテル

（例3）
(a)可撓性を備えるシャフトと、
(b)シャフトの先端部に配置されたバルーンと、
(c)シャフトの基端部に配置されたハブと、を備え、
(d)バルーンの表面に抗がん剤が塗布されており、
(e)バルーンの内部に薬剤が貯留されている、ことを特徴とするバルーンカテーテル

（例4）
(a)可撓性を備えるシャフトと、
(b)シャフトの先端部に配置された膨張要素と、
(c)シャフトの基端部に配置されたハブと、を備え、
(d)膨張要素の表面に薬剤が塗布されている、ことを特徴とする医療機器

図6-12　権利侵害の判断方法

示すバルーンカテーテルは、特許権Aとして下記の発明特定事項(a)～(d)を備える。

(a) 可撓性を備えるシャフトと、
(b) シャフトの先端部に配置されたバルーンと、
(c) シャフトの基端部に配置されたハブと、を備え、
(d) バルーンの表面に薬剤が塗布されている。

上記の発明特定事項を備える特許権Aが存在する場合に、図6-12の例1～例4のバルーンカテーテルを特許権者から許諾を得ることなく無断で製造販売した際に特許権Aを侵害することになるか否かをオールエレメントルールに基づいて判断すると、次のような結果になる。

例1 特許権Aの発明特定事項(a)～(d)を全て備えるバルーンカテーテル

例1のバルーンカテーテルは、特許権Aの発明特定事項(a)～(c)と同一の発明特定事項を備えている。ただし、例1のバルーンカテーテルは、バルーンの表面に塗布されているものが、特許権Aの発明特定事項(d)の「薬剤」ではなく、「抗がん剤」である。このような場合、次のように考えることができる。

例1のバルーンの表面に塗布された「抗がん剤」は、特許権Aで定義されている「薬剤」の一種である。薬剤は、抗がん剤及びそれ以外の薬剤を含む「上位概念」の発明特定事項であり、抗がん剤は薬剤に含まれる「下位概念」の発明特定事項である。このような場合、例1の「バルーンの表面に抗がん剤が塗布されている」という発明特定事項(d)は、特許権Aの「バルーンの表面に薬剤が塗布されている」という発明特定事項(d)に包含された関係となる。そのため、オールエレメントルールに基づいて権利侵害を判断した場合、特許権者に無断で例1のバルーンカテーテルを製造販売する行為は、特許権Aを侵害することになる。

例2 特許権Aの発明特定事項(d)の薬剤の代わりにバルーンの表面に親水性コートが施されたバルーンカテーテル

例2のバルーンカテーテルは、バルーンの表面に「薬剤」の代わりに「親水性コート」を施したものである。そのため、例2のバルーンカテーテルは、特許権Aの発明特定事項(d)を備えていない。よって、オールエレメントルールに基づいて権利侵害を判断した場合、特許権者に無断で例2のバルーンカテーテルを製造販売したとしても特許権Aの権利侵害には該当しないという結論になる。

例3 特許権Aの発明特定事項(a)～(d)を全て備え、さらに(e)バルーンの内部に薬剤が貯留されたバルーンカテーテル

例3のバルーンカテーテルは、発明特定事項(a)～(d)を全て備えており、さらに付加的な発明特定事項(e)を備えている。オールエレメントルールに基づいて権利侵害を判断すると、

特許権者に無断で例3のバルーンカテーテルを製造販売する行為は、特許権Aを侵害することになる。

　補足すると、例3のバルーンカテーテルを使用した場合、例3のバルーンカテーテルは、発明特定事項(a)〜(d)を備える特許権Aのバルーンカテーテルと同様の効果を発揮する。つまり、例3のバルーンカテーテルを使用した場合、不可避的に特許権Aのバルーンカテーテルを使用することになる。そのため、例3のバルーンカテーテルが発明特定事項(e)を付加的に備えていたとしても、例3のバルーンカテーテルを特許権者に無断で製造販売する行為は、特許権Aの権利侵害と判断されることになる。

例4　特許権Aの発明特定事項(a)〜(c)を備えているが、(d)を備えているかどうかは直ちに判断することができないバルーンカテーテル

　例4の発明特定事項(d)の「膨張要素」は、バルーン及びそれ以外の技術的な要素を包含する上位概念の表現である。特許の世界では、発明の権利範囲をより広く定義したり、より具体的に定義したりするために、前述した上位概念と下位概念の表現を使い分けて発明を定義することが一般的である。

　例えば、権利侵害の有無を確認したい開発者が膨張要素として「バルーン」の利用を検討しているといった相談を知財専門家にした場合、知財専門家は権利侵害となる可能性が高いことを伝える。一方で、開発者が膨張要素として「バルーン以外のモノ」の利用を検討している場合には、「バルーン以外のモノ」を利用する限りにおいては、権利侵害とならない可能性が高いといった判断結果を伝えることになる。

　例1〜例4を通じてご理解いただけたかと思われるが、特許権の権利範囲は、発明特定事項の数や発明特定事項を修飾する語句（薬剤や抗がん剤等の名詞、バルーンの表面等の形容詞）、その係り方の違い等によって広くも狭くもなる。したがって、特許出願する際の特許請求の範囲の作成や、特許庁での審査中に補正等して発明の権利範囲を変更等する際には、知財専門家とよく相談した上で、権利範囲が不必要に狭まることのないように対応することを心掛けていただきたい。

　例1〜例4では、発明特定事項を非常に単純な形で表現しているため、知財実務の経験が十分でなかったとしても侵害・非侵害の判断を誤ることはないように思われる。しかし、実際の特許権は、発明特定事項の表現等が非常に曖昧かつ複雑でわかりづらいことの方が多い。また、実際の裁判等では、権利範囲を文言どおりに解釈せずに、権利範囲を幾分広く解釈する「均等論の法理」を適用して権利侵害の有無を判断することもある。したがって、権利侵害の可能性が少しでも疑われるような場合には、開発者のみで最終的な判断を下すことはせずに、知財専門家に必ず相談していただきたい。

　特許権の権利侵害が疑われるときには、特許権の譲渡契約やライセンス契約による解決方

法を検討することもあるかと思われる。しかし、特許権の譲渡契約やライセンス契約をする際には、その分の知財コストを確保する必要がある。また、特許権を保有する競合他社が既に同事業分野でビジネスを行っているような場合、その競合他社を権利譲渡やライセンス契約の交渉テーブルに着かせること自体が困難である。したがって、自社の脅威となる競合他社の特許権が発見された際に、「後々、権利の譲り受けやライセンス交渉を行えばよい」といった安易な考えを持たないようにしていただきたい。権利侵害の可能性が少しでも存在していると思われるような場合には、権利侵害の芽を早めに摘んでおかないと、事業そのものが頓挫してしまうリスクを抱えることになる。

なお、図6-12の例のように特許権Aが存在している状態で、薬剤の下位概念である発明特定事項（抗がん剤）を含む発明（例1の発明）を特許出願した場合、特許法の審査ルール上、この発明について特許権を取得できる可能性はある。同様に、特許権Aが存在している状態で、発明特定事項(e)が付加された発明（例3の発明）を特許出願した場合、この発明について特許権を取得できる可能性はある。このような特許法の考え方については、6.4項で説明する。

6.4 特許権の法的性質～排他権～

1) 排他権と実施権　その1

本項では、「特許権は排他権であり、実施権ではない」という特許権の法的性質を説明する。この法的性質は、噛み砕いて説明すると、「特許権者は、自身が保有する特許権の権利範囲に含まれる製品を無断で製造販売している第三者に対してその行為（模倣行為）を止めさせるができる。ただし、特許権者といえども、自身が保有する特許権の権利範囲に含まれる製品を自由に製造販売してよいということを特許権によって担保されているわけではない」ということを意味する。

2) 利用発明と実施権　その1

上記のような法的性質について図6-13を参照して説明する。なお、以下の説明は、特許権の法的性質を概念的に説明する趣旨のものである。そのため、実際の特許出願の審査で考慮される様々な実務上の前提条件等については説明を省略している点ご了承いただきたい。

A社は特許権A1を保有している。特許権A1は、(a)バルーンの表面に、(b)薬剤が塗布された、バルーンカテーテルである。ここでは、広く知られている「DEB（Drug Eluting Balloon：薬剤溶出性バルーン）カテーテル」を特許的に表現したものと思っていただければ差し支えない。

特許法上では、A社が特許権A1を保有する一方で、それと同時期に、B社が、(a)バルーンの表面に、(b)抗がん剤が塗布された、バルーンカテーテルという内容の特許権B1を保有することが適法に認められる。

図6-13 特許権の法的性質について

　特許権A1と特許権B1の相違点は、バルーンの表面に塗布されているモノが「薬剤」という上位概念のモノか、「抗がん剤」という下位概念のモノかといった点のみである。このように、「薬剤」といった上位概念に位置づけられる発明特定事項を有する特許権A1と、薬剤の中の一つである「抗がん剤」といった下位概念に位置づけられる発明特定事項を有する特許権B1が併存する場合、「特許権B1の発明は、特許権A1の発明を利用する発明（利用発明）」と定義される。

　利用発明の関係が成立した場合、B社は、A社の許諾を得ることなく、特許権B1のバルーンカテーテルを自由に製造販売することができない。

　一方、A社は、特許権B1の上位概念に位置づけられる広い権利範囲の特許権A1を保有しているにもかかわらず、「バルーンの表面に抗がん剤が塗布されたバルーンカテーテル」をB社の許諾を得ることなく自由に製造販売することができない。

　ただし、A社は、B社が保有する特許権B1の権利範囲外の薬剤（抗がん剤以外の薬剤）をバルーンの表面に塗布したバルーンカテーテルを製造販売することについては、B社の許諾を得る必要はない。

3) 排他権と実施権　その2

　上記の例から冒頭で説明した「特許権は排他権であるが、実施権ではない」といった意味をご理解いただけたのではないだろうか。つまり、A社は、特許権A1を保有しているからといって、その権利範囲内に含まれる全ての製品を自由に製造販売してよいことは何ら担保されていない（実施権は担保されていない）が、A社以外の第三者（例えば、B社）が特許権A1の権利範囲に含まれる製品を製造販売することは排除することができる（排他権は担保されている）ということである。

　同様に、B社は、特許権B1を保有しているからといって、その権利範囲に含まれる製品を自由に製造販売してよいことは担保されていない（実施権は担保されていない）が、B社以外の

第三者（例えばA社）が特許権B1の権利範囲に含まれる製品を製造販売することは排除することができる（排他権は担保されている）。

特許法にあまり馴染みのない方は、上記の例のように、「同時期に、上位概念の発明の特許権A1と、下位概念の発明の特許権B1が併存する」ことについて少し困惑するかも知れない。この点について理解が得られるよう、さらに説明する。

4) 出願公開の意義

特許法では、3項で説明したように、出願した内容を公開特許公報の発行によって公開する「出願公開」の制度が存在する。

出願公開を行う理由の一つとして、「新たな技術（発明）を公開することにより、その技術の蓄積・改良を促して、産業の発展に寄与する。発明者や出願人には、その技術を公開することの代償として、存続期間が出願日から20年にも及ぶ特許権を付与する」というものがある。つまり、特許法では、公開された他人の発明（自身の発明でもよい）に改良等を加えて新たな

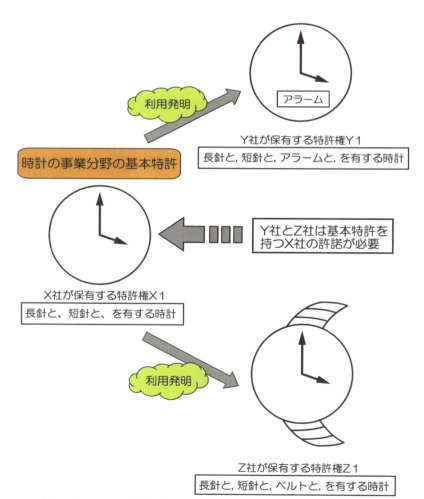

図6-14　基本特許と利用発明について

発明を創作することを推奨している。実際、世の中にある発明の多くは、「誰かが以前に発明した技術に改良を加えて、より良い機能(効果)が発揮されるように工夫したもの」である。

この点を踏まえて、「利用発明」について図6-14に示す簡単な例を通じてさらに説明する。

5) 利用発明と実施権　その2

従来、「時計」という物が存在しなかったとする。そこで、X社が「長針と、短針と、を有する時計」を発明した。X社は、「長針と、短針と、を有する時計」を特許出願し、特許権X1を取得することができた。

X社が特許権X1を取得した後、Y社が「長針と短針を有する時計は正確な時間を確認できる。けれども、使用者に対して何時・何分かを知らせてくれるような機能があれば、もっと使い勝手が良さそうだ。そうだ時計にアラームを付けよう」と考えたとする。そしてY社は、「長針と、短針と、を有し、さらにアラームを有する時計(アラーム付きの時計)」を発明し、特許出願した。特許庁は、Y社の「アラーム付きの時計」は、使用者に対して時間を知らせてくれる優れた効果を発揮することができるため特許性があると判断し、Y社に特許権Y1を付与した。

その結果、X社の特許権X1とY社の特許権Y1が同時期に併存することになった。Y社のアラーム機能付きの時計は、X社の長針と短針を有する時計を前提として成り立っており、Y社がアラーム機能付きの時計を製造販売した場合、Y社は特許権X1の権利侵害を免れることができない。つまり、Y社の特許権Y1のアラーム機能付きの時計は、X社の発明を利用する「利用発明」である。

さらにZ社が、「長針と、短針と、を有する時計にベルトを付けて、身体に装着できる時計(腕時計)」を開発し、特許出願を行い、特許権Z1を取得したとする。この場合も、特許権Z1の腕時計は、特許権Y1と同様に、特許権X1の発明を利用した「利用発明」となる。

このような状況になると、Y社が「アラーム付きの時計」を製造販売する場合や、Z社が「腕時計」を製造販売する場合、両者はX社の許諾をそれぞれ得なければならない。

また、Y社が「アラーム付きの時計にベルトを追加する」場合、Y社はX社及びZ社の両者から許諾を得なければならないし、Z社が「腕時計にアラーム機能を追加する」場合、Z社はX社及びY社の両者から許諾を得なければならない。

X社は、「長針と、短針と、を有する時計」といった非常に権利範囲の広い特許権X1を保有しているにもかかわらず、「アラーム付きの時計」を製造販売する場合にはY社の許諾を得なければならないし、「ベルト付きの腕時計」を製造販売する場合にはZ社の許諾を得なければならない。また、X社が「アラーム及びベルト付きの腕時計」を製造販売する場合には、Y社及びZ社の両者から許諾を得なければならない。ただし、X社は、Y社とZ社の特許権の権利範囲外の製品(例えば、長針と、短針と、を有するシンプルな置時計)を製造販売する場合にはY社やZ社の許諾を得る必要がない。

6）基本特許と特許戦略

　特許権X1、Y1、Z1の相対的な関係性について整理すると、次のようなことが言える。

　Y社がアラーム機能付きの時計を製造販売した場合やZ社がベルト付きの時計を製造販売した場合、Y社もZ社もX社が保有する特許権X1の権利侵害を回避することができない。

　一方で、X社は、自社製品に、「アラーム機能」や「身体（腕）への装着を可能にするベルト」といった付加的な機能や構造を盛り込まないようであれば、Y社の特許権Y1及びZ社の特許権Z1を侵害することなく「時計」を自由に製造販売することができる。このような特許権X1に関する発明は、特許権Y1及び特許権Z1との相対的な関係において、いわゆる「基本特許」（以下、基本特許X1とする）と呼ばれる存在になる。

　ここでさらに特許戦略の基本的な考え方を説明する。

　例えば、時計の基本特許X1を持つX社が時計の事業分野で成功を収めていたとする。そこへ、これまで別の事業分野で成功を収めていたY社とZ社が自社の異なる事業のノウハウを活用して時計の事業分野への新規参入を試みたとする。

　X社は、自身が保有する基本特許X1によって、Y社とZ社の新規参入を阻むことができる。これに対して、X社の基本特許X1が邪魔な存在と考えるY社とZ社は、X社の基本特許X1を消滅させるための様々な手段（3項）を講じることが考えられる。しかし、そのどれもが成功しなかった場合、Y社とZ社は、X社に対してライセンス交渉を持ち掛けることになる。ライセンス交渉では、基本特許X1を保有するX社がY社とZ社に対して圧倒的に有利な立場に立つことができる。さらに、Y社とZ社は、X社とライセンス契約を結ぶことができなかった場合、時計の事業分野への新規参入を断念したり、X社が保有する基本特許X1の権利範囲外となる別の新たな製品を開発したりすることを余儀なくされる。

　Y社とZ社に残された別の方策として、「X社が使用したくなる特許権を取得し、クロスライセンス契約の交渉に持ち込む」という手が考えられる。

　前述したように、X社が、Y社の保有する特許権Y1の「アラーム機能付きの時計」を製造販売するためには、X社は、Y社から特許権Y1の許諾を受けることが必要になる。このような状況になれば、X社が保有する基本特許X1の発明の実施をY社に許諾する代わりに、Y社が保有する特許権Y1の発明の実施をX社に許諾する、いわゆる「クロスライセンス契約」が成立する余地もある。

　つまり、Y社は、X社に基本特許X1を先に取得されてしまった場合、X社に対して特許戦略上、優位な立場になることは非常に難しいが、Y社がX社の将来事業を予測し、X社の事業戦略において有用と考えられる特許権をX社に先駆けて取得することができれば、上記のようなクロスライセンス契約に持ち込める可能性が残される。

　しかし、言うまでもないことだが、Y社の取得した特許権Y1がX社にとって魅力的なものでなければ、X社がクロスライセンス契約の交渉のテーブルに着くことはない。また、X社の立場からすれば、自社のビジネスの妨げになるような発明の特許権を他社が取得することをみ

すみす見逃すようなことはしない。X社は、Y社による参入を阻むために、「後願排除効の活用（3項）」や、「基本特許及び周辺特許を押えて特許網を構築する（6.5項）」といった基本的な特許戦略を遂行することが考えられる。

繰り返すが、上記のようにY社（Z社も同様）がX社から基本特許X1のライセンスを受けるための道は閉ざされてはいないものの、基本特許X1を有するX社がY社（及びZ社）に対して特許戦略上、圧倒的に優位な立場にあることは疑いようがない。また、そのような両者の関係を事後的に覆すことも容易ではない。

以上の説明より、特許戦略では「基本特許」を競合他社に先駆けて取得することが非常に重要であることをご理解いただけるかと思う。

7) 特許権の法的性質と特許戦略のまとめ

ここまでに説明した内容をまとめると、次のようなことが言える。

❶ 特許権を取得したとしても、その権利範囲に含まれる製品を自由に製造販売してよいといったことは何ら担保されない。自社製品を自由に製造販売するためには、特許権を取得することとは別に、自社製品を権利範囲に含む他社の特許権が存在しないことを確認する必要がある。

❷ 特許戦略上、競合他社に先駆けて基本特許を取得することが大切である。ただし、基本特許を取得できたとしても、競合他社は基本特許の下位概念に位置づけられる発明について特許権を取得することが可能である。

また、上記のことから、さらに次のようなアドバイスをすることができる。

(1) 製品を製造販売することだけが目的であれば、特許権の取得は必須でない。

自社で新規に開発した製品を単に製造販売したいだけならば、特許権を取得することは必須でない。例えば、使い古された公知の技術を実装した製品を製造販売して収益を上げるビジネスモデルを目指しているようであれば、その製品に関する特許権が存在しないこと（例えば、特許権の存続期間が切れているような状態であること）を確認すればよい。いわゆる「リバースエンジニアリング」の活用である。ただし、自社製品を権利範囲に含む特許権を取得していない場合、競合他社が自社製品を模倣したとしても特許権に基づいて模倣行為を止めることはできない。

(2) 自社が保有する特許権の権利範囲に含まれる製品だから特許権侵害は起こり得ない、とはいえない。

特許権の本質的な性質が「排他権」であることを理解し、「自社が保有する特許権の権利範囲に含まれる製品だから特許権侵害は起こりえない」といった誤った判断をしてはいけない。自社製品を製造販売する際には、自社製品が他社の特許権を侵害していないことを確認するために特許調査を実施する必要がある。この特許調査は、一般的に「実施可否調査」（FTO調査）

と呼ばれる。実施可否調査は、特許出願前に特許権を取得することが可能かどうかを確認するための「先行技術調査」とは目的や調査対象の母集団が異なる。先行技術調査及び実施可否調査については7項で説明する。

(3) 基本特許は速やかに取得すべき。

競合他社に先駆けて基本特許を取得できた場合、特許戦略上、圧倒的に優位な立場に立つことができる。ただし、基本特許を取得できたとしても、競合他社は下位概念の発明について特許権を取得することが可能である。そのため、基本特許の優位性を維持し、かつ最大限に活用可能にするために6.5項で説明する特許網の構築を試みることが大切である。

6.5 特許網の構築

特許戦略の基本的な考え方の一つとして、「他社に先駆けて基本特許を取得し、また基本特許の周辺技術に関する周辺特許を取得することによって競合他社の参入を阻む特許網を構築する」というものがある。特許網を構築することによって、下記(1)～(3)のようなメリットを得ることができる。図6-15を参照してそれぞれのメリットについて説明する。

(1) 基本特許を中核にした強固な参入障壁を構築できる
(2) 権利保護の安定性の向上を図ることができる
(3) 特許権による製品の保護期間を実質的に延長することができる

基本特許を最大限に活かすために基本特許を中核にした特許網を構築する

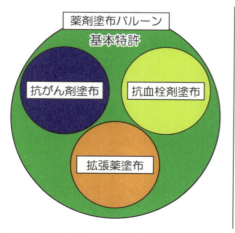
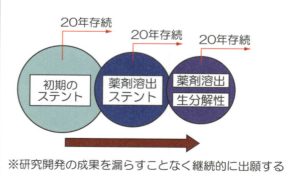

図6-15 特許網構築のメリット

(1) 基本特許を中核にした強固な参入障壁の構築

　図6-15の左図は、薬剤塗布バルーンを基本特許とした権利関係の概念図を示す。

　例えば、薬剤塗布バルーンといった権利範囲の広い基本特許を取得できた場合に、その状況に満足し、権利取得後は関連する他の技術(発明)に関して積極的に特許出願しなかったとする。その結果、基本特許の「薬剤」の下位概念に相当する「他の薬剤(例えば、抗がん剤、血管拡張薬、抗血栓剤)」を特定した発明の特許権を競合他社に取得されてしまった場合、6.4項で説明したように、薬剤塗布バルーンといった権利範囲の広い基本特許を取得できたにもかかわらず、自社で自由に製造販売できる製品品種の範囲が他社の特許権によって狭められてしまう。

　また、下位概念の発明の特許権を取得した競合他社にクロスライセンス契約の交渉の余地を与えてしまうことにもなる。このように、「薬剤塗布バルーン」を一つの事業分野として捉えた場合に、「周辺特許」をしっかりと押さえておかなかったことにより、競合他社が同事業分野に参入する隙を作ってしまうことになる。

　「特許網の構築」では、基本特許を取得できたとしても、その状況に満足せずに競合他社の参入をより確実に阻むために、自社製品のコアとなる基本特許以外の周辺特許についても積極的に特許権を取得することが重要になる。自社による実施予定がない発明についても周辺特許として押さえておくことにより、「基本特許で自社製品をしっかりと保護しつつ、周辺特許によって競合他社が同事業分野に参入することをより確実に防ぐ」ことが可能になる。

　特許網を構築するための「周辺特許」について明確な定義はないが、例えば、自社製品の競争優位性の根幹をなすことのない技術(代替可能な技術)に関する特許や、現段階においては自社製品に実装する予定はないが、競合他社が採用しそうな技術に関する特許(地雷特許)等と考えていただければよい。特許出願した発明(アイデア)の中には、時には実施されずに没になるものもあるかも知れない。ただし、このようなアイデアは、競合他社が研究開発を進めて行く過程で同様に考え付くこともある。また、仮に自社にとっては没アイデアであったとしても、競合他社はその製品化を実現させようとするかも知れない。そのようなとき、没アイデアに関する特許権を取得していたならそれが地雷特許として機能し、競合他社の参入を防ぐ役割を担う可能性もある。このような実施する予定の無い没アイデアについても漏れなく特許出願を行うことによって参入障壁を築いていくことも、より強固な特許網の構築に寄与しうる。このように、特許網を構築する戦略は、自社で実施しないような周辺特許の特許出願を行うことにもなるため、ときには、費用対効果の面から敬遠されることもある。ただし、特許網の構築は、特許法の法制度を考慮すると、理に叶ったものであると言える。

　「何個の特許権を取得すれば、特許網として十分か」といった質問を受けることがある。特許網の強さは、保有する特許権の個数に左右されることもあるが、事業規模、製品テーマ、マーケットの大きさ、競合他社の技術力等にも左右される。そのため、特許網の構築をお題目に挙げて、根拠のない出願件数の目標を立てることは推奨できない。特に、これまで特許

戦略（知財活動）にあまり力を入れておらず、今後積極的に特許戦略を取り入れていくような状況であれば、まずは、自社製品の知財による保護状態や、既に製造販売している自社製品の特許権侵害の有無を確認すべきである。それらをしっかりと確認した上で、本項で後述するように「研究開発の成果が得られた適切なタイミングで特許出願を行う」ことが大切である。

(2) 権利保護の安定性の向上

　特許権は、様々な手段を駆使することにより消滅させることができる（3項）。仮に、自社製品が一つの基本特許でしか保護されておらず、その基本特許が競合他社によって消滅させられてしまった場合、特許権による保護を受けることができなってしまう。そのような状況に陥ることを防ぐために、特許網を構築し、複数の特許権によって自社製品を多面的に保護する。

　補足すると、「一つの製品」や「一つの事業分野」を特許権で保護する単位と考えた場合、基本特許は一つとは限らない。例えば、自社製品の構造や機構が複雑であり、製品の競争優位性が多岐に亘るようであれば、一つの製品に複数の基本特許が実装されることもある。また、基本特許の発明のカテゴリー（2.3項）も一種類のみに限られることはない。例えば、自社製品の保護対象が新規なバルーンカテーテルに関するものである場合、基本特許は、「バルーンの製造方法に関するもの」や「コーティング方法に関するもの」であるかも知れないし、「バルーンの形状等の構造に関するもの」であるかも知れない。また、複雑な制御が必要な医療ロボットであれば、「動作制御」、「データ通信」、「ロボットアームの構造」等のように、それぞれの技術事項について基本特許が存在することもある。そのため、「特許網」をより効果的に機能させるためには、自社製品のありとあらゆる特徴に着目し、発明的な技術要素をしっかりと捉えた上で特許出願を行うことが重要になる。そのような取り組みを経て強力な特許網を構築することにより、製品を保護する基本特許のいくつかが競合他社によって消滅させられてしまったとしても、残された特許権によって自社製品の保護を継続することが可能になる。

(3) 保護期間の実質的な延長

　図6-15の右図は、ステントを基本特許とした権利関係の概念図を示す。

　特許網を構築するための時間軸や出願するタイミングは様々であり、特に正解はない。ただし、一般的には、研究開発について一定の成果が出たときに、その都度出願することが望ましい。研究開発の成果を漏れなく適切なタイミングで出願することにより、「特許権による製品の保護期間を実質的に延長することができる」といったメリットを得ることができる。

　このような効果について簡単な例を通じて説明する。

　例えば、世の中に「ステント（ベアメタルステントなど。以下「初期のステント」とする）」が存在しなかったときに、初期のステントについて特許権を取得できれば、その特許は「基本特許」と考えることができる。自社で「初期のステント」の基本特許を取得した後、より良い製品を生み出すために研究開発を続けていく過程で技術トレンドを先読みすることができ、「薬剤

溶出ステント」を開発したとする。そして、「初期のステント」の特許出願を行った数年後に、「薬剤溶出ステント」について特許出願をし、特許権を取得することができたとする。なお、「初期のステント」を特許出願した後、その下位概念の発明に位置づけられる「薬剤溶出ステント」を特許出願した場合に「薬剤溶出ステント」についても特許権を取得できる点は前述した通りである(6.4項)。

　ここで、初期のステントが世に出されてからある程度の年月が経過することに伴って、初期のステントの需要が落ち込む一方で、薬剤溶出ステントがその新規な機能によって市場を席捲した場合、特許権によって製品を保護することができる期間は次のように考えることができる。

　特許権の存続期間は、原則として出願日から20年である(3項)。仮に、初期のステントの出願日から20年が経過し、そのステントの特許権の権利期間が満了した場合、初期のステントは特許権による保護を受けることができなくなる。ただし、薬剤溶出ステントの特許権は、初期のステントの出願日から数年後に出願されたものであるため、初期のステントの特許権の存続期間が満了した後も、数年間、権利を存続させることができる。そのため、現時点での主力商品である「薬剤溶出ステント」に関しては、競合他社による模倣を阻止できる。つまり、初期のステントの下位概念である薬剤溶出ステントの特許権を取得しておくことにより、市場で流通している自社製品を保護する期間を実質的に延長することができる。

　さらに、薬剤溶出ステントを上市した後も研究開発を続け、その後発製品として薬剤溶出ステントの下位概念の発明となる「薬剤溶出＋生分解性のステント」を開発し、その発明についても特許権を取得できたとする。そして、薬剤溶出＋生分解性のステントが市場において評価され、高い競争優位性を有するようになった場合、特許権による自社製品の保護期間はさらに延長されることになる。

　なお、初期のステントの基本特許の存続期間が切れた場合、初期のステントは、特許法上、誰でも自由に製造販売することが可能になる。このような状況になると、様々な企業が新規参入を目指す。そのため、自社で基本特許を取得することができた場合、基本特許がいつ消滅するのか、消滅した場合、現行の製品、若しくは次世代の後発製品を保護する基本特許となりうる別の特許権は取得できているのかといった点は、開発側でもしっかりと把握しておく必要がある。

> **コラム**　特許の現状と将来
>
> 　新たな製品を開発して世の中に提供することを目的とする事業においては、生み出されたアイデアを法的に保護することができる特許権の存在が非常に重要なものとなる。現在、治療機器の分野でグローバル市場を席捲しているのは、主に米国企業である。米国は、従来からプロパテント政策(特許を重要視する政策)を採用しており、特許権による発明の保護に対する意識が高い。また、特許権侵害の訴訟における米国特有の法制度により、侵害者に対する罰則が極めて厳しい。このような背景より、米国の大手医療機器メーカーは特許戦略に相当な力を入れている。

<国際特許出願の累積出願件数（出願日2003年～2012年）>

低侵襲医療機器（循環器系カテーテル及び関連機器）

順位	出願人	件数	グループ名
1	Boston Scientific Scimed（米国）	2,164	Boston Scientific
2	Boston Scientific（米国）	1,481	Boston Scientific
3	Medtronic Vascular（米国）	1,249	Medtronic
4	Cook Medical Technologies（米国）	1,123	Cook
5	Abbott Cardiovascular Systems（米国）	1,062	Abbott
6	テルモ	1,040	テルモ
7	Cordis（米国）	1,003	Johnson & Johnson
8	Biosense Webster（米国）	778	Johnson & Johnson
9	Biotronik（ドイツ）	543	
10	Cook（米国）	522	Cook
11	St.Jude Medical Atrial Fibrillation Division（米国）	518	St.Jude Medical
12	Medtronic（米国）	486	Medtronic
13	Covidien（アイルランド）	483	Medtronic
14	朝日インテック	425	
15	Koninklijke Philips Electronics（オランダ）	367	
16	Biosense Webster(Israel)（イスラエル）	328	Johnson & Johnson
17	カネカ	327	
18	Siemens（ドイツ）	307	
19	Abbott Lab（米国）	301	Abbott
20	Advanced Cardiovascular Systems（米国）	284	Abbott

図6-16 特定の医療機器分野（低侵襲医療機器）におけるPCT出願の累積出願件数

（出典：特許庁 平成26年度 特許出願技術動向調査報告書「低侵襲医療機器（循環器系カテーテル及び関連機器）」）

　図6-16は、特定の医療機器分野（カテーテルやステント等のいわゆる低侵襲医療機器の分野）におけるPCT出願の累積出願件数（2003年～2012年）を示す。出願件数の上位を占める大半の企業が米国の大手医療機器メーカーである。

　製品に対する特許権の貢献度（特許権がもたらす競争優位性への寄与度）は、技術分野や事業規模、マーケットの属性といった様々な要因が複雑に絡むため、簡単に評価することはできないが、ここでは、「製品に実装される特許権の個数に基づいて評価する」といった一つの考え方を紹介する。

　例えば、医薬品業界と電気機械業界では、「一つの重要な特許権（基本特許と考えていただいて問題ない）」が製品に及ぼす影響力は大きく異なると考えられている。一般的に、医薬品業界では、一つの製品に実装される特許権の数は少ない。医薬品は、従来と比較して特異な性質や効能を持つ化合物やその組み合わせ等によって発明を特定することができ、少し乱暴な言い方をすれば、「特許権で保護された化合物≒製品」と見做すことができる場合もある。このような製品分野では、製品を保護する基本特許を取得できた場合、基本特許による権利保護と製品の競争優位性の相関関係が直結しやすい。そのため、ご存知の通り、医薬品業界では、「特許切れ」となった製品と同等の薬効を備える後発医薬品を後発医薬品企業が製造販売し、大きな事業収益を上げるといったビジネスモデルが成立している。また、主力製品の特許が切れることによって企業の株価が大きく変動することもある。

　一方で、電気機械業界の製品（例えば、自動車等を想像していただきたい）においては、一つの製品に様々な基幹技術が搭載されるため、実装される特許の個数が膨大な数に及ぶこともある。このような業界においても製品の事業競争力を高めうる基本特許の存在は重要であるものの、医薬品業界と比較すれば、「一つの製品に対する基本特許の相対的な価値（寄与率）」が低くなることをイメージしていただけるかと思う。つまり、医薬品業界のような一つの基本特許の存在によって製品の競争優位性が大きく左右されるような産業分野（「一製品少数特許」が成り立つ

産業分野）においては、「基本特許」の存在はより一層重要になる。このような考え方を医療機器分野に当てはめてみると、例えば、治療機器に関しては、医薬品分野と同じように考えることができるものが多い。カテーテルやステントであれば、一つの製品に実装される特許の数は数個、せいぜい数十個程度である。そのため、これらの製品において自社製品の技術ポイント（発明）をしっかりと押さえた基本特許を取得することができれば、特許権による競争優位性を効果的に高めることが可能になると考えられる。

「一製品少数特許」で成り立つ産業分野で採用される特許戦略としては、古典的な特許戦略である「特許網の構築」が有効であると言われている。特許網の構築は、自社製品のコア技術について「基本特許」を取得し、さらに基本特許の周囲を守る「周辺特許」を取得することによって競合他社に対する参入障壁を築くという考え方である（6.5項）。図6-16に示す累積出願件数のデータからもご理解いただけるかと思うが、米国の大手医療機器メーカーは、基本特許を取得し、さらに多数の周辺特許を取得することで強力な特許網を構築する古典的な特許戦略を忠実に遂行しており、そのような戦略により一定の成果を挙げていることがうかがえる。

上記のような古典的な特許戦略に対し、近年は、産業構造の変化に伴って市場を切り開くためのツールとして特許権を活用する「（知財の）オープン・クローズ戦略」を積極的に取り入れる企業が多くなった。

例えば、自動車産業等の分野を想像していただきたい。従来の自動車産業では、マーケティング・研究開発・生産・販売等の各ビジネスレイヤーを自社で全て賄う、いわゆる「垂直統合型のビジネスモデル」が主流であった。このような形態のビジネスモデルでは、自社技術に関して特許権を取得し、その技術を全てクローズド（外部に開放しない）とすることにより、ビジネスの上流から下流に至る全階層で利益を上げることが可能であった。そのようなビジネスモデルには、「特許網の構築」が非常に有効である。一方で、近年開発が進む「燃料電池車」等は、その技術分野の特殊性により、自社のみで全ての技術や設備（例えば、燃料供給のためのインフラ設備等）を賄うことができない場合が多い。そのような技術・産業分野では、事業競争力のコアになる技術は自社で特許権を取得して外部に開放しないクローズドとした上で、一部の技術や特許を外部にオープン（例えば、ラインセンスの活用）にしてマーケットを成長させつつ、最終的には市場を牽引する立場を目指す「オープン・クローズ戦略」を採用することが主流になりつつある。

医療機器の産業分野においては、製品の種類にもよるが、現状では、古典的な特許戦略の遂行で市場をリードできるような状況にあると思われる。ただし、近年は、医療現場にAIやIOTの技術がより深く入り込みつつある。そのため、今後は、医療現場における「技術の標準化」（プラットフォーム化）が促進され、そこで活用される技術を特許によって押さえて、市場の開拓や拡大を図る「オープン・クローズ戦略」が主流になることも十分に考えられる。

本コラムで述べたように、知財（特許）は、産業分野や市場動向、活用の仕方等によって様々な事業ツールとしての役割を担うことのできる大きな可能性を秘めたものと言える。

7 特許調査の概要

特許調査の主だったものには、次の❶〜❹のようなものがある。

❶ **先行技術調査**：これから出願しようとする発明に特許性（新規性・進歩性）があるかどうかの判断材料を得るための調査
❷ **実施可否調査（FTO調査）**：自社製品を製造販売する行為が他社の特許権侵害に該当するかどうかを判断するための調査
❸ **証拠集めの調査**：自社の事業戦略において邪魔になる競合他社の特許権を消滅させるための証拠を集めるための調査
❹ **競合他社の分析調査**：競合他社の分析を行うための特許情報を得る調査（パテントマップ等の作成を含む）

特に、❶先行技術調査と❷実施可否調査に関して、開発者は、知財専門家との間で調査結果をしっかりと共有することが重要になる。これらの調査について説明する。

7.1 先行技術調査と実施可否調査

一般的な特許戦略では、図6-17に示すように、「❶先行技術調査」と「❷実施可否調査（FTO調査）」を製品開発〜上市の時間軸に合わせて必要なタイミングで適宜実施する。開発者は、調査結果を知財専門家と共有した上で、知財専門家とともに「自社技術の権利化」（特許出願）と「他社特許対策」を実行する。そして、開発した製品が上市される前に、「競合他社の参入障壁となる特許網の構築」と「他社の権利侵害を回避した自社製品の自由実施（FTO：Freedom To Operate）の確保」を目指す。

7.2 先行技術調査

特許権を取得するためには、出願した発明が①「新規性」を有する、②「進歩性」を有する、という要件を満たすことが求められる。特許庁の審査では、その他にも出願された発明を実施できる程度の情報が出願書類に記載されているかどうか（実施可能要件）等の要件を満たすこ

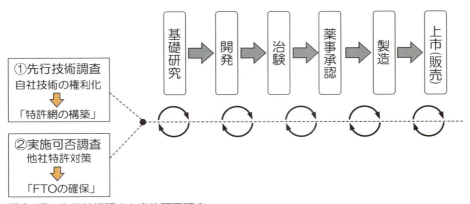

図6-17 先行技術調査と実施可否調査

とも求められるが、本書では説明を省略する。

「新規性」を有するか否かは、出願した発明が既に世の中に出回っている公知技術や製品と同一か否かの観点で判断される。

「進歩性」を有するか否かは、専門的な知識を有する当業者の立場から見て、技術的なハードルが一定水準以上に達しているかどうかで判断される。

特許出願すべきか見合わせるべきかを判断するタイミングは、多くの場合、自社製品に関する発明の完成前後であると考えられる。特許出願すべきか否かは、ビジネスの進捗状況や研究開発の進捗状況等を踏まえた様々な基準に基づいて判断されることになるが、判断基準の一つとして特許性の有無(新規性及び進歩性の有無)を中心に議論されることが多い。

「先行技術調査」は、発明が特許性を有するかどうかを確認するために実施する。一般的に、先行技術調査は、調査対象の母集団を特許文献の範囲に絞って設定することが多い。過去の特許出願には、調査対象となる技術分野に関する様々な情報が記載されており、製品として日の目を見なかったような没アイデアに関する情報も含まれている。そのため、特許性を判断するための材料としての観点で言えば、世の中に流通している製品から得られる情報よりも多くの情報を得ることができる。また、特許庁の審査において、審査官は、過去の出願の特許文献を引用文献(特許性を判断するための根拠資料)として利用することが多い。

ただし、調査対象の母集団を特許文献のみに絞った場合、発明の特許性を厳密に判断することはできない。発明が特許性を有するか否かを判断するためには、特許出願した発明が、その特許出願をしたときに、学術文献、ウェブページ、製品カタログなどを含む全ての媒体において全世界的に開示されていない(公知となっていない)ことが条件となる。そのため、本来的には、世界中で公知となっている特許文献以外の媒体を含む全ての媒体を調査対象の母集団に含めた先行技術調査を実施しなければ、正確な調査結果を得ることはできない。

しかし、そのような調査を行うことは現実的でない。そこで、一般的には、「それなりのコストや時間を掛けて、少なくとも同一の発明が記載された特許文献(新規性が無いことの根拠となる特許文献)は存在しなさそうである」といった当たりを付けることができる範囲で先行技術調査を終えることが多い。実際のところ、特許性に関する審査は、その基準自体が各国の特許庁で多少なりとも異なるし、特許出願の審査を担当する審査官によってもその結果に多少のズレが生じることもある。したがって、このような不確定性の高い要素に対してコストや工数をかけ過ぎないことも重要である。

なお、PCT出願した場合、WIPO等の国際機関によって国際調査報告等が作成される(4項)。この書類は、国際機関が調査を実施し、PCT出願された発明の特許性の見解を出願人に通知するものである。PCT出願した際には、先行技術調査の調査結果の信頼性を高めるためのツールとして国際調査報告等を活用することも一案である。

新規性は、「発明が公知技術と同一か否か」で判断される。そのため、該当する技術分野に知見を有する開発者であれば、先行技術調査で発見された特許文献等に目を通して自身の発明と特許文献に記載された発明（従来技術）とを対比することにより、ある程度妥当性のある判断結果を導くことができる場合が多いように思われる。一方で、「進歩性」は、当業者という架空の人物を設定し、その当業者の立場から、「出願された発明を創作することが容易であったか否か」といった観点で判断される。この当業者という存在は、発明の属する技術の分野における一般的な知識を有する者であり、日常的に技術手段の一部を置換・省略したり、複数の技術的要素を寄せ集めたりすることができる人物（時には、複数の人物であったり、研究機関のような存在であったりする）を想定している。さらに、発明の進歩性は、上記の当業者が一つ又は複数の引用文献（例えば、複数の特許文献）に基づき、様々なパターンに当てはめて判断される。そのため、特許出願した発明の技術分野に知見を有する知財専門家であったとしても、ときには、発明の進歩性の判断結果を誤ることもある。

　このような説明がなされると、開発者としては、先行技術調査を実施した場合、その調査結果をどのように扱えばよいのか（どの程度の情報として扱えばよいのか）、戸惑われるかと思われる。先行技術調査の調査結果の取り扱い方は、企業ごと（企業の知財部ごと）に異なることがあるし、社外の知財専門家ごとに異なることもあるため、一概に断言することはできない。ただし、一般論で言えば、次のようなアドバイスをすることができる――「世界中の全ての公知資料に目を通すことはできないため、先行技術調査で発見された特許文献の中で、近しい技術が記載されたものには目を通し、その特許文献のどこか一部にでも特許出願を予定している発明と同一の発明や似通った技術が記載されていないかどうかを確認する。つまり、発明が新規性を有するかどうかは最低限確認する。特許出願を検討している発明が新規性を有するようならば、特許出願を進めることを前向きに考える。一方で、新規性を有していないと考えられる場合、発明を少し煮詰めて、少なくとも新規性を有する内容に整えた上で特許出願することを検討する。また、新規性を有する発明であったとしても、進歩性を有するかどうかは出願前の段階で正確に判断することができない。そのため、特許出願前の段階で特許出願を検討している発明と先行技術調査で発見された特許文献に記載の従来技術との間の技術的な相違点を明確にしておき、出願後の審査において先行技術調査で発見された特許文献に基づいて拒絶理由が通知されたとしても、そのような拒絶理由に対して反論するための十分な材料（特許性を強く主張できる内容）が盛り込まれた出願書類が作成されるように準備及び協力する。」

　開発者は、特許出願時に請求する権利範囲通りに特許権を取得できない可能性があることを念頭に置き、「最悪、どの程度の権利範囲で特許権を取得できれば上市予定の自社製品を保護することができるか、また競合他社にとって脅威なものとなるか」といった点を検討し、特許出願時に知財専門家と共有するように心掛けていただきたい。また、同一の製品コンセプ

トに関する複数の特許出願を行う場合には、出願ごとに上記の点を確認しておき、競合他社のつけ入る隙のない強力な特許網の構築(6.5項)に努めていただきたい。

7.3 先行技術調査の結果に基づく出願方針の考え方

　特許出願すべきか迷っている段階で知財専門家に相談をすると、知財専門家から、「先行技術調査は既に実施したか」といった点を確認されることが大半である。そのため、まずは可能な範囲で先行技術調査を実施し、その結果に基づいて何らかのレポート(調査結果)を作成する必要があるといった考えは、開発者の方々にもある程度根付いているように思われる。

　一方で、開発者の方々から、「先行技術調査を実施したが、その結果を踏まえて、どのように出願方針を検討すればよいか」といった相談を受けることがある。そこで、本項では図6-18と図6-19に示す例を通じて先行技術調査によって得られた調査結果と、その調査結果に基づいて出願内容を検討する際の基本的な考え方を説明する。

　図6-18の例において、開発者は、「バルーンの表面に突起を設けたバルーンカテーテル」(発明①)を発明した。開発者は、「バルーンの表面に突起を設けた」ことにより、「石灰化病変部を効率よく拡張することができる」といった顕著な効果が発揮されると考えた。

　また、開発者は、「突起に摩擦抵抗を高めるための滑り止め構造」(発明②)を設けることにより、上記の効果がさらに向上すると考えた。

　そして、「滑り止め機構」の具体的な例として、「突起に滑り止めのコーティング材を塗布すること」(発明③)と、「突起に微細な凹凸を設けること」(発明④)を発明した。

　上記の発明の先行技術調査を行う場合、まずは、最も上位概念の発明に位置付けられる「バルーンの表面に突起を設けたバルーンカテーテル」(発明①)を調査対象に設定する。

　ここで補足すると、開発者は、マーケティングやドクターヒアリング等を通じて現在のマーケットに「バルーンの表面に突起を設けたバルーンカテーテル」は存在しない、若しくは流通していないため、発明①のバルーンカテーテルを発明するに至ったと考えられる。そのため、開発者は、発明①は公知ではない、つまり新規性があるといった前提で先行技術調査を開始する。このような状況において、特許法にあまり馴染みがないと、「今回発明したバルーンカテーテルは、世の中で公知の情報に依拠したり、他社製品等を模倣したりしたものではなく、開発者自身の手で生み出したものであるから、新規性を有するのではないか」と考えてしまうことがあるかと思われる。ただし、そのような考え方は誤りである。発明した時点において、たとえ開発者自身が知り得なかったとしても、世界中のどこかで既に公知の状態であれば、その発明は新規性を有していないことになる。

　図6-19に示すように、開発者が先行技術調査を実施した結果、発明①に関する情報が記載された特許文献が発見されなかった場合、発明①のバルーンカテーテルには新規性があると

発明したデバイス：突起付きのバルーンを備えるバルーンカテーテル

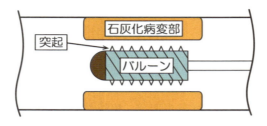

<発明の内容>

発明①．バルーンの表面に突起を設けた。
　⇒バルーンが拡張したときに突起を石灰化病変部に喰い込ませることができる。そのため、従来のバルーンカテーテルよりも石灰化病変部を効率よく拡張させることが可能になる。

発明②．突起に摩擦抵抗を高くする滑り止め構造を設けた。
　⇒石灰化病変部の拡張性をさらに高めることが可能になる。

・滑り止め構造として、
　　発明③．突起に滑り止めのコーティング材を塗布すること、
　　発明④．突起に微細な凹凸を設けること、を検討している。

図6-18　先行技術調査の結果に基づく出願方針の考え方①

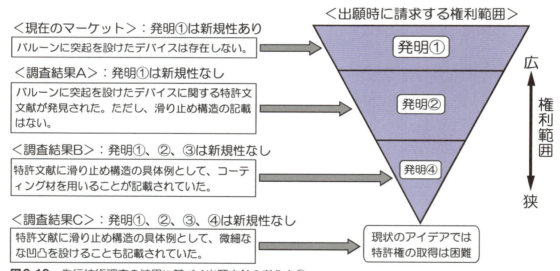

図6-19　先行技術調査の結果に基づく出願方針の考え方②

する一応の判断結果を得ることができる。この場合、開発者が当初想定していた発明①の内容で特許権を取得しうる余地がある。

　一方で、先行技術調査の結果、調査結果A（発明①に関する情報が記載された特許文献が発見された）となった場合、「バルーンの表面に突起を設けたバルーンカテーテル」には新規性が無いため、発明①について特許権を取得することは難しいといった結論になる。この場合、「バルーンの表面に突起があり、さらにその突起に摩擦抵抗を高めるための滑り止め機構が設けられたバルーンカテーテル」（発明②）といった発明で特許出願することを検討する。

発明②で特許出願する場合、調査結果Ａが発見されなかった場合と比較して、出願時に請求する発明の権利範囲は当初想定していたものよりも狭くなる。つまり、先行技術調査の結果に基づき、出願時から発明の権利範囲を狭めた内容で特許請求の範囲(6.2項)を作成することになる。

　また、先行技術調査の結果、調査結果Ｂ（発明③に関する情報が記載された特許文献が発見された）となった場合、発明③に新規性はなく、このことから発明③の上位概念の発明②にも新規性がないといった結論になる。この場合、権利範囲を「突起に微細な凹凸が設けられている」（発明④）といった内容に狭めた上で特許出願を行うことを検討することになる。

　さらに、調査結果Ｃ（発明④に関する情報が記載された特許文献が発見された）となった場合、現在のアイデアの中には「新規性を有するものはないため、このままの内容では特許権を取得することは困難である」といった結論になる。

　以上の点を踏まえて、先行技術調査の調査結果のまとめ方の一例を説明する。

　先行技術調査を終えた後、例えば、調査結果Ａ（発明①は新規性がないといった調査結果）が得られた場合、開発者から知財専門家に提出するレポートの内容として下記のようなものが想定される――「先行技術調査で発見された特許文献には突起が設けられたバルーンを備えるバルーンカテーテルが記載されていた。そのため、発明①は新規性がないと考える。ただし、突起に滑り止め機構を設けた点（発明②に相当する内容）は記載されていなかった。そのため、突起に滑り止め機構を設けたバルーンを備えるバルーンカテーテルは新規性を有するように思われる。開発側としては、製品の性能上、実際の製品でも滑り止め機構を実装する可能性が高いと考えている。したがって、突起に滑り止め機構を設けたバルーンを備えるバルーンカテーテルで特許出願を進めていきたい。」

　また、先行技術調査の調査結果や開発状況に応じてレポートに、「開発者としては発見された特許文献に記載された従来技術と、発明品（突起に滑り止め機構を設けたバルーンを備えるバルーンカテーテル）は同一の発明とは思えないが、知財専門家の立場から見た場合、どうであろうか」といった質問や、「今回は想定以上に出願当初から権利範囲を狭めないといけないが、重要技術なため、できれば特許出願をしたいと考えている。権利化に結び付けるためのアドバイス（アイデア）が欲しい」といったコメントを添える。

　知財専門家は、開発者から提出されたレポートの内容を確認し、知財専門家の観点で適切なアドバイスを行ったり、必要に応じて追加の調査を実施したりする。当然、権利化の目途が全く立たない発明については、この時点で特許出願を断念するようアドバイスすることもある。

　開発者は、新たな医療機器の開発に着手する際、知財専門家に作業を丸投げせずに、可能な範囲でよいので、自身の手で先行技術調査を実施するように心掛けていただきたい。開発者が先行技術調査を実施することにより、開発者自身がこれまで知り得なかったアイデアや技術に触れることができるし、特許出願を検討している発明のポイントを自分自身で整理するこ

とができる。また、そのポイントを開発者以外の第三者(知財部員や社外の知財専門家)に対して明確に伝えることができるようになる。知財専門家は、開発者側から先行技術調査の結果を示すレポートが提示されることによって発明のポイントがどこにあるのかといった点や、開発者がこの発明をどのように扱って欲しいのかといった点を把握することが可能になる。

　開発者の方から、「先行技術調査を実施した結果、新規性がないとの判断に至った。この状態で、特許出願することはできないのか、特許出願すべきではないのか」といった質問を受けることがある。特許法上の手続的な面から言えば、新規性が無いから特許出願はできない、ということはない。ただし、新規性が無いものを出願した場合、「先行技術調査の結果通り、特許権を最終的に取得できなかった」といった状況や、「審査で拒絶理由が通知される回数が多くなり、時間やコストを無駄にとられてしまった」といった状況に陥る可能性が高い。そのため、知財部員や社外の知財専門家は、権利化が困難な特許出願に費やす作業やコスト等のデメリットの面を重視し、新規性がないと思われる場合には、特許出願を控えるべきといったアドバイスをすることが多い。しかし、ときには、共同開発者(共同出願人)や出資者の意向、助成金の確保、出願公開による後願排除効を得る(3項)等の様々な事情により、新規性が疑われるような発明であったとしても特許出願すべきことを決断せざるを得ない場合もある。事業で勝つための特許戦略の策定においては、「新規性がない＝特許出願すべきではない」といった決断が常に最適なものとはならない場合もある。

　図6-18、図6-19の例では、先行技術調査の結果に基づく特許性の有無(特に、新規性の有無)に基づいて特許出願すべきかどうかを判断する際の一般的な考え方を説明したが、特許戦略では、これとは別の観点に基づいて特許出願すべきかどうかを判断することもある。

　よく挙げられる例として、「出願から1年6ヶ月が経過して出願公開(3項)されてしまい、発明の内容が公知になってしまうことを避けるために、あえて特許出願はせずに、ノウハウ化する(秘密情報として社内で保持する)」といった戦略がある。製品分野によっては、特許権を取得したとしても、競合他社が設計変更等を行うことで権利侵害を容易に回避することが可能な類のものもある。例えば、プログラム医療機器の分野などでは、発明をアルゴリズム(処理手順)等によって定義し、特許出願することもあるが、発明の内容によってはアルゴリズムを改変しても同等の機能・効果が発揮されるように設計変更を行うことが可能な場合もある。そのような発明について特許権を取得できたとしても、競合他社にとって見れば、それほど脅威にはならない。そこで、このような発明については、特許出願せずに、アルゴリズムの詳細な部分(非常にコアな部分)を門外不出の秘密事項として自社で管理するようにすれば、いつまでも独占しておくことが可能になる。このように、あえて特許出願をせずにノウハウ化を選択することの方が事業戦略にとってプラスに働くことがある。

　簡単な例で説明したが、製品や発明の種類によっては、あえて出願しない、という戦略の

方が有益な場合もあるため、開発者は、製品の特徴や流通形態、マーケットなど様々な情報を知財専門家と共有した上で、特許出願すべきか否かの最終的な判断を行うように心掛けていただきたい。

7.4 実施可否調査（FTO調査）

　実施可否調査は、自社で開発した製品を製造販売するにあたり、障害となる他社の特許権の存在の有無を確認するために実施する。そのため、調査対象は、特許文献のうち、特許権が発生していることを公示する目的で発行された「特許公報」(3項)に絞られる。また、特許公報に含まれる情報の中で最も重要となるのは、特許権が付与された発明の権利範囲を定義する「特許請求の範囲」(6.2項)である。

　「先行技術調査」と「実施可否調査」とでは、調査対象の母集団が異なる。この点を理解していないと、「この公開特許公報に記載されている発明は権利範囲が広いため、わが社が開発した製品を製造販売すると権利侵害になってしまう」といった誤った判断を行ってしまう可能性がある。

　公開特許公報は、特許出願された発明の内容を公にする目的で発行されるものである(3項)。そのため、公開特許公報には、「特許権として設定登録された発明」は記載されていない。したがって、公開特許公報に基づいて侵害判断を行うことはできない。また、公開特許公報と同様に、PCT出願した場合に所定期間の経過後に発行される「国際公開公報」(4項)にも特許権として設定登録された発明は記載されていない。したがって、国際公開公報に基づいて侵害判断を行うことも誤りとなる。

　特許に関する「○○公報」の名称は、似通った物が多く、知財実務にあまり馴染みがない方からすると、それぞれの違いを直感的に判別することは難しいように思われる。例えば、日本の特許庁が発行する特許文献には、表紙に「公開特許公報(A)」や「特許公報(B)」と記載されている。そのため、両公報を並べてみれば、それぞれの違いを判別することはそれほど難しくない。日本以外の諸外国の特許庁で発行される各公報についても同様に、それぞれの違いを表す「名称」や「記号」が記載されている。ただし、審査の経過等に応じて記載される「名称」や「記号」には、本書で説明したもの以外にも様々なものが存在する。そのため、手に入れた特許文献がどのような種類で、どのような情報を含むものかといった点については、インターネット等を利用してその都度確認する必要がある。

　以下に、実施可否調査の流れを簡単に説明する。

STEP 1：　実施可否調査を実施した結果、自社製品に実装予定の技術と近しい技術が記載された特許文献が発見された場合、まずは、その特許文献が「特許公報」（特許権として設定登録された発明が記載された公報）であるかどうかを確認する。

STEP 2-1：特許文献が特許公報であった場合、「特許請求の範囲」の記載内容を確認する。特許

　　　　　　　請求の範囲に記載されている発明と、自社製品を比較し、オールエレメントルール
　　　　　　　(6.3項)に基づいて、権利侵害の有無を判断する。
　　STEP 2-2：特許文献が特許公報でなかった場合(例えば、「公開特許公報」や「国際公開公報」で
　　　　　　　あった場合)、現時点においては、その特許文献に基づいて特許権侵害の有無を判断
　　　　　　　することができない。ただし、今後、その特許文献に記載された発明についての審
　　　　　　　査が進み、特許文献に記載された内容(権利範囲)で特許権が付与されることもあり
　　　　　　　うる。つまり、将来的に権利侵害の責めを負う可能性は排除しきれない。開発者は、
　　　　　　　予防措置的な対策を講じるために、発見した特許公報に記載された各情報(出願人や
　　　　　　　出願状態のステータス等)を控えておく。その情報を知財専門家と共有し、今後の審
　　　　　　　査経過等を継続的にウォッチングする。
　　STEP 3：　特許独立の原則(2項)より、特許権の発生は各国で異なる。そのため、自社製品を
　　　　　　　外国でも製造販売することを予定している場合、販売を予定している全ての国を対
　　　　　　　象として、STEP 1、STEP 2を実施する。国ごとに権利範囲が異なることも往々
　　　　　　　にしてあるため、それぞれの国に存在する特許権の権利範囲の広さ・狭さ等の違いに
　　　　　　　ついても十分注意する。

　以下、補足説明である。特許公報に添付されている「特許請求の範囲」には、複数の発明が記載されていることが多く、また異なるカテゴリー(2.3項)の発明が記載されていることも多い。特許権侵害の有無は、原則として、「特許請求の範囲に記載されたいずれかの発明を実施しているか否か」で判断する。つまり、一つの特許請求の範囲に一見して差異を見分けることができないような複数の発明や様々なカテゴリーの発明が記載されている場合に、その中の一つの発明でも実施していると、権利侵害と判断されることになる。しかし、「特許請求の範囲」の記載は、知財実務にあまり馴染みがない方にとってみれば、表現自体が難解であるし、その記載形式も一見してわかりづらい。そのため、開発者が特許公報の「特許請求の範囲」の記載を正確に読み解いて、特許権侵害を判断することが現実的でない場合も多い。したがって、権利侵害が疑われるような発明が記載された特許公報を見つけた場合には、知財専門家に速やかに相談するように心掛ける。

　実施可否調査を実施するタイミングについて特に決まりはないが、将来的に障害となるような特許権はできるだけ早く発見できた方がよい。障害となる特許をいち早く発見することができた場合、その権利を消滅させるにしても(3項)、ライセンス交渉を行うにしても、時間的な余裕を持って対応することが可能になる。

　ただし、自社製品の仕様があまりにも曖昧な状態で実施可否調査を実施する場合、オールエレメントルール(6.3項)に基づいて対比検討する対象自体が不明確になるため、権利侵害の有無を正確に判断することができない。そのため、実施可否調査は、自社製品の仕様がある程度固まり、かつ上市時期が明確に定められた頃を目安に開始することが望ましい。なお、

余力があるようであれば、開発初期の段階で予備的な実施可否調査を実施し、権利侵害の有無に対するある程度の所感を得ておくことがより望ましい。

7.5 証拠集めの調査

　特許権は、その発生後に様々な手段によって消滅させることができる(3項)。例えば、特許権が付与された発明であったとしても、新規性や進歩性が無い(特許性がない)ものについては、そのことを証明するための証拠を提示することによって消滅させることができる。

　競合他社の特許権が邪魔な存在だと考える場合、競合他社の特許権を消滅させるために、その特許権に特許性が無いことを証明する資料や情報を収集する。特許庁は、特許出願の審査において、特許庁(又は委託業者)が調査した範囲内で見つかった公知技術(特許文献等)に基づいて特許性の判断を行うことが一般的である(7.2項)。そこで、特許庁の審査で提示(引用)されることのなかった文献や情報を世界中からサーチする。サーチの結果、特許性を否定する証拠(文献等)を発見することができれば、そうした証拠に基づいて無効審判等を請求することにより、競合他社の特許権を消滅させることができる。この証拠は、特許文献に限らず、ありとあらゆる情報が対象となるため、時には開発者や研究者しか知り得ないような海外の論文や学会誌等に基づいて特許権を消滅させることができる場合もある。したがって、自社の障害となる特許権が存在する場合には、知財部員や社外の知財専門家とともに、開発者を含めた関係者各位が一丸となって対応することが求められる。

7.6 競合他社の分析調査

　競合他社の分析調査は、パテントマップ等に代表される特許情報をまとめた資料を作成するために実施する調査である。近年は、特許文献から得られる様々な情報をマーケティングや事業性の評価用ツールとして活用する機会も多くなった。このような分析調査は、コンサルティングを得意とする知財専門家がクライアントからの依頼を受けて実施したり、企業によっては自社の知財部で実施し、調査結果を社内外に積極的に発信したりすることもある。パテントマップ等を作成すると、複雑な特許情報をグラフィカルに視覚化して伝えることができるため、知財にあまり馴染みのない部門との間での情報共有に役立てることもできる。また、近年は、特許情報と現実のマーケットから得られる様々な情報を掛け合わせることにより、精度及び信頼性の高い事業分析用のツールを作成・提供するといったサービスも開始され始めている。

7.7 調査ツール

　インターネットの普及に伴って無料で使用できる使い勝手の良い特許調査ツールが次々に

> ウェブサイト①　Google 社が提供する Google patents
> 　https://patents.google.com/
> ウェブサイト②　欧州特許庁及び欧州特許条約加盟国の特許庁が提供する Espacenet
> 　https://worldwide.espacenet.com/?locale=jp_EP

図6-20　調査ツールの紹介

登場している。いずれのツールも複雑な入力作業が不要で高いユーザビリティを備える。

　例えば、日本の特許庁に出願された発明の情報を得たい場合には、特許庁のJ-Plat Pat（2.5項の図6-6のウェブサイト①）を利用するとよい。また、海外の特許庁に出願された発明の情報を得たい場合には、Google社が提供するGoogle patents（図6-20のウェブサイト①）や、欧州特許庁及び欧州特許条約加盟国の特許庁が提供するEspacenet（図6-20のウェブサイト②）等を利用するとよい。いずれの調査ツールも簡単なキーワード入力で気軽に特許出願に関する情報等を取得することができる。

　自社に知財部が設けられている企業では、社内で利用可能な有償のデータベースを準備していることが多い。有償のデータベースは無償のものと比べて、調査結果が閲覧し易く、操作性も優れている。そのため、開発者自身が調査を実施する場合、まずは自社で準備されているデータベースの有無を確認するのがよい。

　近年は、AIを活用した調査ツールの開発も急ピッチで進められており、近い将来、知財専門家による調査の多くは、AIを搭載したサーチツールによって置き換えられるものと思われる。このようなツールが確立されることにより、特許調査に要する開発者の負担が大幅に軽減されることが予想される。

> **コラム**　「三位一体の戦略」から「四位一体の戦略」へ
>
> 　特許の世界では従来から「三位一体の戦略」を実践すべきことが提唱されている。これは、図6-21に示すように、知財部門、研究開発部門、事業部門が相互に連携しながら、全体のバランスをとって知財戦略を推し進めることが重要であるといった考えである。例えば、このような思

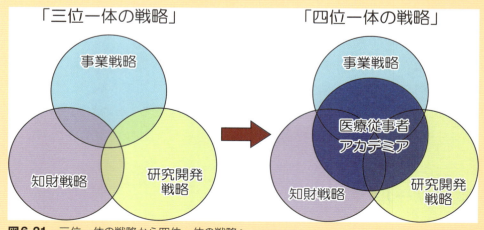

図6-21　三位一体の戦略から四位一体の戦略へ

想がないと、「非常に良い特許権をたくさん取得した。けれども、事業には全く役に立たなかった。知財で勝って、事業で負けた」といった事態に陥ってしまうこともある。

「三位一体の戦略」の思想には、(社内外の)知財専門家も、権利取得だけに目を向けずに、知財を含めた周囲の状況(事業の全体像)を俯瞰する広い視野が必要であるといったことを啓蒙する意味合いも含まれている。

医療機器の開発においては、知財部門、研究開発部門、事業部門に加えて「医療従事者」と「アカデミア(研究機関・研究者)」も重要な存在である。これまでは、研究開発〜製品上市までの事業全体の進め方や特許等の細かい法律知識等について理解に努めようとする医療従事者・研究者の方々はそれほど多くはなかったように思われる。しかし、グローバル市場を席捲するような国際競争力を持つ国産医療機器の開発を目指すならば、医療従事者が単なるユーザーとしての立場で参加したり、アカデミアが単なる研究者としての立場で参加したりするだけでなく、時には事業戦略や知財を含む実践的な知識を身に付けた開発の方向性を形作るリーダーとしての立場に立つことが求められる。このような視点から、医療機器開発においては、研究開発部門、事業部門、知財部門の三者に、医療従事者・アカデミアを加えて実践される「四位一体の戦略」が一つの理想像であると考えられる。

例えば、ドクターヒアリング等で開発者がドクター等を訪問した際に、医療現場で実際に使用されている医療機器との比較だけではなく、競合他社の特許文献に記載された内容を加味した開発戦略などについてもお互いに深くディスカッションすることができれば、より有益な情報を引き出すことができるかも知れない。一方で、開発者が医療従事者から具体的なアドバイスを受けた場合、ときには医療従事者が共同発明者となり、医療従事者との間で権利を互いに分かち合う「共同出願」を行わざるを得ない状況になることもある。事業会社の立場からすれば、研究開発によってもたらされる利益を少しでも多く享受したいとの考えがあり、医療従事者との共同出願はできるだけ避けたいという思いがあることも十分理解できる。

このような課題に対する向き合い方は、「難治の病気を克服したい」、「世の中により良い医療技術を提供したい」という思いと企業利益を優先することとのバランス、つまり、企業理念や事業のゴール地点にも左右されることであるため、一概に善し悪しを判断することはできない。そもそも、特許法自体が独占排他権(事業から他社を排除する)としての性質を持つものである(6.1項)。そのような強力な権利の扱い方について様々な考えがあって当然であるし、その可能性も、活用する者の考え方一つによって様々な発展性・自由度があって然るべきである。

第7章 非能動型医療機器の開発ステージ

本章のポイント

- 開発ステージでは、試作を繰り返しながら、メカニズムの証明、製品の形状の検討、有効性の検証、規格設定、リスクマネジメントに基づく安全性の検証などを行う。
- 試験は、ベンチテスト、動物試験、臨床試験の順に行う。
- 要求仕様を達成できる試作品ができ、最終製品と同等のものができたら、妥当性確認試験（バリデーション）を行う。
- 検証試験では、規格への適合を含めた様々な有効性、安全性に関するデータを取得する。このデータを製造販売承認申請で使用する。

1 開発ステージにおける試験実施（データ取得）の流れ

　プラスチック製品、鋼製小物などの動力源を持たない医療機器を非能動型医療機器という。非能動型医療機器の開発ステージ（図7-1）では、製品に近い試作品を作成し、品質に影響を及ぼす機能について規格を設定すると共に、有効性と安全性の検証を行い、それらのデータを取得する（図7-2）。

　医療機器の有効性とは、その医療機器の目的を達成するために必要な性能を達成できることを意味する。有効性のデータとしては、製品が目標性能を満たしていることを検証するデー

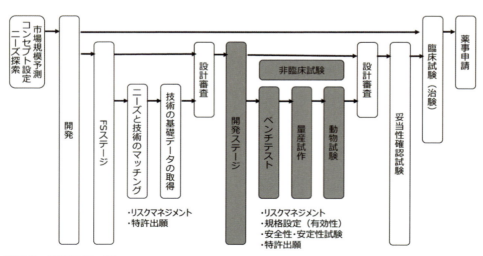

図7-1 開発ステージ

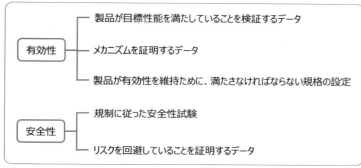

図7-2 取得すべき有効性及び安全性のデータ

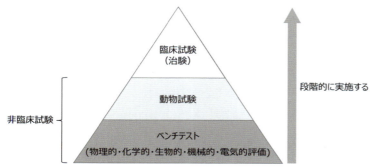

図7-3 実施すべき評価の優先順位

タ、メカニズムを証明するデータ、製品の性能に影響を及ぼす項目について有効性を維持するための製品規格の設定などが含まれる。

　安全性のデータとしては、規制に従った生物学的安全性試験などのデータと、リスクマネジメントに基づきリスクが低減されていることを検証するデータが含まれる。

　開発中は、製品に近い試作品を作成し、図7-3に示すように非臨床試験として物理的、化学的評価、生物学的評価、機械的評価などについてベンチテストを行う。これらの試験によって有効性、安全性を示せない場合は、必要に応じて動物試験で有効性、安全性を検証する。非臨床試験で有効性や安全性を証明できない場合に限り、臨床試験(治験)を行う。

　従って、医療機器の種類や特性によって、動物試験を必要としない場合や治験を必要としない場合があるため、開発開始時にどのようなデータを取得するのか十分に検討する。有効性を示すデータ以外にどのようなデータを取得したらよいか分からない場合は、始めにリスクマネジメントを行う。予測可能な一連の事象を列挙し、開発品がそれらのリスクを低減できていることを検証する試験を行うとよい。開発ステージで実施した有効性や安全性の検証試験の中には、申請時に使用するデータが含まれる場合があるため、十分に信頼性を維持できるよう注意する。また、申請書に試験成績書を添付する場合は、平成25年3月29日薬食機発0329第4号通知に従った試験記録を作成し、保管しておく。

　治験を予定している場合は、物理的、化学的試験や動物試験で機器の有効性を示すデータを取得できた頃からPMDAやCRO(開発業務受託機関)への治験の相談を開始する。また、

保険適用を予定している場合は、保険戦略の立案や保険収載のための学会や厚生労働省への相談を始める。

非能動型医療機器の場合は、開発中に実生産で使用する可能性がある金型を作成し始めることから、開発と生産準備が重なる点が特徴である。試作とデータ取得を繰り返し、要求仕様を達成できることを確認できたら設計審査を行う。最終製品と同等のものを作成できるようになった時点で、製品が意図する用途を達成し、顧客の要望を満たしていることを確認（妥当性確認、バリデーション）し、開発ステージは終了となる。妥当性確認では、生物学的安全性試験や安定性試験、製品の性能や効果を示すデータを取得する。この妥当性確認のデータを薬事申請に使用する。

2 製品形状の設定

製品の形状を設定する時は、試作品を作成して製品の使用場面をシミュレーションしながら設定する。医療現場の様子が明らかな場合は、開発者が自ら、医療従事者の動きを想定して試作品を操作し、その使用感を確認する。保管場所や製品の準備方法、使用方法、周辺の機器との相性、後片付けや廃棄の方法も含めて使い勝手を検証する。使用感の検証については、JIS T62366「医療機器－第1部：ユーザビリティエンジニアリングの医療機器への適用」を適用してもよい（令和4年9月30日薬生機審発0930第1号・薬生監麻発0930第1号）。

また、多忙な医療現場では、製品が乱雑に扱われることもあるため、製品の強度には十分注意する。形状の詳細については、数種類の候補品を作成し、医療従事者にヒアリングしながら形状を決定することも重要である。形状が決定したら、価格の受容性や目標原価の達成度合、製造方法を考慮し、使用する材料と各部品の形状を決定する。

3 有効性に関するデータの取得：規格の設定とメカニズムの解明

開発ステージでは、試作品の作成と評価を繰り返し、最終製品の仕様を決定する。該当する一般的名称に遵守すべき規格や基準がある場合（認証基準や承認基準など）は、それらを満たせるように設計し、満たす根拠となるデータを取得する。開発品の様々な仕様を決定するにあたり、規格や基準が無い場合は、製品の性能に影響を及ぼす項目について自社で試験方法を設定し、独自の規格を設定する。

規格は、製品の有効性を示すために満たさなければならない仕様の範囲をいう。規格を設定

する際は、有効性を示すために必要な条件を上下限の一方とし、リスクマネジメントの観点から避けるべき条件をもう一方の上下限として設定することが多い。具体的な規格設定の手順については、後述8「経腸栄養ポンプ用チューブ開発における開発ステージでの検討内容」を参照されたい。

　植込型医療機器のうち経時的に体内で消失する医療機器や化学反応を利用する医療機器、治療に関する医療機器では、製品のメカニズムを明らかにすることが求められる。フィージビリティスタディーステージで取得したデータからメカニズムを明らかにできる場合はそのデータを使用するが、使用できない場合は開発ステージで取得する。例えば、複数の材料を使用した生体吸収性の医療機器では、各材料の役割を明らかにしたり、各材料の消失期間と各材料を組み合わせたときの消失期間を明らかにしたりする。また、化学反応を利用する医療機器では、可能な範囲で反応の各段階を検証するデータを取得する。さらに、治療に関する医療機器については、なぜその方法を用いると治療につながるのかを既知の情報や実験データを組み合わせて説明できるようにする。

4 安全性に関するデータの取得：リスクマネジメントと安全性試験

4.1 リスクマネジメントとリスクを回避する根拠データの取得

　開発ステージにおいてもリスクマネジメントを行い、リスクを低減する設計を行う。第5章3.2.3に示すように、リスクコントロールは下記の優先順位に従って1つ以上実施する。

❶ 本質的な安全な設計及び製造
❷ 医療機器自体又は製造プロセスにおける保護手段
❸ 安全に関する情報及びユーザートレーニング

　安全な設計にするには、設計後に安全であるかどうかを検証する。検証は、臨床現場を想定した試験を行うとともに上記3に示す規格設定を行う。例えば、製品を通常使用する台から落としまう事態を想定し、落下試験を実施して破損の有無や破損の個所を確認する。試験条件はJIS Z0202「包装貨物－落下試験法」を参照してもよいし、臨床現場で使用する台の高さを調べ、安全率を考慮してそれより高い所から落下させるという条件を採用してもよい。妥当な説明ができればどのような条件でも構わない。また、合格基準については、製品および梱包材が破損しないこととしてもよいし、梱包材は破損するが製品は破損しないこととしてもよい。合格基準についても製造販売業者の責任で妥当な説明ができればどのような基準でも構わない。

同様に、リスクコントロールとして保護手段を設けた時も妥当な説明ができる試験条件を設定して検証試験を行う。

4.2 生物学的安全性試験の実施

生物学的安全性試験は、6項に示す検証試験の一部として行う。ヒトに接触する医療機器については、令和2年1月6日薬食機審発0106第1号「医療機器の製造販売承認申請等に必要な生物学的安全性評価の基本的考え方についての改正について」に従い、生物学的安全性試験を実施する。生物学的安全性試験は、GLP試験を実施できるGLP適合施設でのみ実施できるため、該当する試験機関に委託する。この試験は、製品の意図する使用に基づいて実施したリスクマネジメントの結果や製品の材質、ヒトに接触する部位や面積、接触時間などにより試験項目や条件が異なるため、必ず、製品に使用する材料や最終形状、製造方法が決定してから実施する。試験項目は、通知の生物学的安全性試験の考慮すべき評価（図7-4）に従い、リス

接触期間（累積）： A：一時的接触（24時間以内） B：短・中期的接触（24時間を超え30日以内） C：長期的接触（30日を超える）			生物学的安全性評価項目														
			物理学的・化学的情報	細胞毒性	感作性	刺激性／皮内反応	材料由来の発熱性[a]	急性全身毒性[b]	亜急性全身毒性[b]	亜慢性全身毒性[b]	慢性全身毒性[b]	埋植[b,c]	血液適合性	遺伝毒性[d]	がん原性[d]	生殖発生毒性[d,e]	生分解性[f]
非接触医療機器																	
表面接触医療機器	皮膚	A	要[g]	E[h]	E	E											
		B	要	E	E	E											
		C	要	E	E	E											
	粘膜	A	要	E	E	E											
		B	要	E	E	E		E	E			E					
		C	要	E	E	E		E	E	E	E	E		E			
	損傷表面	A	要	E	E	E	E	E									
		B	要	E	E	E	E	E	E			E					
		C	要	E	E	E	E	E	E	E	E	E		E	E		
体内と体外とを連結する医療機器	血液流路間接的	A	要	E	E	E	E	E					E				
		B	要	E	E	E	E	E	E				E				
		C	要	E	E	E	E	E	E	E	E	E	E	E	E		
	組織／骨／歯質[i]	A	要	E	E	E	E	E									
		B	要	E	E	E	E	E	E			E		E			
		C	要	E	E	E	E	E	E	E	E	E		E	E		
	循環血液	A	要	E	E	E	E	E					E	E[j]			
		B	要	E	E	E	E	E	E			E	E	E			
		C	要	E	E	E	E	E	E	E	E	E	E	E	E		
インプラント	組織／骨[i]	A	要	E	E	E	E	E									
		B	要	E	E	E	E	E	E			E		E			
		C	要	E	E	E	E	E	E	E	E	E		E	E		
	血液	A	要	E	E	E	E	E				E	E	E			
		B	要	E	E	E	E	E	E			E	E	E			
		C	要	E	E	E	E	E	E	E	E	E	E	E	E		

図7-4 生物学的安全性試験の考慮すべき評価項目

（令和2年1月6日 薬食機審発0106第1号より抜粋）

クマネジメントの結果等を踏まえて決定する。各試験項目の詳細については、〈法規制への扉 8 規格・基準〉を参照されたい。

なお、本試験に適合している証明書と共に販売されている材料を用いる場合や、既に自社で医療機器として同様の目的で同じ材料を使用しており、本試験を実施している場合は、それらの使用前例を評価することによって試験を省略できる。既存の試験結果を利用する場合は、求められる試験条件で試験が行われていることを確認されたい。

歯科材料については、医科の医療機器の生物学的安全性試験と試験項目が異なるため、平成30年6月12日薬生機審発0612第4号「歯科用医療機器の製造販売承認申請等に必要な生物学的安全性評価の基本的考え方等の一部改正について」、令和3年5月31日薬生機審発0531第5号「歯科用医療機器の生物学的安全性評価の基本的考え方の一部改正について」などの通知を確認されたい。

5 滅菌方法の設定

5.1 滅菌の種類

手術時に使用する医療機器や体内に挿入する機器、機器内を通過した液が体内に注入される可能性がある医療機器は、予め滅菌し無菌性を維持した状態で提供する。滅菌方法には、オートクレーブ滅菌、EOG（エチレンオキサイドガス）滅菌、ガンマ線滅菌、電子線滅菌などがあるが、それぞれ特性が異なるため、使用する材料の化学的組成や耐熱温度、製品の構造、生産量などを考慮して、どの滅菌方法を使用するのか決定する（表7-1）。実際の滅菌は、医療

表7-1 滅菌方法の種類と特徴

	オートクレーブ	EOG	ガンマ線	電子線
温度	121～135℃	40～60℃	常温	常温
所要時間	数時間	半日以上	数時間	数十分
残留物	なし	残留ガス	なし	なし
向いているもの	耐熱性があるもの	オートクレーブ、ガンマ線、電子線以外のもの	大量に滅菌するもの	低密度のもの
事例	鋼製小物	プラスチック製品	注射針、手袋	ガーゼ、脱脂綿
向かないもの*	熱に弱い材質のもの	・液体を含むもの ・ガスが浸透しない形状のもの	・フッ素、塩素などのハロゲン原子を含む材質（PTFE**など） ・ポリアセタールなど	

＊材料の添加剤によって解消される場合もある。　　＊＊PTFE：ポリテトラフルオロエチレン

機器製造業を取得している施設で滅菌を受託しているところがあるので、それらの施設に委託する。また、医療機関で滅菌して使用する医療機器の場合は、上記の滅菌方法に加えて、過酸化水素ガスプラズマ滅菌、過酸化水素ガス滅菌、低温蒸気ホルムアルデヒド滅菌などが行われることがあるため、推奨する滅菌方法を決定しておく。〈法規制への扉8 企画・基準〉参照。

5.2 滅菌方法の設定時に確認すること

　滅菌は、製品を滅菌用包材に梱包する包装工程の後に行う。滅菌用包材は、滅菌の種類によって使用できる包材が決まっているため、滅菌方法を決定してから、適切な滅菌包材を選択する。オートクレーブ滅菌の場合は、製品に高熱や水蒸気が加わるため、耐熱性があるものや水に接しても変化しない製品に適用する。

　EOG滅菌などガスを使用した滅菌の場合は、製品の隅々までガスが行き渡らないと滅菌不良が発生する。最終的には、滅菌バリデーションで滅菌の可否を確認するが、その前に、製品の設計や構造を見直し、ガスの流路があることを確認しておくことが必要である。

　滅菌工程は、医療機器を構成する材料に対して高い熱エネルギーを負荷したり、多くのラジカルを曝露するため、材料の劣化や着色などの性質の変化や安全性、安定性、製品の機能に影響を及ぼす可能性がある。そのため、滅菌後の製品が目標性能を満たせることを確認してから、滅菌方法を最終決定する。目標性能を達成できない場合は、滅菌方法を変更するか、材料の変更を行う。

5.3 滅菌バリデーション

　滅菌方法を最終決定したら、製造販売承認申請までに滅菌バリデーションを実施する。滅菌バリデーションの方法は、滅菌ごとにJIS T0801、JIS T0806-1、JIS T0806-2に定められている。いずれの滅菌方法においても、最終的な包装形態の製品を用いて、実際に滅菌する装置で一度に滅菌する最大量を使用して実施する。従って、製造設備を用いて大量に最終製品を準備できて、包装形態が決定してから実施する。特に、ガンマ線滅菌、電子線滅菌の場合は、段ボール梱包した状態で行うため、滅菌バリデーションの前に段ボールの種類を決めなければならない点に注意したい。

6 妥当性確認（バリデーション）試験

　試作品での設計検証（ベリフィケーション）が終了し製品の要求仕様を達成できたことを確

> 設計検証　：作成したものが設計インプットどおりに出来ていることを確認する。
> 妥当性確認：作成したものが意図する用途と顧客の要求を満たしていることを確認する。

図7-5　設計検証と妥当性確認の違い

> ① 妥当性確認試験の計画書を作成する。
> ② 妥当性確認試験に使用する製品を製造する。
> ③ 妥当性確認試験を実施し、結果を記録する。
> ④ 妥当性確認試験の報告書を作成する。

図7-6　妥当性確認試験のステップ

> - 妥当性確認試験の計画書には、方法、合否基準、サンプル数を決定した統計的手法の根拠を入れる。
> - 妥当性確認試験で使用するサンプルは、製品の代表的なもの、すなわち、初期製造品やそれと同等のものを使用し、サンプルの選定根拠を記載する。
> - 他の医療機器と接続して使用する製品の場合は、接続した状態で妥当性確認試験を行う。
> - CTやMRIなど設置後でなければ妥当性確認を行えない機器の場合は、設置後、顧客に引き渡す前に終わらせる。
> - 妥当性確認試験の結果と結論、必要な処置の記録を残す。

図7-7　妥当性確認（バリデーション）試験の注意点（QMS省令第35条）

認したら、妥当性確認試験を行う。妥当性確認試験は、意図する用途を達成できているのか、顧客の要求に応えられるものになっているかを確認する試験である。設計検証と妥当性確認は混同しやすいため、注意したい（図7-5）。

妥当性確認試験には、製品の安全性を裏付ける試験や安定性、耐久性に関する試験、機器の性能や効果、使用方法を裏付ける試験などが含まれる。生物学的安全性試験やユーザビリティエンジニアリングなどのJIS規格試験は、妥当性確認試験として実施する。これらの妥当性確認試験は、製造販売承認申請に使用する。詳細は、第10章を参照されたい。

妥当性確認試験は、図7-6に示すステップで、図7-7の点に注意して進める。試験で作成した記録類（試験計画書、試験記録等）は、適合性書面調査（非臨床試験）の対象になるため、事前に通知類（平成30年2月9日PMDA信頼性保証部事務連絡、令和4年12月28日薬機発第1228001号PMDA理事長通知）を確認しておきたい。試験の充足性を確認したい場合は、PMDAの相談システム（全般相談、対面助言準備面談、開発前相談など）を利用して助言を受けることができる。詳細はPMDAのホームページを参照されたい。

7　安定性試験、耐久性試験

滅菌医療機器やディスポーザブルの医療機器など、特定の貯蔵方法でなければ品質を確保できない医療機器や経時的に品質が低下する可能性のある医療機器については、貯蔵方法と

有効期間を定めなければならない。そして、設定した貯蔵方法下で、有効期限まで製品規格に適合することを確認するための安定性試験を実施する。

安定性試験では、設定した貯蔵方法で有効期間保存し、保存後の製品で製品規格試験に適合することを示す長期保存試験を実施するが、十分な科学的根拠に基づく説明ができる場合は、加速試験も一緒に実施し、加速試験で製品の安定性を評価できる。なお、放射線滅菌する医療機器については、「線量分布の最大線量を踏まえた妥当な試験検体を使用して試験し、材料劣化に関し、製品性能が担保されることを確認した旨の宣誓書を添付する」（平成30年2月28日薬生機審発0228第7号厚生労働省医薬・生活衛生局医療機器審査管理課長通知）ことが求められているため、試験項目に材料劣化を評価する項目を入れておく。

繰り返し使用する製品については、有効期間内に使用される回数を予測し、その回数分、使用しても要求性能を維持できることを耐久性試験で確認する。回数の予測は、例えば、病院の病棟で使用するものであれば、「1病棟あたり〇名の患者に対して〇台購入し、1日〇回測定すると想定すると、年間、1台あたり〇回測定する可能性がある。有効期限が〇年であるため、有効期間内に〇回使用される可能性がある」のように臨床現場での使用方法を想定して算出する。

8 経腸栄養ポンプ用チューブ開発における開発ステージでの検討事例

FSステージでは、内径約3〜4mm、肉厚約0.50〜0.75mmのポリ塩化ビニル製チューブが要求仕様を達成できそうであることがわかった（第5章2.5参照）。

開発ステージでは、要求仕様を達成するチューブを設計するため、品質に大きな影響を与えると考えられる内径と肉厚について規格を設定する。設定したチューブを用いてリスクを低減できていることを検証するデータを取得し、妥当性確認試験として短期的使用空腸瘻用カテーテル等基準に記載の試験を行い規格に適合することを証明する。

8.1 規格設定

経腸栄養ポンプ用チューブの要求仕様は、経腸栄養用ポンプにセットして使用したときに、設定された流速で栄養剤を注入できることである。そのため、最終的なチューブのサイズは、開発した在宅用経腸栄養ポンプを使用し、栄養剤に類似した液を流して設定する。

図7-8に示す内径と肉厚のポリ塩化ビニル（PVC）製チューブと販売されている栄養剤の最高の粘度である2万mPa・s（ミリパスカル秒）と最低の粘度である5000mPa・sに調製した液体を準備する。調査の結果、一般的には10〜100mL/h（毎時ミリリットル）の速度で使用するこ

とが多いことが明らかになったため、試作した在宅用経腸栄養ポンプを用いて合計流量が経腸栄養剤の容量である400mLになるように設定して送液した時に、実際に送液された量が400mLになるのかをそれぞれのチューブを用いて、最低速度の10mL/hと最高速度の100mL/hで確認し、設定値と実際の流量が一致する内径と肉厚の範囲を絞り込んだ（図7-8）。

その結果、内径3.0～4.0mm、肉厚0.65～0.85mmのときに最も正確に注入できることが示された。肉厚が薄いほど高流速時に精度が低下することが示され、肉厚が厚いほど流量が低下することが示された。また、内径が小さいほど流量が低下し、内径が大きすぎると試作した在宅用経腸栄養ポンプにセットしにくかった。この結果から、経腸栄養ポンプ用チューブの規格は、内径3.0～4.0mm、肉厚0.65～0.85mmと設定した。製品としては、内径3.5ｍｍ、肉厚0.75ｍｍ、長さ250cmのものを採用した。

8.2　コネクタの選定

JIS T 3213「栄養チューブ及びカテーテル」には、経腸栄養投与セットに用いるコネクタは、ISO 80369-3に適合しなければならないと示されている。このことから、チューブに接続するコネクタとして、規格に適合したコネクタ部材を選定した（図7-9）。

長さ250cm	内径(mm)			
肉厚(mm)	3.0	3.5	4.0	4.5
0.50		○		
0.65	○	○	○	
0.75	○	○	○	○
0.85	○	○	○	

＊○：実施する試験

図7-8　PVCチューブの肉厚と内径の設定

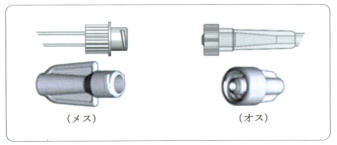

図7-9　経腸栄養投与セットに用いるコネクタ

引用：経腸栄養分野の小口径コネクタ製品の切替えに係る方針の一部見直しについて（令和4年5月20日医政安発0520第1号・薬生薬審発0520第7号・薬生機審発0520第1号・薬生安発0520第1号）

8.3 安全性に関するデータの取得

　安全性の検証を行うため、まず、リスクマネジメントを行った。生物学的安全性に関する内容については、リスクコントロールとしてJIS T 0993-1に規定する生物学的安全性の評価を実施した。また、リスクマネジメントで挙げられた一連の事象に対してリスクコントロールを行う。リスクマネジメントより、以下の一連の事象が推定された（図7-10）。
　このような事象が発生しないのかを確認するため、以下の評価を行った。

❶ 最高粘度と最低粘度の栄養剤に相当する粘度の液体を最低速度および最高速度で、25時間注入し、開始直後の1時間と24時間から25時間までの1時間の流量が設定値どおりであることを確認する。
❷ 最高粘度と最低粘度の栄養剤に相当する粘度の液体を最高速度で25時間注入し、開始直後と終了時でチューブの位置が変わらないことを確認する。

8.4 基準に定められた試験の実施

　JIS T 3213「栄養チューブ及びカテーテル」には、経腸栄養投与セットに対する引張強さ、気密性、腐食試験の試験法および合格基準が記載されている。開発中は、記載された試験法に従い、試作品を用いて予備試験を行い、規格に適合していることを確認しておく。製品の生産体制が整い、最終製品と同等の物を製造できるようになった時に、再度、妥当性確認試験として、JIS T3213に記載される試験を行い、規格に適合していることを確認する。また、経腸栄養ポンプ用チューブは、規格に従って滅菌品として供給するため、包材や包材のシール条件が決定した後に滅菌バリデーションを行い、無菌性を保証する。

8.4.1 安定性試験、耐久性試験

　経腸栄養ポンプ用チューブは、単回使用の滅菌医療機器であり、有効期間を3年にする予定である。この有効期間中の安定性を評価するため、妥当性確認試験の一部として、3年間の長期保存試験とアレニウス反応速度係数を用いた加速試験を行う。
　また、耐久性試験として、24時間の持続投与の可能性があるため、最高速度と最低速度、最低粘度と最高粘度の条件で安全率1.5倍を掛けた36時間の持続注入を行い、36時間後でも設定値と同じ流速を維持できていることを確認する。ここでは、任意の安全率として1.5倍に設定したが、自社で自信を持った製品を提供できるように、自由に安全率を決定してよい。

---

① 24時間、栄養剤を連続注入すると、時間経過と共に流量が変わる。
② 高速で栄養剤を注入し続けると、チューブの位置が移動する。

図7-10 リスクマネジメントで挙げられた一連の事象の例

この試験で使用する経腸栄養ポンプ用チューブは、滅菌によって、チューブの劣化や性能の変化が懸念されるため、滅菌後のチューブを用いて実施する。

妥当性確認試験により規格に適合し、顧客の要望を満たす製品であることを示せたら、申請書類を作成し、製造販売認証申請に進む。

> **コラム　医療機器開発に必要なスキル**
>
> 　医療機器開発に必要なスキルには、医学、技術、法規制、知的財産に関する知識など様々なものがあるが、特徴的なスキルに「決める力」がある。
>
> 　医療機器開発では、顧客のニーズから設計インプットとして適切な要求仕様を設定し、最終的な要求仕様を達成できたことを適切な試験で評価しなければならない。しかし、要求仕様の各項目を既存の判断基準に照らし合わせて決定できることは非常に少なく、各項目が妥当であるかは、製造販売業者の責任において考え、決定する。
>
> 　これらの判断は、最終的には各企業の責任者に委ねられるが、実際に開発を行う開発部門や担当者も日々の開発活動の中で決定しなければならない場面に多く直面する。「決める力」が不足すると開発スピードが低下し、開発が長期化する。
>
> 　開発スピードを決定する要因の1つに「決める力」があることを念頭におき、スピーディーな開発を心がけたい。

第8章 ME機器の開発ステージ

> **本章のポイント**
> - 基礎安全の安全規格は、医療機器の場合 JIST0601-1、体外診断用機器の場合 JIS1010-1 等がある。
> - 基礎安全は、機器の故障の有無にかかわらず、患者、操作者、保守・メンテナンス担当者など、機器に関わる全ての人や建物、財産などに生じさせてはいけない危害を示す。危害は、医療機器に限らず全ての機器に共通で、感電、やけど、火災、機械的な動きや光・放射線による危害などがある。
> - 機構、電気、ソフトウェアなど、多くの設計要素があるが、一番重要なのは、意図する用途を達成するための機能の設計を行う、システム設計である。
> - 機能安全は、システム設計を行う際のリスクマネジメントによって確保される。
> - 基礎安全項目だけでなく、機能についても単一故障安全を達成する必要がある。

1 医用電気機器とは

　医療機器のうち、電気又は他のエネルギー源によって動作する医療機器のことを能動型医療機器という。人力及び重力をエネルギー源とするものは除かれる。能動型医療機器には、電気で動くもの、風船の収縮力によって薬液の注入を行うバルーン式注入器、スプリングの圧縮力で薬液を注入するペン型インジェクターなども含まれる。これらの機器は、人のコント

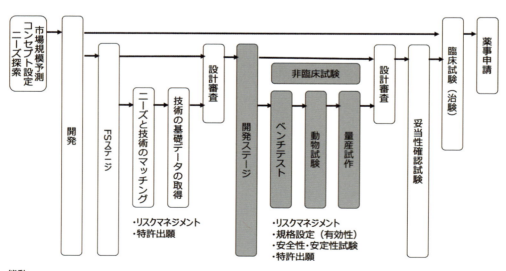

能動
図8-1 ME機器の開発ステージ

ロールを超えたところで動作する機器であるため、人のコントロール外に起きるリスクに対応しなければならない機器である。

この能動型医療機器のうち、電気によって動作するものを医用電気機器（Medical Electrical Equipment）、略してME機器と呼ぶ。医用電気機器（ME機器）は、「医用用途」の電気機器の総称である。

ソフトウェア単体の医療機器は、一般情報通信機器上にインストールされて動作するものであるが、電気機器の一部に搭載されて動作するため、能動型医療機器として扱われる。

本章では能動型医療機器の大部分を占める医用電気機器（ME機器）及びソフトウェア単体の医療機器の開発ステージ（図8-1）について述べる。

2 多種多様なME機器

ME機器は、電子体温計、血圧計、超音波診断装置、CT/MRI、重粒子線治療器、ロボット手術機器などの医家向け機器や低周波治療器、マッサージチェアなどの家庭用医療機器、補聴器などの補装具や人工内耳、ペースメーカーなどの埋め込み型機器などがあり、一口にME機器といってもその構造やリスククラスは多種多様である（図8-2）。

さらに、マイコンも使わず、ただ可変抵抗でモーターの電圧を調整する機器もあれば、超伝導マグネットやサイクロトロンなどを組み込んだもの、スーパーコンピューターを並列処理するようなものまである。

このように、ME機器という言葉で表される医療機器の範囲は相当広いものであるが、これら幅広いME機器の安全性を考える上で絶対的に共通していることがある。それは、電気を使

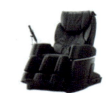
マッサージチェア

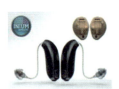
補聴器

輸液ポンプ

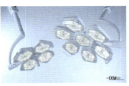
手術用無影灯

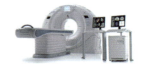
CT装置

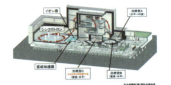
重粒子線治療器

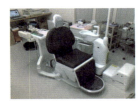
歯科診療ユニット

図8-2 多種多様な医療機器

うことである。つまり、ME機器には、共通して電気に関わる危険が存在している。そのため、電気に関わる安全性を担保しなければならないということ。電気に関わる危険は、ME機器に限定されたものではなく、世の中の全ての電気を使っている機器に共通のものである。ただ、ME機器は、患者という特殊な状態の者に使用するものであるため、特別に追加的に要求されている安全項目も存在する。

3 意図する用途

　ME機器の開発プロセスは、一般の電気機器の開発プロセスと大きく変わるものではない。ただし、ME機器は、一般の電気機器と異なり、医用用途の機器であるため、医療機器特有の「意図する用途」、「効果・効能」を達成できることが求められている。意図する用途とは、薬機法第2条(医療機器の定義)で示されているように「疾病の診断、治療若しくは予防に使用されること、又は身体の構造若しくは機能に影響を及ぼすことが目的とされている」という、医療機器の使用目的のことである。

　ME機器には、様々な「意図する用途」がある。例えば、検査・測定・計測を行うこと、診断・補助すること、治療・補助すること、身体機能を代替・置換すること、医療機器の消毒・滅菌に供することなどである。

　ME機器の安全性を考える際に「意図する用途」を明確にしなければ、医療機器としての役割を果たしていく上で通常の使用時に発生するであろう危険や副作用などについて考えることができない。すなわち、意図する用途を明確にして設計・開発を進めていかなければ、「臨床上なってはいけない・望ましくない状態」である「臨床上のリスク」について考察せずに機器を設計・開発することになってしまう。

　「意図する用途」は、医療機器の設計・開発を行うにあたって最も重要な用語である。

　ただし、「意図する用途」を実現する機能は、医療機器の全ての機能を示すわけではない。ME機器には、意図する用途とは関係のない、顧客にとって便利な機能や、保守等で使う機能もたくさん搭載される。それぞれの機能のリスクを考慮し、リスクに応じた設計を行うことが重要である。

> **コラム** 意図する用途
>
> 　日本では、その医療機器の意図する用途が達成されていると、承認等される仕組みになっている。そのため、メーカーは、意図する用途を設定せずにものづくりを行い、意図する用途を後付けして、承認等を取得するための資料を作ることに集中しがちである。しかし、このやり方には注意が必要である。

よく聞く話の一例を挙げる。

「医療機器を開発しました。この機器は〇〇の領域でとても役に立つはずです。そこで、先生方のご意見を伺いたいので、よろしくお願い致します」

何故、ご意見が必要なのか？ 〇〇の領域で役に立つか、否かを聞きたいのではなく、〇〇の領域で「意図する用途を達成できること」の確証が欲しいのである。

こうしたことを行う企業に共通なのは、「この機器は〇〇の領域で、このように役に立ち、こういう効果があります」といわず、「それを決めるのは医師である」という言葉が出てくる点である。つまり、「意図する用途」を決めずに開発を進めているのである。

4 ME機器の設計・開発

4.1 設計・開発プロセス

ME機器の設計・開発を進める際は、意図する用途を達成できるよう、下記のプロセスを織り交ぜながら取り組む。

- システム設計
- 機構設計
- 電気回路設計
- ソフトウェア設計
- ユーザビリティ設計
- 包材設計
- 取扱説明書・ラベリング設計

ME機器の設計・開発プロセスは、ウォーターフォールモデル（第5章フィージビリティスタディーステージ1.1及び図5-2参照）、もしくはVモデル（図8-3）で示すことができる。このようなプロセスで企画、設計、試作、検証、妥当性確認を行う。具体的な製品（システム）開発プロセスを図8-4に示す。

非能動型医療機器の開発と同様に、探索ステージ（フィージビリティスタディーステージ）の段階では、研究要素を突き詰めていき、技術が確立すると、その応用を検討し、試作を作る。

開発ステージでは、製品として良いか悪いかの判定を行う。製品としての良し悪しの判定とは、医療機器が医療現場で患者にもユーザーにも安全に使用でき、かつ医療現場で使用される際に意図する用途を達成できるかどうかを判定するものである。この判定は、安全性試験の結果をもってでなく、妥当性確認試験の結果をもって行う。

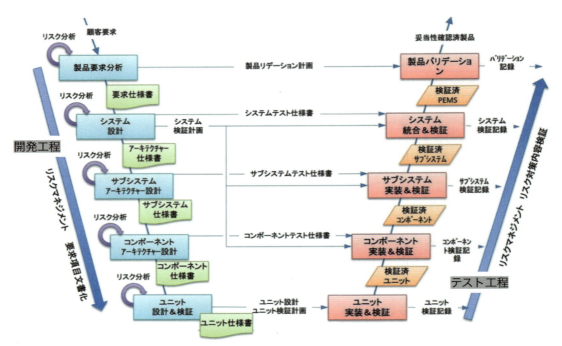

図8-3 製品開発のVモデル

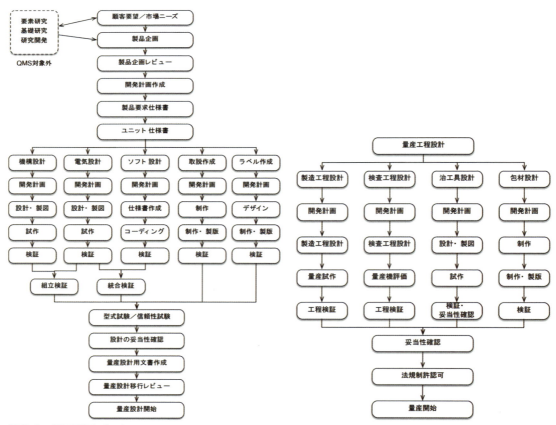

図8-4 製品開発プロセス

4.2 システム設計プロセス

　システム設計プロセスは、製品開発における最も重要なプロセスであり、製品がシステムとして意図する用途を達成できるように機構、電気回路、ソフトウェア等の機能や動作などの詳細及び関係性を決定するプロセスである。

　システム設計は、「意図する用途」を実現するために、機能、構造、開発要素などの観点から各要素を設計管理しやすいレベルに分割し、それぞれの管理の中で設計を行い、製品として「つくるべきもの」を示すことである。日本のものづくり企業が陥りがちな、「つくった結果」から「つくるもの」を決めることではない。システム設計もこの基本に則れば、システムとして「つくるべきもの」は何かを示すことである。

　さらに、システム設計において重要なことは、意図する用途を実現するための機能に対して、その安全性の確保の方法を設定することである。これを機能安全と呼ぶ。意図する用途を実現するための機能を実現する上で必要な機構、電気回路、ソフトウェアに欠陥があったとしても、患者や使用者のリスクを低減させる設計でなければならない。各要素を設計する際の安全設計指針を定めるのが、機能安全設計であるが、これは機能に対するリスクマネジメントを行うことで抽出することができる。

　機能安全の例としては、輸液ポンプの過剰注入を防ぐための監視機能や、診療情報データの通信を行う際の情報欠損やイレギュラーに対する保護のための、冗長性のある通信やパリティチェック機能などがある。機能安全は、システム設計の段階で充実させることができる。

　日本のものづくりでは、システム設計の担当者がいないという事例が多々見受けられる。しかし、システム設計は、医療機器としての安全性を確保するためには、必ず、そしてできるだけ早いステージで実施しなければならない活動である。

　システムを表現する上で、最も重要なことは、機能／構造を表すアーキテクチャーを示すことである。「アーキテクチャー」という言葉は、ハードウェアやソフトウェアが混在する「システムアーキテクチャー」やソフトウェアの機能構造を示す「ソフトウェアアーキテクチャー」のように使用する。

　ME機器は、先に述べたように多種多様、システムアーキテクチャーも様々存在する。例えば、体温計のようにワンチップマイコンと温度センサーだけで出来上がっているもの（図8-5）から、アンギオ装置（血管撮影装置）のように、様々な企業が開発する複数のユニットを組み合わせてやっと意図する用途が達成できる機器（図8-6）などもある。

　開発する機器、特に大型の機器については、システムとして設計管理することが重要である。意図する用途が決定し、設計管理の要素単位が決定したら、JIS T0601に従い、各要素単

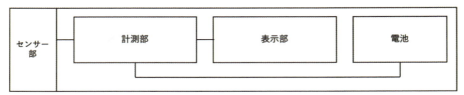

図8-5 電子体温計のシステムアーキテクチャー

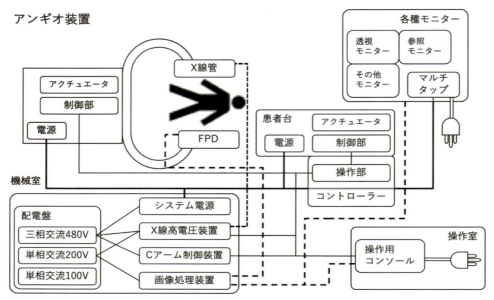

図8-6 アンギオ装置のシステムアーキテクチャー

位における要求仕様、開発計画、開発プロセス、検証方法を決定し、書類を作成していく。

5 安全性の確保（JIS T 0601-1においての要求事項）

5.1 患者と操作者の感電からの保護

　ME機器が防ぐべき最も重要なものが感電である。患者は開胸手術中であったり、機器が体内に埋め込まれている状態であったりと、電撃に対して感電しやすい状態にある。そのため、感電の原因となる電圧、電流、エネルギーから患者を保護する必要がある。

　感電は、ME機器から生じる電流が、機器の装着部や接触可能部分から、患者に流れたり（患者漏れ電流）、操作者に流れたり（接触電流）することによって引き起こされる。機器に触らなければ感電はしないが、触らずに機器を使うことはできないため、電流を感電しないレベ

ルに下げることが重要となる。

　装着部とは、JIS T 0601-1で定められた医療機器特有の表現であり、医療機器の部分のうち、「患者に装着することを意図した部分」のことを言い、心電計の電極、超音波診断装置のプローブ、血圧計のカフ、電気メスのプローブなどが該当する。

　患者を感電から保護する上で、電気的に浮いた状態(大地や商用電源に対して分離されている)になっていることが望ましい。特に電気メスを使った手術をするときは、対極板へエネルギーを逃さないためにも必須である。また、患者のバイタルを監視する機器や、電解液や麻酔剤を投与するための機器の装着部も電気的に浮いた(絶縁された)状態になっている必要がある。このような装着部を「浮いた装着部」(Floating Applied Part)という。

　装着部で、健常な皮膚上に装着するものをB形装着部といい、B形装着部で電気的に浮かしたものをBF形装着部という。心臓に直接使用する、もしくは脈管系に導電接続するおそれのあるものは、必ず電気的に浮かせておかなければならず、そのような装着部をCF形装着部という。B、BF形のBはBody、CFのCはCardiacの頭文字で、それぞれ体躯、心臓用の装着部であることを意味する。これらの装着部は誰でも分かるように、記号化されており、四角は電気的に浮いていることを意味する(図8-7)。

　人間がどれくらいの電流で感電するかを考える際、マクロショックとミクロショックの二つの側面から見る必要がある。マクロショックは、人の皮膚を通じたものであり、熱傷、組織の壊死に関わる電流である。ミクロショックは、開胸・開腹術など機器が組織や血液、リンパ液などと接触し、心臓に直接通電できてしまう場合の電撃で、心室細動を引き起こすもののことをいう。電撃の種類としてのマクロショックとミクロショックについて表8-1に示す。

　通常、マクロショックとミクロショックを防ぐために、次の手法をとる。

(1) 電流の制限

電流を制限する装着部とする。

(2) 絶縁物や空間距離・沿面距離による分離

　感電のおそれがある電圧が加わっている場所に対し、患者や操作者とのその部分の間に電気を通さない固形物を挟み、電流が流れないようにする。電圧が高い場合、その固形物の厚さや材質によっては、それを破壊して電気を流してしまうおそれがある(絶縁破壊)。その場合、

B形装着部　　BF形装着部　　CF形装着部

図8-7　装着部の型式

表8-1　電撃の種類等

電撃の種類	電流値〔mA〕	名称等	症状
ミクロショック	約0.1	心停止電流	医療行為中自覚無く心室細動が発生する
マクロショック	約1	最小感知電流	指先など誘電部位でぴりぴり感じ始める
	3〜5	（退避行動）	手足に強くしびれを感じる
	約10	離脱電流	自力で離脱できる限界
	30〜50	生理機能障害	心・呼吸系の興奮、痛み、気絶を伴う
	約100	心停止電流	心室細動が発生する
	数千以上	（加温・加熱）	大電流による火傷を生じる

より強固な材料を選ぶか、追加の絶縁物を間に挟み、絶縁の能力を上げる。空気も優秀な絶縁物で、その絶縁耐力は約3000V/mmあることが示されている。

(3) 保護接地

保護接地は、人と接触して感電するおそれのある機器の金属部分をアースし、機器の内部で漏電があってもその金属部分から感電しないようにするために行う。機器をメンテナンス、分解する際にも感電するおそれがあるので、保護接地は、メンテナンスや分解で電源の極を外した最後に外れるようでなければならない。先に保護接地が外れてしまうと、金属部に触れて感電してしまうおそれがある。

5.2 単一故障安全と単一故障状態

故障したら即患者に危害が加わるようなME機器では危なくて使えない。そのため、故障が起きても安全であるようなつくりでなければならない。JIS T 0601-1では、単一故障安全を確保することを要求事項としている。

単一故障安全とは、一つ故障が発生しても、ME機器全体としては安全である状態をいう。例えば、内部回路で絶縁破壊が起きて短絡（ショート）が発生したとき、ヒューズが切れ、機器として発火や感電を引き起こさないようになっているとか、機器の前進後退運動をする駆動部のストロークセンサーが故障して動作を停止できなくなったとき、モーター電流の過電流を感知してモーター電流を遮断するようになっているとか、乳幼児加温器のヒーターの制御部が故障して過度な熱を加えそうになったとき、独立した別の温度センサーで温度を検知してヒーターの加温を止めて警報を出すようになっているとかである。このそれぞれの故障状態を単一故障状態という。単一故障状態には、構造的な故障と機能的な故障がある。基礎安全に関わる単一故障状態は、JIS T 0601-1で明記されているが、機能的な故障については、製造

業者が自ら示す必要がある。

ただし、IECやISO、JISなどで個別規格があるものについては、その中で示されているものもある。

5.3 機械的な危険

ME機器には機械的な動きのあるものがある。アンギオ装置のCアーム部やポータブルX線装置のアーム部、高圧酸素治療器のチャンバーカバー、歯科用ドリルなど。質量は軽いが速さがあるもの、動きは遅いが質量があるものなど様々である。機器自体に質量があるものもある。

また、MRIの超伝導チャンバーや高圧酸素治療器、酸素濃縮器など、高い圧力を機器内部に持っているものもある。これらは、その圧力を保持できなければ、爆発を起こしたり、内部のガスや液体を噴出したりして、患者や操作者、さらに他の機器に危害を及ぼすおそれがある。他にも、患者を固定もしくは機能訓練用に意図的に動かすものもあるが、これらは機器の動くエネルギーや可動範囲が、患者に危害を加えてしまうおそれがある。

表8-2　機械的な危険

押しつぶし	患者、操作者、メンテナンス要員の機械的な押しつぶし（ドア、X線装置等）
せん断	ドアやテーブル等の可動部による患者、操作者、メンテナンス要員の体の部分のせん断
切傷	機器の角、エッジなどによるもの
巻き込み	動く部分の患者、操作者、メンテナンス要員の指、腕、服の巻きこみ
挟み込み	動く部分の患者、操作者、メンテナンス要員の身体の部分の挟み込み
突き刺し又は突き通し	鋭い部分や動く部分の患者、操作者、メンテナンス要員への突き刺し、突き通し
摩擦又は擦りむき	患者、操作者、メンテナンス要員が触れる部分による摩擦、擦りむきの発生
飛散物	リチウム電池の破裂や機械的なバネ、油圧シリンダー等からの飛散物による患者、操作者、メンテナンス要員への危害
高圧流体の放出	薬液、水、空気、ヘリウム・窒素、酸素等の圧力を使用する機器に発生している高圧流体の正常使用時、単一故障時に放出時の、患者、操作者、メンテナンス要員への危害
落下	ベッドや椅子、手術台などからの患者の落下や、天井やスタンド、棚やラックに収められている機器が落下することによる患者、操作者、メンテナンス要員への危害
不安定性	移動式機器の移動時や機器の正常使用するための安定性の確保が不十分だったことによる患者、操作者、メンテナンス要員への危害
衝撃	機器の動作によって患者、操作者、メンテナンス要員に加わる衝撃が及ぼす危害
患者の移動及び位置決め（キャスター、ハンドル・グリップ等）	X線装置や歯科用チェア、手術台やストレッチャー等、患者の移動や位置決めをする際に患者に加わる危害や、故障の発生時の患者の安全な救出にあたってキャスターやハンドルなど機器を移動させることによる患者、操作者、メンテナンス要員に対する危害
振動及び騒音	機器が発生する振動、大きな音による患者、操作者、メンテナンス要員に対する危害

このような機械的な危険に対して安全を確保することが必要だが、単一故障安全も確保しなければならない。そのため、機械的な危険に対しては、単一故障状態をFMEA（Failure Mode and Effects Analysis：故障モード影響解析）等で評価し、どのように安全が確保されているのかを証明できるようにしておくことが重要である。

また、患者や操作者だけでなく、設置作業者、保守作業者、近くにいる人の安全も考えなければいけない（表8-2）。

5.4 放射による危険

ME機器には様々な放射線を用いるものがある。X線装置は今やなくてはならない検査機器であり、ガンマナイフはガンマ線を使った非侵襲的な治療法で癌の治療等に用いられている。昨今では、ガンマ線よりも人体への副作用の少ない陽子線や重粒子線、電荷を持たない中性子線の研究も進んでいる。このような放射線を「電離放射線」と呼ぶ。

また、「非電離放射線」と呼ばれるものもある。電波やマイクロ波、赤外線や紫外線などである。これらの放射線も医療現場では様々使用されている。例えば、電波やマイクロ波は血流の改善や痛みの緩和に、赤外線は体の保温や血行改善の温熱療法に、紫外線は白癬やアトピーなどの皮膚疾患の治療に使われている。他にも、血中酸素濃度計や眼科用網膜検査装置などにも放射線を放射するものがある。

放射とは、電磁波や粒子線などが物体から放出される現象である。放射線の種類等について図8-8〜8-10に示す。放射線は人体に悪影響を与えるものであるが、放射線を用いるME機器は、被爆からの防護を考えて設計・製造されなければならない。しかし、電離・非電離放

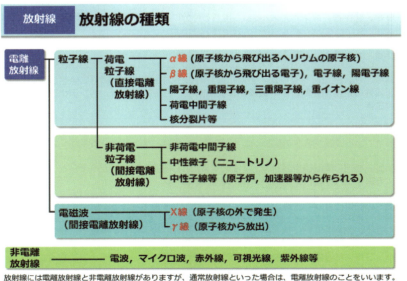

図8-8　放射線の種類

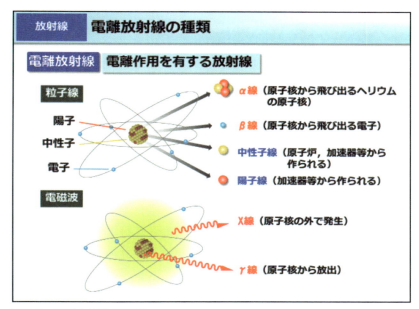

図8-9 電離放射線の種類

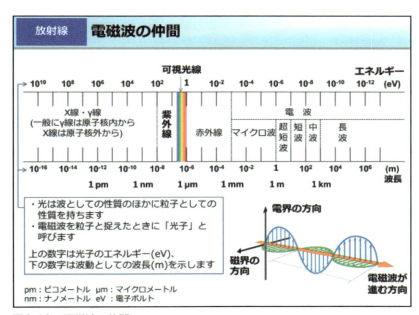

図8-10 電磁波の仲間
環境省　放射線による健康影響等に関する統一的な基礎資料（平成30年度版）より抜粋

　射線は、可視光線を除き視認できないものばかりであり、危険な放射になっていても判別できないため、放射している状態がわかる機能がME機器には必須になる。また、この機能に故障があった場合でも、安全を確保する設計が必要である。

5.5 温度、熱、火災、液体や気体による危険

　ME機器には、意図する用途として、患者に熱を加えるものがある。新生児の保育器や温熱療法用の赤外線治療器、ホットパックなどである。このような機器は、患者をやけどさせてしまうおそれがある。やけどの重症度は、高温体に触れる部位の温度と時間で決まる。高温体の温度が高ければ、短時間の接触でもひどいやけどになるし、低い温度でも長い時間接触していればひどいやけどになる。温度による危険は、医療機器以外の全ての機器でも同じであり、ISO13732-1で許容される温度が定められている。JIS T 0601-1も同じ基準を用い、患者をやけどから保護している（表8-3）。

　ただし、この温度は、健康成人を基準とし、接触面積についても考慮がされていないため、医療機器の用途等によっては、そうした点を考慮する必要がある。特に乳幼児の場合、健康成人より熱量に対する許容度が低い。また、体表面積に対して、広い部分で熱量が加わると、人の恒常性が維持できなくなるおそれがある。意図的に温度を扱う機能の安全性については、臨床経験から安全性と効能を示すか、もしくは個別規格に定められている温度とする。

　また、ME機器は電気を使用するため、その電気が熱エネルギーに変換されることで機器も発熱してしまう。機器の熱は、やけどだけではなく、火災に繋がるおそれもある。モーターやトランス等のコイル部品は出力次第で異常な発熱を起こし、100℃以上になるものも多く、火災だけでなく絶縁材料の劣化による感電を引き起こすおそれもある。このような部品に使われる絶縁材料には、温度に応じた耐熱クラスが定められている（表8-4）。

　通常使用下においても、機器の内部には高温になる部品が存在するため、高温部品があっても機器が発火しない構造でなければならない。

　外装部品については、UL難燃グレードにおけるV-1又はV-2（IEC基準の難燃グレードではFV-1又はFV-2）の自己消火する難燃材を使用すること。そして、機器内部で部品が燃焼した場合でも、燃焼した部品が外部に落ちないバッフル構造（図8-11）の底面構造にしなければなら

表8-3 装着部の材質と最高許容温度

材質	やけどにならない接触時間と温度		
	1min	10min	8h以上
コーティングなし金属	51℃	48℃	43℃
コーティングあり金属	51℃	48℃	43℃
セラミック、ガラス、石	56℃	48℃	43℃
プラスチック	60℃	48℃	43℃
木材	60℃	48℃	43℃

表8-4　温度に応じた耐熱クラス

耐熱クラス	許容最高温度[℃]
A	105
E	120
B	130
F	155
H	180

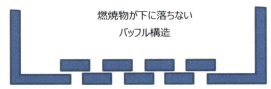

図8-11　バッフル構造

ない。底面にスリットなどを入れて放熱を意図する場合、電気部品とその部品の落下の向きや角度、スリットの幅やサイズについても検討する必要がある。

　他にも、ME機器が使用される環境には、引火性の高い麻酔剤や高圧酸素療法に使う高濃度酸素などがある。これらの薬剤や酸素等と共に使う機器は、スパークによる引火を防ぐように、エネルギー量を抑える必要がある。

　多くのME機器は液体とともに使われる。薬剤や輸液剤とともに使われるのはもちろん、手術用の機器であれば血液や尿などの体液、切開部を洗浄する生理食塩液と、人工透析器であれば透析液と、歯科研磨機器であれば水道水とともに使われる。また、家庭用医療機器、救急現場や戦場の野戦病院などで使用される医療機器の場合、粉塵などにさらされるおそれもある。

　そのため、液体や粉塵が機器内部に侵入しても、感電や火災を引き起こさず正常に動作するような構造としなければならない。一般病室などで使用する機器であれば特別な構造は不要だが、手術室で使う機器であれば飛散する体液などがかかっても安全を担保できるような構造とする必要がある。また、手術室で使うフットスイッチなどは何がしかの液体に浸るおそれがあるため、防水構造とする必要がある。さらに、屋外で使用するAEDは、防滴、防塵構造でないと、適切なエネルギーを加えられなくなってしまう。液体が常にかかるような状態にあり、移動させることが少ない機器は、防滴や防水構造にするのではなく、機器内部に液体が入っても危険な状態にならない構造にするという方法もある。

　意図する用途と使用環境について十分考慮して仕様を決めることが重要である。

5.6 表示器・計器・制御装置による危険

　医療機器の表示器・計器・制御装置の精度の低さは、人体への重大な危害につながるおそれがある。放射線治療器の設定値以上の過剰なＸ線の放射は、患者を許容以上に被爆させる。電気治療器の過剰な出力は、筋や組織を破壊するおそれがある。

　機器の表示の誤りも同様である。出力を正しく表示しない制御器は、過剰な出力での使用につながるし、CT画像などを表示するモニターの不良も病変部の見落としにつながる可能性もある。

　これらの安全性の確保の方法は、主に個別規格に示されているが、個別規格がないものについては、ユーザビリティエンジニアリングに基づくリスクマネジメントの中で安全性を確保することになる。ユーザビリティエンジニアリングの具体的な実施方法については、第9章で解説する。

　医療機器の規制において、有効性、安全性等の評価のため、規格・基準が用いられる。国内では日本産業規格(JIS)が優先的に用いられ、JISがない場合は、国際規格等が用いられている。JISは国際規格であるISO、IECをベースにしている。医用電気機安全規格(IEC6060-1／JIS T 0601-1)におけるそれらの関係や概要については、法規制への扉8 規格・基準を参照。

5.7 電磁波による危険

　一人の患者に同時に一つの医療機器しか使用しないということない。複数の医療機器を同時に使用する際に、ある機器からの電磁波によって、他の機器が誤動作し、危険な状態になってはならない。

　電気メスのように高出力の高周波エネルギーを使用する機器は、心電計のモニターにノイズを乗せてしまったり、ペースメーカーのパルスを異常にしてしまったりする。過去には、ME機器から放出された電磁波が、シリンジポンプを暴走させ、降圧剤を急速注入させるなどといった事故もあった。

　ME機器から放出される電磁波(エミッション)を抑えるとともに、受ける電磁波に対する耐性(イミュニティ)を強くすることで、他のME機器と共存できるようにすることを、電磁両立性(EMC：Electromagnetic Compatibility)という。

　エミッションとは、ME機器が放出し他のME機器を妨害してしまう電磁波のことで、電磁障害(EMI：Electromagnetic Interference)とも言う。イミュニティとは、他のME機器から放出された電磁波に対する耐性のことで、電磁感受性(EMS：Electromagnetic Sustainability)とも言う。エミッションの種類を表8-5に、イミュニティの種類を表8-6に示す。

　エミッション試験には他の機器を誤動作させないための明確な基準値が定められているが、

表8-5　エミッションの種類

電磁波の種類		内容
電磁放射妨害波	妨害波電界強度	電波として放出される30MHz～1GHzまでの高い周波数の妨害電磁波。
	電源端子妨害電圧	電源ラインに現れる150kHz～30MHzまでの比較的低い周波数の妨害電磁波。伝導性雑音、雑音端子電圧とも呼ぶ。
電源高調波電流		電源ラインに現れる、電源の周波数からずれた周波数の妨害電流。
電源電圧変動及びフリッカ		商用電源に現れる、照明器具のちらつきを引き起こすような妨害電圧変動。

表8-6　イミュニティの種類

電磁波の種類	内容
静電気放電	静電気によって装置に加えられる妨害に対する耐性。気中放電試験では最大±15kV、接触放電試験では最大±8kV加える。
放射無線周波数電磁界	電波として装置を妨害する電磁波に対する耐性。試験では80MHz～2.5GHzの高周波を加える。
RF無線通信機器からの近接電磁界	RF通信機器（携帯電話やBluetooth、Wi-fiなど）から発生するSIM帯の電磁波に対する耐性。
ファストトランジェント／バースト	電源ラインや信号ラインがアンテナとなって拾ってしまう、他の装置がスイッチやリレーをON/OFFした時に発生する妨害ノイズに対する耐性。
サージ	電源ラインや信号ラインに伝達される、雷によって起こりうる妨害電圧に対する耐性。
伝導無線周波数磁界	電源ラインや信号ラインがアンテナとなって拾ってしまう、他の装置が発生する150kHz～80MHzの比較的低い周波数の妨害電磁波に対する耐性。
電源周波数磁界	大型の変圧器や電源等が発生させる50Hz～60Hzの妨害磁界に対する耐性。
電源電圧ディップ／瞬時停電	電源電圧の変動や一時的な停電に対する耐性。

　イミュニティ試験にはそのような明確な合否基準は定められていない。なぜなら、何らかの電磁波を受けて医療機器が誤動作しても、それによる危険は医療機器の意図する用途によって異なるためである。例えば、電磁波を受け、機器が停止してしまうという事象があったとする。この場合、その機器が血圧計であったなら特に問題ないが、人工呼吸器であったなら大変なことになる。別の例を挙げると、取得したデータに全般的に電磁ノイズが乗ってしまうという事象があり、再検査が必要となった場合、その機器がMRI装置であったなら磁場の人体への影響はほとんどないと考えられるが、CT装置であったならX線の再被爆となる。また、病気や症状によっては（例えば癌）再検査日までに病気や症状が悪化してしまうことなどが考えられる。同じ電磁ノイズが乗った診断用画像でも、扱いが異なってくるのである。

　このため、イミュニティによる機器への影響については、リスクマネジメントを行い、許容できる影響、許容できない影響を明確にする必要があり、EMCのイミュニティ試験においては、その中で許容できない影響の有無をもって、イミュニティ試験の合否を定めることとなる。

この合否基準については、試験機関が定めるのではなく、製造販売業者が定めるものである。

電磁障害／EMCと医用電気機安全規格（IEC60601-1-2／JIS T 0601-1-2）におけるそれらの関係や概要については、法規制への扉8 規格・基準を参照。

6 医療機器における／としてのソフトウェア

　ソフトウェアに関してまず理解しておかなければならないのは、ソフトウェアは、医療機器に組み込まれて機能するもの(software in a medical device)と、単体で医療機器であるもの(software as a medical device)の2種類あるということである。
　薬機法(2014年11月25日施行)への改正前は、本邦では一部の例外を除き、ソフトウェア単体は医療機器として定義されておらず、ハードウェアにインストールされた状態(software in a medical device)でしか医療機器として流通できなかった。薬機法になって、国際整合性等を踏まえて、ソフトウェアそのものとそれを記録した記録媒体も医療機器の範囲に加えられたことで、本邦においてもハードウェアと切り離した単体のソフトウェア(software as a medical device：SaMD)が流通可能になった。この医療機器としての単体のソフトウェアを医療機器プログラムという(法律用語として「ソフトウェア」ではなく「プログラム」が使用される)。医療機器プログラムそのものは無体物であるが、汎用コンピュータや携帯情報端末等にインストールされた有体物の状態で、人の疾病の診断、治療若しくは予防に使用されること又は人の身体の構造若しくは機能に影響を及ぼすことが目的とされているものである(第1章で述べた薬機法における医療機器の定義に該当していることがポイント)。
　医療機器に組み込まれているソフトウェアについては、ソフトウェアそのものについても、品質マネジメントやリスクアセスメントが求められるが、あくまで製品全体としての品質マネジメント等が求められることになる。一方で、医療機器プログラムについては、ソフトウェアそのものが製品であるので、ソフトウェアの品質マネジメント等が必要であるが、実際に対象とするプラットフォーム(例えばWindowsパソコンやApple iPad)にインストールされた状態での品質マネジメント等も同じく必要となる。
　つまり、薬機法への改正以降、医療機器プログラムがバズワードとして注目を集めたものの、基本的には開発において求められる内容については、範囲の違いはあれ、機械器具と大きな差異はないということになる。

> **コラム** 医療機器プログラムとプログラム医療機器
>
> 「医療機器プログラム」と「プログラム医療機器」とでは、意味するところの違いがある。
> 　通知によれば、「医療機器プログラム」は、ソフトウェア(プログラム)単体のものをいい、一方、「プログラム医療機器」は、プログラム単体及びこれを記録した記録媒体を含めたときの言い方である。また、等を用いて医療機器プログラム等ということもある。

7　医療機器プログラムについての誤解と真実

　医療機器の範囲に医療機器プログラムが追加されたことで、何が変わったのか。一部では、規制強化という声も聞かれたが、そもそも医療機器の定義への該当性がある機能を持つものであれば、法改正前から規制対象であって、ソフトウェアだからといって自由に流通してよかったわけではない。

　法改正により変わったことはいくつかあるものの、メインは流通形態の変化である。前述のとおり、コンピュータなどの有体物にインストールされた状態でないと流通できなかったものが、ソフトウェア単体の無体物がダウンロード等でも流通できるようになったことや、SaaS (Software As A Service)など、クラウド上のサービス等で提供できるようになったことが、最大の変化である。逆に言えば、医療機器プログラムの承認・認証のハードルについては、従前の医療機器と何ら変わらないことに留意されたい。

　また、法改正と時期を同じくして、スマートフォンやスマートウォッチの医療応用や、ディープラーニングを始めとする人工知能の医療応用が注目を集めてきた。そのため、そのような新たなデバイスや技術が医療機器プログラムの文脈において言及されることが多々あるが、基本的にはそれは別の文脈で語る必要があるだろう。というのも、スマートフォンやスマートウォッチといった新たなデバイスや人工知能に関する技術が、今後の医療に大きな貢献をする可能性はあるものの、それらに対する法規制上の特別扱いは存在しないからである。例えば、スマートフォンやスマートウォッチを用いた医療機器を開発しようと考えている場合は、①スマートフォン等を装置一式の中に含んだ製品として承認・認証取得を行う方法と、②添付文書上で対象機器となるスマートフォン等を指定した上で、医療機器プログラムとして承認・認証取得を行う方法(ただしスマートフォン等を汎用プラットフォームとみなすことが可能な場合に限る)、の2つの製品化の方法がある。これら2つの選択肢から、品質管理のしやすさや流通網、ビジネスモデル等に合わせて、企業側でどちらで行くか判断することは可能であるが、いずれにしても従前の医療機器と同じ扱いである。

　人工知能についてもメディア等で誤解に基づく情報が流れることがある。臨床使用を重ねるごとにデータが蓄積され、人工知能が洗練されることで、どんどん性能が向上するというス

トーリーは、技術的にはあり得る話ではあるが、医療機器として考えた場合、承認・認証取得後に製品の性能に改良を加えることはできない（改良を加えた場合は未承認・未認証医療機器となる）ことから、実際のところは日に日に賢くなるようなものにすることは現時点の法規制では難しく、性能変化が生じる毎にPMDAへの手続きが必要であると考えるべきである。米国FDAは、SaMDの軽微な性能変化・アップデートを審査なしで認めるプレサート（Pre-Cert）プログラムという仕組みを試行したが、これがルールとなるまでにはまだ時間がかかると考えられる。

8 ソフトウェアの開発プロセス

　医療機器に含まれるソフトウェアも、医療機器プログラムも、基本的な開発プロセスはここまでで述べてきた開発プロセスと同じである。これまで医療機器の開発を行ってきた企業がソフトウェアの開発に取り組む場合は、おそらく従来型のウォーターフォールモデル、あるいはVモデルに基づいて開発を行うであろうが、一つ留意しなければいけないのは、医療機器の開発経験のない企業が医療機器の開発に取り組む場合や、そういった医療機器の開発経験のない企業に医療機器の開発を外注・委託する場合である。

　ウォーターフォールモデルに基づく開発に対して近年導入が進んでいる「アジャイル開発」というやり方は、短い期間で小規模なウォーターフォールモデルを繰り返していくことで、柔軟性の高い開発が可能になるというメリットがある。これは一方で、計画段階で厳密な仕様を決めずに、走りながら調整を繰り返すという開発方針であるため、設計レベルでの品質の担保は難しくなる。医療機器は法規制（承認・認証）対応という観点からは品質マネジメントが重要であり、また開発全体の観点からはプロジェクトマネジメントが重要であると考えれば、アジャイル開発の採用は十分な注意が必要であると考えられる。また承認・認証審査を行う側も、ウォーターフォールモデルでの開発を多く見ていることから、アジャイル開発を採用した場合の品質マネジメントの妥当性については、説明が求められる可能性があるだろう。

9 ソフトウェアの　　ライフサイクルプロセスの規格

　医療機器ソフトウェアは、変更が用意であるという特徴があるが、一方で変更が外から把握しにくく、なおかつ変更の仕方によっては複雑な構造になりやすいというデメリットもある。そのため、アーキテクチャ（機能構造の分割）設計とその保守（改良、改善）における変更管理

が非常に重要となる。このようなことから、「高品質」で、「安全」な、医療機器ソフトウェアを、「継続して」製造するために必要な開発プロセスとその要求事項を示すことを目的として、IEC62304 "Medical device software - Software life cycle processes"（JIS T 2304「医療機器ソフトウェア - ソフトウェアライフサイクルプロセス」）が策定された。

このソフトウェアのライフサイクルプロセス規格の内容を簡単に紹介する。なお、IEC62304とJIS T 2304はIDT規格（identical、技術的内容や様式も含め最低限の編集上の差異以外は全て一致している）として扱われるため、以下ではIEC62304と記載する。

IEC62304は医療機器ソフトウェアの安全設計及び保守に必要なライフサイクルプロセスのフレームワークと、各ライフサイクルプロセスに対する要求事項を規定している（図8-12）。各ライフサイクルプロセスは、一連のアクティビティから構成され、さらに大部分のアクティビティは一連のタスクで構成される（図8-13）。

一般的に医療機器に用いられるソフトウェア（ソフトウェア単体の「医療機器プログラム」を含む）は、品質マネジメントシステム及びリスクマネジメントプロセスの範囲内で開発し、維持されることが前提となっている。リスクマネジメントプロセスはISO14971あるいはJIS T 14971で規定されているが、一方で安全な医療機器ソフトウェアを開発するための2つのプロセス、つまり「ソフトウェア構成管理プロセス」と「ソフトウェア問題解決プロセス」を規定するのが、IEC62304という位置づけになっている。

ソフトウェア構成管理プロセスとは、ソフトウェアの構成や変更の管理手順・技術的手順を定めるプロセスであり、その対象はソフトウェアライフサイクル全般に渡るものである。ソフトウェアを構成するアイテムやバージョン、変更の要求とその実装を記録しておくことで、変更がいつ、なぜ行われたかを管理することが可能になる。

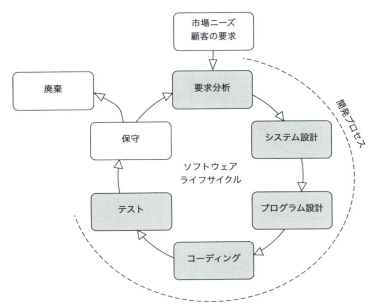

図8-12 ソフトウェアライフサイクル

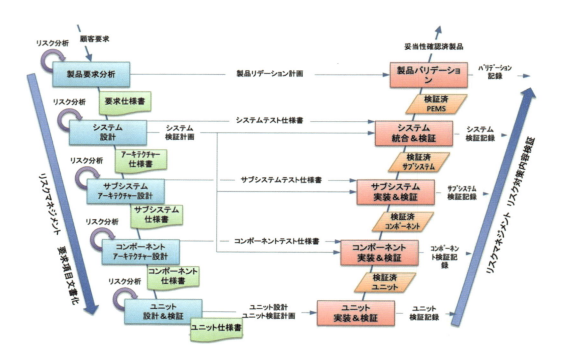

開発プロセス（Vモデル）

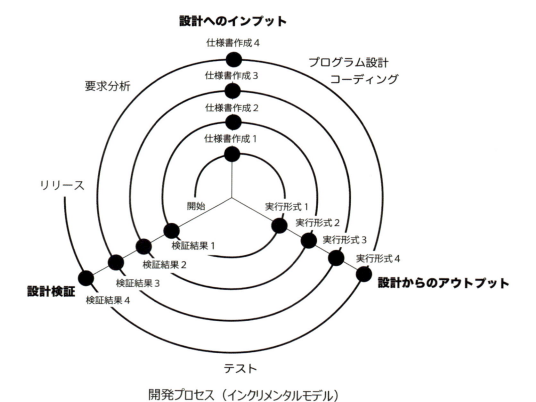

開発プロセス（インクリメンタルモデル）

図8-13 ソフトウェアライフサイクルプロセスと開発プロセス

また、ソフトウェア問題解決プロセスは、ソフトウェアの問題を分析し解決するプロセスであり、その対象は問題の性質や原因にかかわらず、開発プロセス、評価プロセス、保守プロセス等の全てのプロセスが対象であり、製造販売業者の組織内外も問わないものである。ソフトウェアの問題が発見されたら、まずは問題報告を作成する。報告には、重大性に関する記載(例えば、性能、安全又はセキュリティへの影響)や、問題解決に参考となる情報(例えば、影響を受ける機器、影響を受けるサポート対象附属品)の情報を含めておく。次に、問題の調査、原因の特定、安全性の関わりへの評価を行い、最終的に、問題の是正に必要な処置のための変更要求を作成する。その際、問題を関係者に周知することも必要な取り組みとなる。
　なお、医療機器の規制という観点では、法第41条に基づく基本要件基準により、医療機器ソフトウェアの開発や保守等については JIS T 2304への適用が求められている。

　「ソフトウェアライフサイクルプロセス」(IEC62304／JIS T 2304)におけるそれらの関係や概要については、法規制への扉8 規格・基準を参照。

10 経腸栄養ポンプ開発における各開発ステージでの検討事例

10.1 システム要求仕様設計での検討項目

　経腸栄養ポンプは医療現場で既に長い間使用されている。全く新しい製品を開発するとき以外は、既に市場にある製品の改良版やコストダウン版を開発することが多い。この場合、意図する用途は既に明らかであり、意図する用途を実現するための機能は、市場にある製品が既に示している。
　システム要求仕様の設計においては、経腸栄養ポンプで実現すべき機能や仕様、操作性に関わる部分や表示などのユーザーインターフェースの設計ポイントを明確にすることが重要な検討項目となる。病棟や在宅で使用する機器の場合、いかに操作を簡便にするかを検討する。特に在宅で使用する機器は、専門的な知識を持たない家族などが使用するので、機器の表示や音などで緊張を高めたり慌てさせたりすることのないように、そしてわかりやすく、優しい情報提供をどのように行うかなどを検討する。
　要求仕様の設計は、意図する用途とそれを実現するための機能に大きな差が生まれないため、付加価値や商品性に関わる部分の設計内容に特化する形での設計となりやすい。しかし、医療機器としてのあるべき姿を明確にするのもこの段階であり、ここではシステム要求仕様を明確にすると同時に、製品としての要求仕様も明確にすることが重要である。特に、修理や保守、設置や輸送・保管などについての要求事項が抜けやすいため、内蔵バッテリー等の保

守品の流通や保管、現場での交換などのサービサビリティを設計するためのインプットとなる情報を、この段階で入れることが重要である。

　全体を示さず一部分の要求事項だけで設計が始められてしまうことがあるが、全体としての開発の終わり方を示すためにも、仕様は製品レベルで定めることが重要である。

10.2　安全性要求仕様設計での検討項目

　経腸栄養ポンプは、送液方法として脈流（輸液等を供給する際に、機械精度や制御のばらつき等により、供給流量が脈打つように一定しないでばらつくこと）の少ないペリスタルティックフィンガー方式を採用している。輸液ポンプの規格として、JIS T 0601-2-24/ IEC60601-2-24の個別規格が存在している。これには、機能要求、構造要求、試験項目などが定められており、輸液ポンプとして意図する用途を実現するためには、どのような仕様（安全に関わる特質）が必要なのかが明確に示されている。この個別規格は、通則であるJIS T 0601-1に対し、追加・補完・置き換える形で要求事項化されているため、通則とともに使用すべきものとなる。

　輸液ポンプには、安全性に関係した基本性能というものがあり、それが欠損していると、臨床上の受容できないリスクが発生する。基本性能の欠損とは、流量の精度の低さ、気泡の混入、フリーフロー（無制御送液）などである。システム設計の段階で、これらを起こさないようにする設計を検討する必要がある。特に経腸栄養ポンプは、輸液チューブやカテーテル、栄養バッグ・ボトル、ボトルハンガーや輸液スタンドなどの多くの機器と組み合わせて使用するため、ポンプ単体で取り除けないリスクなども存在する。そのリスクを明確にし、情報提供を含めどのように管理を行うかを明確にすることで、ポンプで実現すること、ポンプで実現できないことの切り分けを行い、ポンプで実現すべき部分を明確にすることも、安全性要求仕様を設定する段階で検討すべき内容である。

10.3　「動作原理」設計段階での検討

　動作原理設計時では、一定流量が供給できる機構と制御について検討を行う。ペリスタルティックフィンガー方式は、長時間使用によるチューブのへたりによる流量低下や、フィンガーが一番下から一番上に切り換える際に無供給時間が発生するなどの構造的弱点があるため、その弱点をいかに克服するかを検討する。

　チューブのへたりを低減するための適切な押しつぶし力や、カム構造の組み立て精度のばらつきなどは、微量送液に大きな影響を与える可能性がある。

　経腸栄養ポンプの場合、輸液ポンプのように麻酔剤などを送液するわけではないため、それほど精度のばらつきに過敏になる必要はないが、累積誤差が大きくなりすぎると、過剰または過小栄養になってしまう可能性もあるため、適切な目標精度を設定し、試作をしながら目標

精度が獲得できることを確認する。

10.4 「ハードウェア」設計段階での検討

　電気回路や機構部品などを含むハードウェア設計時は、単一故障安全を獲得できるよう、常に単一故障状態について考えながら設計を行う。これらはリスクマネジメントの中で行うものであり、臨床上のリスクを明確にしてから行うことが望ましい。しかし、要素開発を先行して行っている場合、臨床上のリスクが不明瞭な場合もある。その際は、FMEA（5.3参照）の考え方を取り入れながら、火災や感電などの基礎安全について先行して検討してもよい。

　経腸栄養ポンプの場合、臨床上のリスクに該当する部分が、個別規格の中で要求事項化しているため、単一故障を考える際、この臨床上のリスクが発生しない設計であることを、リスクマネジメントを行いながら、検討を進めていく必要がある。

　特に、一次側回路（商用電源まわり）の設計を行う際、既製品の医療機器用のACアダプターやスイッチング電源などを選定することが多い。これらを選ぶことにより、安全規格の要求事項を満たしていることになるため、試験を行わなくてよくなる場合がある。しかし、ここで気をつけて欲しいのが、「医療機器用」とカタログに記載されているからといって、安全規格の要求事項を満たしているとは限らないことである。IEC60601-1やJIS T 0601-1に適合と書かれているからといって、機器に組み込んだ際の安全要求事項を全て満たせているかは不明である。これらの部品がどの要求事項を適用し、どのような試験を行い、どの電圧、電流、絶縁、温度などの範囲で適合させているのかは、カタログからは見えてこないのである。

　このような部品を使用する際は、医療機器用と記載されていたとしても、試験レポートを取り寄せ、その中身まで確認すべきである。よくある失敗例は、カタログでは電圧が100～240V、医療機器用と記載されていたが、試験は240Vでのみ行われており、100Vで漏れ電流や温度試験を行ったら、試験に通らなかったなんてこともある。認証機関でも、医療機器用と謳われているからといって、そのまま鵜呑みにはしない。証拠となるデータ、試験報告書を見て、はじめてその内容を信用するのである。

10.5 「機構」設計段階での検討

　機構設計は要求仕様を作成せず、いきなり図面化から始まる場合が多い。しかし、この方法は間違っている。機構にも要求仕様は存在している。経腸輸液ポンプの場合、輸液スタンドに取り付けたときの転倒や外装強度、扉のヒンジの信頼性、手持ちハンドルの強度と安全率などが要求仕様である。設計計算を行いながら、十分な安全率が確保できるように設計されているのである。

　また、外装部品や構造物として検討すべき内容として、保護接地やEMC対策などの電気的

な要求事項もある。外装の隙間や組み付け、導電塗装・メッキなどの放射ノイズ対策や、静電気放電保護のための基板の配置や沿面距離設計などのイミュニティ対策なども、機構設計の要求事項である。

　充電池を収納するコンパートメントなどの場合、とくにリチウムイオン電池を使う場合は、膨張対策や液漏れの方向と逃がし方なども重要な検討要素である。

　経腸輸液ポンプの場合、栄養バッグなどを機器の上面につり下げて使用されるため、液だれが必ず起こる環境である。そのため、防滴・防沫構造にする必要がある。この構造で特に注意すべき内容は、コネクターの位置や向き、そして毛細管現象による水滴の引き込みが起きない構造とすることである。カバーを付けるのもひとつの手段ではあるが、在宅で使用することを考えると、カバーせずに使われてしまう可能性が非常に高いため、構造的な防滴・防沫構造が望ましい。

10.6　「ソフトウェア」設計段階での検討

　経腸輸液ポンプの場合、主に組込ソフトウェアの開発となる。ここでは、モーター制御と流量、気泡、バッテリーなどの監視処理、設定等の操作系の処理などについて検討を行う。

　操作系については、昨今組込用の小型のタッチパネル液晶などもあり、選択肢は多くなっているが、このような部品を使用する場合は画面の設計が必要となるため、ユーザビリティ設計も同時に行うこととなる。

　ハードウェア設計の中で、単一故障安全を確保する上で、ソフトウェアによる監視の役割も多い。そのため、ソフトウェアのリスクマネジメントを行う際に、ハードウェアのリスクマネジメントの内容と密に連携を取って実施することが重要である。

　ソフトウェアの動作についても単一故障安全の概念は必要であり、特に通信データのやりとりの失敗や、割り込みタイミングの誤りなどは検討すべき内容である。

　また、ハードともソフトとも表現しにくいFPGA (field-programmable gate array：製造後に購入者や設計者が構成を設定できる集積回路) などのプログラマブルな論理回路については、原則ハードウェアとして扱い、ハードウェアの中で検証を行う（オーストラリアではFPGAもソフトウェアとして扱われている）。ただし、FPGA内にCPUがあり、そのCPUに対するプログラムは、ソフトウェアとして扱う。

10.7　「取扱説明書・ラベル」設計段階での検討

　取扱説明書やラベル設計では、2つの側面があることを理解しておく必要がある。1つは、その注意書きや警告を読まないと安全に使用できない、リスク対策としての側面。もう1つは、ユーザーから苦情を受けたときの逃げ道として、念のため提供する苦情対策としての側面。前

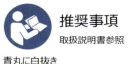

図8-14 JIS T 0601-1 に基づく安全標識

者については、厳密な管理が必要であり、取扱説明書等の内容が「知覚でき」、「理解でき」、「対処でき」ることを確認する必要がある。後者については、ただ記載されていればよいものなので、それが確認できていればよい。しかし、この念のためのものがリスクマネジメントの中に現れていると、それもリスク対策となってしまうため、「知覚でき」、「理解でき」、「対処でき」ることを確認する必要が出てしまう。

JIS T 0601-1の要求事項7.5項に安全標識がある。ラベルに使用する記号の中で、安全標識として使用されるものについては、形状と色が定義されている（図8-14）。

この図記号を使って念のため提供する情報を警告や注意文として提供する際には注意が必要である。安全標識は、この内容を遵守しないと受容できないリスクがあるという定義のため、安全性試験の中ではリスクマネジメントに現れている必要があると捉えられる内容である。念のため提供する情報とは、主にビジネスリスクに関わる内容である。ビジネスリスクを低減するために、この記号を使って情報提供をしているという本質があるため、この違いを明確に説明できるようになっていることが重要である。

経腸輸液ポンプの場合、「正しくチューブを取り付けてください」という注意事項は、正しい流量を確保することや、フリーフローを防ぐなど、安全に使用することを目的としたものである。これとは別に、「しばらく使用しなかった場合は、充電してから使用すること」という注意事項は、使うたびにバッテリー警報が出て使いづらいという苦情に対する内容であり、安全な使用に供する内容ではない。これらが同じ黄色地の黒三角での注意事項で表現されることが多いが、安全とビジネスリスクという2つの側面での表現であり、リスクマネジメントの中で、何の対策なのかを明確にすることが必要である。

10.8 「型式試験、設計の妥当性確認」段階での検討

ME機器の機能試作が終わると、この段階で電気安全性試験やEMC試験、性能試験などの型式試験を行う場合が多い。型式試験は、本来、外装も量産工程と同じ金型を使って製造した成形品で行うことが望ましいが、実際は量産設計の手戻りを防ぐためにも、切削品や3Dプリンターなどの部品を使用した試作品で実施することが多い。

なお、QMSが求める設計開発の妥当性確認は、設計開発工程の最後に行うものであり、量産工程設計の妥当性を含めた評価であり、市場に出す製品が意図する用途を達成できるかを確認する活動である。そのため、安全性試験やEMC試験自体が妥当性確認とはならない。

電気安全性試験とEMC試験は、順番を考えて行う方がよい。EMC試験において、電源周辺回路の影響は非常に大きい。また、電気安全性試験において、製品の電気的な安全性を担保する上で多くの要求事項があるのも電源周辺回路であり、不適合が出やすいのもこの部分である。そのため、EMC試験は、電気安全性試験で電源周辺回路が要求事項を満たしていて、特に変更が出ないことを確認してから行う方がよい。安全性試験やEMC試験は、特別な設備や環境が必要になるため、外部に試験を委託する場合、スケジュール確保が必要になる。試験中に設計変更が加わってしまうと、再試験になってしまうため、試験が長引くおそれがある。

　また、電気安全性試験においては、機器のリスクマネジメントの内容の確認が必要となる。多くの試験機関では、試験の実施前にリスクマネジメントの記録類を確認する。ISO14971の要求事項を正しく理解できているかどうかがわかり、安全性について正しく示せているかを試験前に確認することができるからである。この内容が不十分であると、安全性を確認できない項目が増えてしまうため、試験や試験報告書を完成させるまでの時間が長くなってしまう。場合によっては、リスクマネジメントの内容が確認できてから試験のスケジュールを決めることもある。

　栄養ポンプの場合、JIS T 0601-1に従った電気安全性試験、JIS T 0601-1-2に従ったEMC試験、個別性能規格であるJIS T 0601-2-24に従った性能試験を行うこととなる。

10.9　「製造工程」設計段階での検討項目

　ME機器の製造工程設計では、コネクター類の圧着の妥当性と組立工程の妥当性について評価を行うこととなる。圧着端子の圧着の妥当性は、破壊試験である引抜試験を行わなければ判定できない。そのため工程バリデーションが必要となる。圧着端子は、被覆の圧着と芯線の圧着の両方が、圧着端子のメーカーが規定する状態であることが必要となる。実際は圧着端子や線材自体にばらつきもあるため、適切な圧着の状態ができる条件を妥当性確認にて確認する。

　圧着端子の場合、端子メーカーの仕様に合わせ、外観確認を行った上、クリンプハイトと引き抜き強度のデータを取り、クリンプハイトの条件値を決定する（図8-15）。

　また、接着工程や駆動部のグリス塗布工程などについても、接着剤やグリスの量や塗布面積、塗布場所などについても、同様のデータを取って、妥当性について評価することが必要となる。

　ネジ締め工程などについては、特に安全性や有効性に関わる部分について、ネジ材と相手材、ネジ締結の目的に合わせ、適正なネジ締めトルクの設定が必要となる。

　適切なトルクでネジ締めを行う必要がある場合、トルクドライバーなどのツールを使用することとなる。トルクドライバーは、固定型、可変型のものがあるが、その設定通りのトルクでドライバーが空転することを、設備の妥当性確認で確認する。また、締め付け力については、振動試験などの後に緩み（適正トルク以下になる）が発生しないことを、データを取って

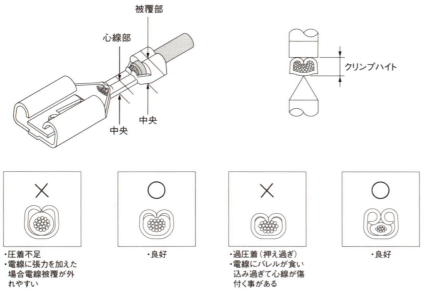

図8-15 圧着端子の圧着状態と妥当性
日本圧着端子製造株式会社 技術資料より

確認することが必要となる。ただし、樹脂外装などでタッピングスクリューを使用する場合、表8-7のトルクを参考にしながら、独自の基準を作って適正トルクを設定することとなる。

ネジ締めはボスの寸法のばらつきやタップ・ボルトの寸法ばらつきがトルクに影響を与えるため、このばらつきについても考慮すること。

10.10 「検査工程」設計段階での検討

検査工程設計では、測定対象に対する必要な精度を明確にし、その精度を担保できる測定器を使用しなければならない。測定器には誤差があり、その誤差を含めても製品の安全性と有効性、品質を担保できる測定結果を示せることが必要である。

測定器の誤差には2つの表現がある。全範囲（フルスケール）での表現の場合、最大誤差が全範囲に存在しているため、小さい測定値を読む場合、誤差が大きな影響を与えてしまう。デジタル測定器の場合、分解能に対する誤差のため、小さい読み値でもそれほど大きな影響は与えにくい（図8-16）。

誤差と測定値の関係は、ものの良否を判定する上で大きな影響を与えるため、しっかり考慮する必要がある。

また、検査員の力量についても評価を行わなければならない。適切に合格、不合格を判断できる検査員は、測定誤差についての知識を有している。例えば、外装漏れ電流は、JIS T 0601-1の規格上は正常状態で$100\,\mu A$、単一故障状態で$500\,\mu A$となっている。もし漏れ電流測定器で医療機器の外装漏れ電流を測定した結果が、正常状態で$100\,\mu A$と表示された場合、

表8-7　締め付けトルク

■標準締付けトルク

表2-4. 標準締付けトルク [N・m]　（参考値）

ねじの呼び径	T [N・m]	0.5T系列 [N・m]	1.8T系列 [N・m]	2.4T系列 [N・m]
M1	0.0195	0.0098	0.035	0.047
(M1.1)	0.027	0.0135	0.049	0.065
M1.2	0.037	0.0185	0.066	0.088
(M1.4)	0.058	0.029	0.104	0.140
M1.6	0.086	0.043	0.156	0.206
(M1.8)	0.128	0.064	0.23	0.305
M2	0.176	0.088	0.315	0.42
(M2.2)	0.23	0.116	0.41	0.55
M2.5	0.36	0.18	0.65	0.86
M3	0.63	0.315	1.14	1.50
(M3.5)	1	0.5	1.8	2.40
M4	1.5	0.75	2.7	3.6
(M4.5)	2.15	1.08	3.9	5.2
M5	3	1.5	5.4	7.2
M6	5.2	2.6	9.2	12.2
(M7)	8.4	4.2	15	20.0
M8	12.5	6.2	22	29.5
M10	24.5	12.5	44	59
M12	42	21	76	100
(M14)	68	34	122	166
M16	106	53	190	255
(M18)	146	73	270	350
M20	204	102	370	490
(M22)	282	140	500	670
M24	360	180	650	860
(M27)	520	260	940	1240
M30	700	350	1260	1700
(M33)	960	480	1750	2300
M36	1240	620	2250	3000
(M39)	1600	800	2900	3800
M42	2000	1000	3600	4800
(M45)	2500	1250	4500	6000
M48	2950	1500	5300	7000
(M52)	3800	1900	6800	9200
M56	4800	2400	8600	11600
(M60)	5900	2950	10600	14000
M64	7200	3600	13000	17500
(M68)	8800	4400	16000	21000

表2-5. 標準締付けトルク [kgf・cm]　（参考値）

ねじの呼び径	T [kgf・cm]	0.5T系列 [kgf・cm]	1.8T系列 [kgf・cm]	2.4T系列 [kgf・cm]
M1	0.199	0.100	0.357	0.479
(M1.1)	0.275	0.138	0.500	0.663
M1.2	0.377	0.189	0.673	0.897
(M1.4)	0.591	0.296	1.06	1.43
M1.6	0.877	0.438	1.59	2.10
(M1.8)	1.31	0.653	2.35	3.11
M2	1.79	0.897	3.21	4.28
(M2.2)	2.35	1.17	4.18	5.61
M2.5	3.67	1.84	6.63	8.77
M3	6.42	3.21	11.6	15.3
(M3.5)	10.2	5.1	18.4	24.5
M4	15.3	7.6	27.5	36.7
(M4.5)	21.9	11.0	39.8	53.0
M5	29.4	14.7	53.0	70.6
M6	53.0	26.5	93.8	124
(M7)	85.7	42.8	153	204
M8	127	63.2	224	301
M10	250	127	449	602
M12	428	214	775	1020
(M14)	693	347	1240	1690
M16	1080	540	1940	2600
(M18)	1490	744	2750	3570
M20	2080	1040	3770	5000
(M22)	2880	1430	5100	6830
M24	3670	1840	6630	8770
(M27)	5300	2650	9590	12600
M30	7140	3570	12800	17300
(M33)	9790	4890	17800	23500
M36	12600	6320	22900	30600
(M39)	16300	8160	29600	38700
M42	20400	10200	36700	48900
(M45)	25500	12800	45900	61200
M48	30100	15300	54000	71400
(M52)	38700	19400	69300	93800
M56	48900	24500	87700	118000
(M60)	60200	30100	108000	143000
M64	73400	36700	133000	178000
(M68)	89700	44900	163000	214000

■T系列の使用区分

表2-6. T系列の使用区分

		基準T系列	0.5T系列	1.8T系列	2.4T系列
適用ねじ	（強度区分）（材質）	4.6～6.8 SS,SC,SUS	― CR(黄銅),CB(銅),AB(アルミ)	8.8～12.9 SCr,SNC,SCM	10.9～12.9 SCr,SNC,SCM,SNCM
軸応力 [N/mm²]	標準値 最大～最小	210 160～300	105 80～150	380 290～540	500 380～710
適用区分		一般の締め付けトルク。できる限り、また断りのない限りこの系列を用いる。	ねじ、雌ねじ、締付け体に銅、アルミ、プラスチックなどを用いた時、ダイカスト部品、プラスチック部品。	特殊鋼を用いた強力ねじ継ぎ手、特にボルトに付加的な動加重のかかる場合。	特殊鋼を用いた強力ねじ継ぎ手、特にボルトに付加的な動加重のかかる場合。（摩擦接合）
用途		一般	電子部品	車両、エンジン	建設

＊ 軸応力の最小から最大はトルク係数のバラツキを考慮したもの
　例　σmax＝210×(0.2÷0.14)＝300 [N/mm²]　トルク係数0.14（最小）〜0.2（平均）〜0.26（最大）

東日製作所株式会社　技術資料より

　この医療機器の漏れ電流は合格範囲と言えるだろうか。検査員は、この機器を合格と判定してもよいだろうか。

　測定器には誤差があり、もしその精度が±2.0%だとすると、この漏れ電流値は100μAを越えている可能性を含んでいることになる。検査員は、その数値が持つ意味を理解し、このような値になった場合、不適合品である疑いのあるものとして、適切な処理を行うという力量を持つことが求められる。

　もし、人員確保の問題などで、このような力量を持たない検査員が検査する必要がある場合、合格基準値を測定誤差を含めたものとする必要があるため、100μAではなく、95μAなど、測定器の誤差に対して十分な余裕を持った合格判定値を設定する必要がある。

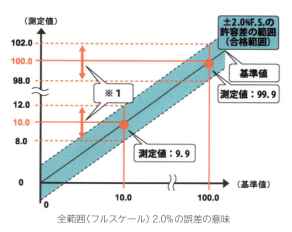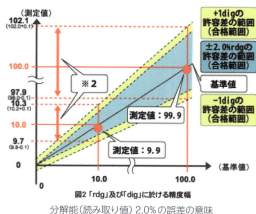

図8-16 計測器の誤差の意味

10.11 「包材」設計段階での検討

　包装材料（包材）の設計は、製造工程設計と平行して行われることが多い。輸送中の振動や衝撃、温湿度の変化から製品を保護しなければならない。包材設計を行う場合、輸送や保管経路の設定が必要である。日本は交通インフラが非常に整っている国で、輸送中の振動や衝撃などについてあまり気にせず梱包設計が行えるが、輸出する製品の場合はしっかりとした検討が必要になる。アメリカは自動車の車検制度がないため、サスペンションの状態がよくないトラックでハイウェイを輸送することがある。中国などでは路面の凹凸が大きい高速道路を何百キロも輸送することもある。

　梱包状態での試験基準はISO4180（JIS Z 0200）に定められている。試験内容には、以下のものがある。

- 輸送振動試験
- 跳ね上がり振動試験
- 自由落下試験
- 片支持りょう落下試験
- 水平・垂直衝撃試験
- 圧縮試験
- 積み重ね荷重試験

　また、米国での流通貨物においては、ISTA（国際安全輸送協会）が定める基準に従う必要がある。医療機器はISTAのシリーズ2Aの基準が一般的であるが、大きさと重量によって異なるシリーズが適用されることがある。

第9章 ユーザビリティ評価

本章のポイント

- ユーザビリティエンジニアリングは、医療機器の意図する用途を決定するための必須の活動。
- 使用に関する仕様を明確にできないと、臨床リスクが明確にならないため、リスクマネジメントに大きく影響を与える。
- ユースエラーは、想定されるユースシナリオにおける各タスクの中に現れるため、使用方法の定義を必ず行うこと。確定ではなく、想定や仮定で構わない。
- 形成的評価には合否判定基準はなく、安全な使用に寄与するかどうかの推察でよい。
- 総括的評価は、安全な使用に寄与することの結論付けができていなければならない。リスク対策としての取扱説明書や添付文書などの注意・警告文が知覚・理解・対処できた記録が必要。

1 ユーザーの過誤とユーザビリティ評価

　医療現場では多くの医療機器が使用されている。医療機器メーカーの想定どおりに医療機器が使用されていれば、事故は起きないと思われそうだが、実際は多くの事故が医療機器の誤った使い方によって発生している。

　ヘルステックの発達に伴い、患者自身を含む熟練度の低いユーザーが医療機器を使用するようになってきており、また、医療機器もますます複雑になってきている。そのため、米国の不具合報告データベースによると、ユーザーの過誤を含む医療機器による事故の報告がが増加している（図9-1）。過去20年間の事故の内訳を見ると、死亡事故が1850件、傷害事故が4万4500件に上っている（図9-2）。

　なぜ、このような誤った使い方による医療事故が起きるのかというと、医療機器の使い方についての知識が医療機器の設計に反映されていないからである。医療機器の開発相談を受けるなかで、「医療機器の使い方は医師・看護師が決めるもので、こちらではよくわからない」という話をよく聞く。しかし、医師や看護師などのユーザーが、誰からも使い方を教わらずに、医療機器を使いこなすなどということはありえない。医療機器の使い方は、医療機器メーカーが決め、それを医師・看護師等に教え、トレーニングするものである。医療機器を正しく安全に使用するための知識を提供するのは、医療機器メーカーの役割である。

　ユーザビリティエンジニアリングは、製品の意図する用途を明確にし、ユーザーが製品を

ユーザーの過誤とユーザビリティ評価

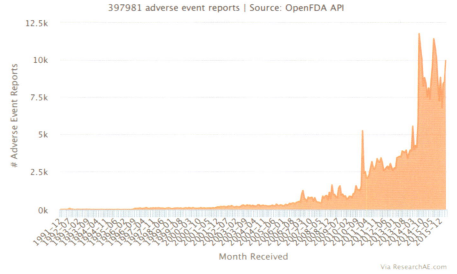

図9-1　米国におけるユーザーの過誤を含めた医療機器事故の経年件数

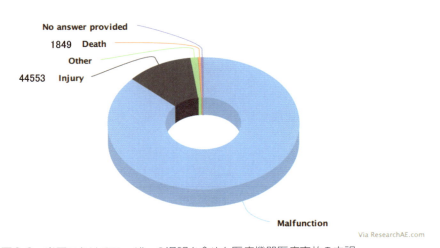

図9-2　米国におけるユーザーの過誤を含めた医療機器医療事故の内訳

　正しく安全に使用するために人間工学的要素を取り入れた医療機器の開発手法であり、基本は人の誤った操作・使用（ユースエラー）を低減し、患者や操作者の安全を確保するための技術である。ここで言うユースエラーは、必ずしも使用者の見落としや不注意によるエラーだけではなく、製品の設計に起因するエラーも含んでいる。

2 医療機器のユーザビリティエンジニアリングの変遷

　ユーザビリティエンジニアリングの歴史は割と古く、米国では1980年代から人間工学的要素に対するガイダンスが開発されている。図9-3に医療機器のユーザビリティエンジニアリングの変遷を示す。

　日本産業規格では、JIS T 62366-1:2019「医療機器－第1部：ユーザビリティエンジニアリングの医療機器への適用」がユーザビリティエンジニアリングに関わるものであるが、これは第1版のIEC 62366-1:2015「Medical devices-Part 1:Application of usability engineering to medical devices」をもとに、技術的内容及び構成を変更することなく作成されたものである。現在では、ISO14971:2019に対応した、IEC62366-1 Amd1:2020、JIST62366-1:2022が最新版である。この規格は、当初は能動機器である医用電気機器（ME機器）用に開発されたものであるが、昨今では非能動機器も高機能化し、様々な手順を経て使用されるものが増えてきたため、全ての医療機器に適用されるものとなっている。

　そもそもユーザビリティという言葉は、一般的には使いやすさ、使用感というような付加価値や製品の価値を表すものとしてよく使われているが、安全規格や法規制の観点では、異なった意味をもつ。JISにおいては「意図する使用環境における使用を容易にし、有効性、効率及びユーザの満足度を確立するユーザインタフェイスの特性」と定義されており、使用感や便利さのような観点は入っていない。したがって、ユーザビリティエンジニアリングも、あくまでユーザーが医療機器の意図する用途を達成するためのユーザーインターフェイスについて検討することを意味する。

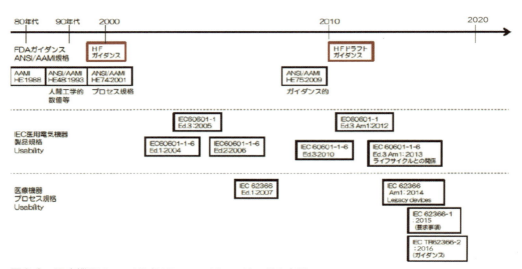

図9-3　医療機器のユーザビリティエンジニアリングの変遷

3 ユーザビリティエンジニアリング

　JIST62366-1の規格は、医療機器のユーザビリティに関連するリスクを受容可能にするためのユーザビリティエンジニアリングプロセスを規定するものであり、医療機器の安全に関連するユーザビリティを分析し、仕様を定め、開発し、評価するためのものである。使用エラーを特定して最小限にすることによって、使用に関連するリスクを低減することを意図している。端的にいうと、医療機器の安全に関連するユーザビリティを最適化するために用いるものである。

　表9-1のとおり、医療機器の使用は、通常使用と異常使用に分けられ、さらに通常使用は、正しい使用のほか、ユースエラー（USE ERROR）も含まれるとされている。

　特に、ユーザビリティエンジニアリングは、人の誤った操作・使用（ユースエラー）について考慮することが必要である。その際、日本語としては「誤使用」という言葉を使うが、この言葉はユーザビリティを考える際に非常に思考を狭くさせてしまう。ユーザビリティエンジニアリングにおけるユースエラーには、表9-1に示されているように、意図した操作と意図しない操作が含まれる。

　これら、意図した操作と意図しない操作上の誤りをユースエラーとし、医療機器メーカーの意図どおりの正しい操作と合わせて、医療機器を使用する際の「通常使用」として考える。

　また、ユースエラーを考える際、ユーザーが「教えたとおりに行わない」、「マニュアルに書いてあるとおりに使ってくれない」などということも思いつくだろう。これらのユーザーによ

表9-1 医療機器の使用（MEDICAL DEVICE USE）

通常使用（NORMAL USE）[※1]	正しい使用（CORRECT USE）：ユースエラーのない通常使用		
	ユースエラー（USE ERROR）	意図した操作 ● 操作の誤り	
		意図しない操作 ● うっかりミス ● 操作のしくじり	
異常使用（ABNORMAL USE）[※2]			

[※1] **通常使用**：取扱説明書に従った、ユーザが行う日常の点検、調整及び待機運転を含む操作や取扱説明書が附属されていない医療機器での一般に認められた使い方に従った操作。なお、「意図した使用」は医療目的に重心をおいているが、「通常使用」は医療目的だけでなく保守、輸送なども含んでいる。

[※2] **異常使用**：通常使用と異なるか、これに違反し、さらに、医療機器メーカーによるユーザインタフェイスに関連するリスクコントロールのあらゆる妥当な手段を逸脱する意識的もしくは意図的な行為又は意図的な行為の省略で、**例外的な違反**（例：医療機器をハンマー代わりに使用する）、**無謀な使用**（例：保護ガードを取り外して医療機器を使用する）もしくは**妨害行為**（例：ソフトウェア制御の医療機器へのハッキング）、又は**安全に関する情報の意図的な無視**（例：禁止されているペースメーカ植込み患者に使用する）がこのような行為に当たる。

る故意の異常な操作は「異常使用（Abnormal Use）」として扱う。このような異常使用は、医療機器メーカーの責任ではなく、ユーザビリティエンジニアリングの範囲外として扱う。

ただし、気をつけなければならないのは、そのような異常使用が医療機器メーカーの不適切な指示・トレーニングや不適切な情報提供の仕組みによって発生していないことを保証しなければならないということである。

教えたとおりに行わないのは、教え方が悪いのか、教え方は適切であるにもかかわらずユーザーが無視するのか、マニュアルの記載が細かすぎるとか読み切れないとかでマニュアルを無視されるのか、容易に読めるマニュアルにもかかわらずその手順を無視しているのか、この理由を明確にしなければならない。ユーザビリティエンジニアリングにおいて、トレーニングや営業担当による取扱説明、マニュアル等の添付文書類は、重要なユーザーインターフェイスとして扱われており、それぞれの妥当性の確認を行うことは、医療機器メーカーの責任となっている。

以上述べてきた通常使用及び異常使用を図にして示す（図9-4）。また、医療機器の使用（通常使用及び異常使用）の例を表9-2に示す。

人のユースエラーを考える上で、人と機器との関わり方（User Interaction）を体系的に考える必要がある。人（ユーザー）と機器との相互関係を図9-5に示した。

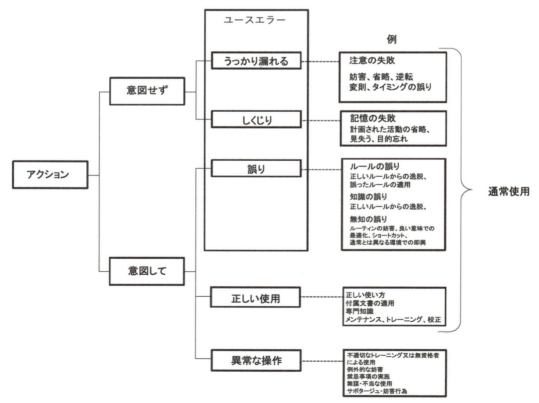

図9-4 医療機器の使用（通常使用及び異常使用）

医療機器を使用するということは、医療機器からのアウトプットを、操作者が認知・知覚し、認識・理解し、それに応じた行為・行動をとる一連のプロセスを経ることである。ユースエラーとは、その一連のプロセスのどこかにエラーが発生することである（表9-3）。

これらのユースエラーを想定し、リスクマネジメントを行い、安全な操作ができることようにすることがユーザビリティエンジニアリングプロセスである。

表9-2 医療機器の使用（通常使用及び異常使用）の例

	通常使用におけるユースエラーの例	異常使用の例
使用時	－ ユーザーが2つのボタンを混同して認識し、誤ったボタンを押す。 － ユーザーがアイコンを誤認識し、誤った機能を選択する。 － ユーザーが誤った設定をし、注入を開始できなかった。 － ユーザーが心拍警報上限を誤設定し、かつ警報システムに頼りすぎ、危険な心拍上昇を発見できなかった。 － ユーザーがカテーテルのコネクタを閉めたりゆるめたりしたときに割れてしまった。	－ 過熱を示す目立つ警告ライトを無視し、X線の照射停止に失敗する。X線医療機器はその後停止したが、治療手技の遅延もしくは完了の妨げとなったる。 － 取扱説明書に明確に記載されている警告を無視し、電気手術機器をペースメーカー適用患者に使用し、再プログラムもしくは交換をしなければならなくなった。
	－ 技師が金属の酸素ボンベをMRI室に持ち込み、マグネットに吸着してしまった。	－ ユーザーが輸液ポンプを落とし、明らかにダメージがあるにも関わらず使用し、患者に危害を加えた。
使用前	－ 分析装置が、直射日光が当たる所に置いてあり、温度が規定より高くなった。	－ 超音波診断装置を取扱説明書に記載されている設置手順が完了する前に使用した。 － 取扱説明書の指示に反し、埋め込み前に滅菌しなかった。
保守	－ 校正不適合のピペットを意図せず使用した。	－ 責任組織がメンテナンスの日程調整に失敗し、取扱説明書に記載されている保守期間を超えて医療機器を使用した。
	－ 遠心ポンプをアルコールで清掃したため、外装が割れてしまった。アルコールが使用されることは予見可能だったにも関わらず、なんの注意書きも提供されていなかった。	－ 遠心ポンプをアルコールで清掃したため、外装が割れてしまった。取扱説明書には明確にアルコールを使用してはいけないと警告がされていた。
操作ルーティン	－ ユーザーが意図的に手順や事前チェックリストなどの重要な手順を割愛しているが、その割愛によるリスクが明示されていない。 － ユーザーが意図せず長過ぎる手順や事前チェックの中の重要なステップを割愛した。	－ 付属文書に規定される簡単な事前チェックを意図的に割愛した。
その他	－	－ 責任組織が訓練されていないユーザーに医療機器を使用させ、患者に危害を加えた。医療機器は仕様範囲内での使用だった。

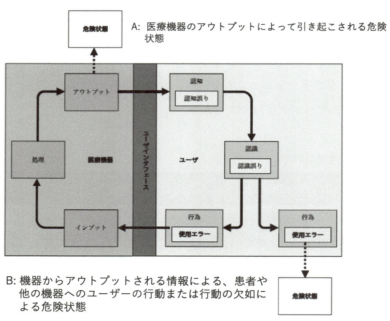

図9-5 ユーザーと医療機器の相互作用モデル

表9-3 ユースエラーの種類とその例

ユースエラーの種類	ユースエラーの例
認知・知覚のエラー	見落とし、見間違い、タイミングの誤り
認識・理解のエラー	思い込み、誤認識、誤ったルールの適用
行為・行動のエラー	正しいルールからの逸脱、ショートカット（近道、手抜き）、最適化行動

4 ユーザビリティエンジニアリングプロセス

　ユーザビリティ設計は、ユーザビリティエンジニアリングプロセスに従って行うことが求められる。このプロセスは、特別なものではなく、品質マネジメントシステムの設計開発管理の中に附帯作業として含まれることを意図しているが、ユーザビリティの規格の性質上、プロセスという言葉を用いている。実施する際は、ユーザビリティエンジニアリングファイルを作成するための手順書の作成を忘れずに行いたい。

　ユーザビリティエンジニアリングプロセスは、設計開発プロセスの中で、最も包括的であり、上流に関わる工程である。JIS T 62366-1:2022からユーザビリティエンジニアリングプロセスの項目を以下に引用し、いくつかの項目について次項以降で簡単に説明する。詳細については同JIS規格を参照されたい。

5　ユーザビリティエンジニアリングプロセス（JIS T 62366-1:2022項目のみ抜粋）
5.1　使用関連仕様の作成
5.2　安全に関連するユーザーインターフェイス特性及び潜在的なユースエラーの特定
5.4　ハザード関連使用シナリオの特定及び記述
5.5　総括的評価のためのハザード関連使用シナリオの選択
5.6　ユーザーインターフェイス仕様の確立
5.7　ユーザーインターフェイス評価計画の確立
5.7.1　一般
5.7.2　形成的評価の計画
5.7.3　総括的評価の計画
5.8　ユーザーインターフェイス設計、実装及び形成的評価の実施
5.9　ユーザーインターフェイスのユーザビリティに関する総括的評価の実施
5.10　UOUP（開発過程が不明なユーザーインターフェイス）

これらのプロセスはそのまま使用するのではなく、機器の設計開発プロセスの中で適切な段階で、それぞれの活動を行うこととあり、品質マネジメントシステムの設計開発の管理の中に組み込んで行うことを求めている。

> **コラム**　ユーザビリティエンジニアリングとヒューマンファクタエンジニアリング
>
> "ユーザビリティエンジニアリング（USABILITY ENGINEERING）"及び"ヒューマンファクタエンジニアリング（HUMAN FACTORS ENGINEERING）"の用語は、互換性があるように使用する人々もいれば、これらを区別する向きもある。
>
> 区別をする人々は、人に関する知識及びユーザインタフェイス設計についての知識を構築及び適用することを"ヒューマンファクタエンジニアリング"（ときには、単にヒューマンファクタ）といい、主として合否基準の設定及びユーザビリティ試験の実施によるユーザインタフェイス評価を"ユーザビリティエンジニアリング"といっている。
>
> ユーザビリティエンジニアリングプロセスを効果的に適用することで、ユーザビリティは改善される。反対に、ユーザビリティエンジニアリングプロセスの適用が効果的でなかったり又はユーザビリティエンジニアリングが完全に欠如していたりすると、ユーザビリティは低くなる。基本的な考え方は、通常、設計上の常識を当たり前に適用するだけではユーザビリティは生じないということである。むしろ、ユーザビリティとは、望ましい最終製品のことであり、医療機器の設計プロセスの初めから終わりまで全体を通じて、ユーザビリティエンジニアリングを適用して得られるものである。
>
> 日本産業規格（JIS T 62366-1）では、ユーザビリティエンジニアリング及びヒューマンファクタエンジニアリングを同義語として扱っている。

5 使用関連仕様

　JIS T 62366-1では、使用に関する仕様は、意図する用途を決める上でのインプットであると示されており、医療機器としてのあり方を決めるものである。
　使用に関する仕様とは、意図する医療的用途、患者情報、適用部位や人体組織、ユーザープロフィール、使用環境、動作原理などである。表9-5に例を示す。

　これらの使用に関する仕様を定めることは、医療機器の意図する用途を決めるために必要な情報を定義するだけでなく、医療機器の販売を行う上で必要な診療報酬の適用範囲を決める上でも非常に重要である。
　にもかかわらず、日本の医療機器メーカーはこれを決めることをとても苦手にしている。医療という市場が動的であり、常にニーズが変化していることと、受託開発製造や他の製品の改良品を高品質で作るというものづくり文化により、顧客のニーズは常に顧客や市場が定め、医療機器メーカーに提供するものと考える文化があるからである。しかし、これは正しくない。顧客のニーズと製品仕様の間には大きな差がある（図9-6）。
　顧客の要求は、透視画像を作る機器、内臓の超音波画像が見られる機器、血液から有害物質を取り除く機器が欲しいなど、治療・診断に関しての要望であり、その治療・診断のため

表9-5　使用に関する仕様の例

意図する医療用途 意図する患者群 意図する身体部位・病型	脳外科、循環器、呼吸器、整形外科、小児科、周産期、歯科など 糖尿病、呼吸器不全、心臓疾患、骨折、身体欠損など 心臓、脳神経、血液、四肢、炎症、潰瘍、がん、欠損など
意図するユーザープロフィール	身体の大きさ、力、スタミナ 身体的器用さ、柔軟性、動作 感覚能力（視覚、聴覚、触覚） 記憶力を含む認知能力 機器が使用される医学的環境 併発疾患 教養および言語スキル 健康状態 精神および感情的状態 医学的状態に対する教育レベル及び知識 同様の機器についての知識 機器についての知識と経験 新しい機器についての適用力と習熟する能力 新しい機器について学ぶ意志とモチベーション
使用環境	機器の使用環境の例： ●病院、手術室、在宅、救急エリア、公衆環境 ●特殊環境（救急車・救急ヘリ、仮設医療スペース、無菌室、ICUなど）
動作原理	X線画像取得、超音波画像取得、心電計測、血管バイパス、 ステントによる血管拡張、ROM（可動域）改善、低周波電気刺激など

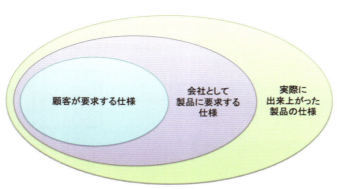

図9-6 顧客のニーズと製品仕様の関係

の機能が欲しいという表現になっている。これに加えて、会社としてより使いやすい操作画面とか、小型軽量、低価格など、他社製品との差別化に関する要求が追加される。この機能を実現するために設計者は、最新のユーザーインターフェイスを組み込んだり、安全を確保するための保護機能をつける等の要求を加え、最終的な製品はこれらを全て包含したものとして出来上がる。

つまり、医療機器の使い方、意図する用途を果たすためにどのような使い方をするのかは、ある程度の想定や仮定を行い、上記の要求を満たせるようにメーカーが決定しているのである。確証がない、または確定していないものについて、記録を残すのを嫌う傾向が日本にはあるが、仮定・想定であることを示しながら明記していくことが、とても重要である。

なにより、どの治療・検査・処置で機器が使用されるのかを決められなければ、どの診療報酬の対象になるのかを決めることができず、売上げや収益を考えることができなくなってしまう。ものを作ることが重要ではなく、作ったものがどのような患者・ユーザーに利益を与え、会社がどのような売上げを上げ、発展していくのかを考えることが、メーカーの役割ではないだろうか。

ハザード関連使用シナリオとタスク

使用に関する仕様が定義され、意図する用途が決まると、その意図する用途を達成するための使い方についての定義を行う。これらをユースシナリオ（使用シナリオ）といい、いわゆる取扱い手順のことである。ユースシナリオは、機器と操作者との相互関係を明確にすることを目的としており、意図する用途を達成するためのユーザビリティ設計において、重要なものである。特に、複数の診療科にまたがる機器の場合、それぞれの診療科においてユースケースが異なってくることもあり、丁寧に分析を行うことが重要である。

ユースシナリオは、様々なタスクの時系列を持つ繋がりとして考える。なぜなら、ユースエ

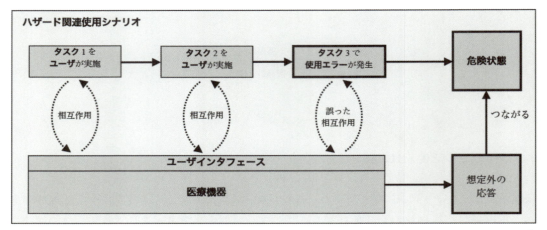

(引用 JIS T 62366-1:2022 より)

図9-7 ユースシナリオとタスク、ユースエラー、危険状態の発生機序

ラーとは、各タスクの中に含まれているからである。図9-7に、ユースシナリオとタスク、ユースエラー、危険状態の発生機序を示す。

また、ユースシナリオは機器の臨床上の使い方に限定されず、設置、導入トレーニング、保管、保守、廃棄まで含めて検討することが必要である。この段階になって、始めて想定される誤使用（ユースエラー）を特定することができる。

医療機器開発の段階としては、ここまでが意図する用途を定める活動であり、2019年に発行されたリスクマネジメントの規格であるJIS T14971における意図する用途及び想定される誤使用の明確化というプロセスに該当する。

例えば、ユーザー（及び患者）が血糖値測定器の表示を読み違え、実際は血糖値が低すぎるにもかかわらず、高すぎると判断を下す。糖を摂取する替わりに、患者がインスリンペンを使用し、その結果、昏睡状態を招いてしまった場合を考える。

これは、血糖値測定器のユースシナリオではあるが、糖尿病患者のユースシナリオとして考えることが重要であり、インスリンペンを使用して血糖値を下げるという処置自体がユースシナリオとなる。そして、血糖値測定器のユースシナリオは、その一部である（図9-8）。

想定される誤使用は、リスクマネジメントにおいてはハザード又は一連のイベントとして扱う。

JIS T14971のプロセスにおいては、表9-7の例のような分析となる。

JIS T14971では、5.2意図する用途及び想定される誤使用という要求事項の中でまとめてあり、5.3安全に関わる特質の明確化と、順番が前後しているが、もともとJIS14971のプロセスは順番を示しているものではなく、活動を示しているものなので、実際の活動はこのような形になる。

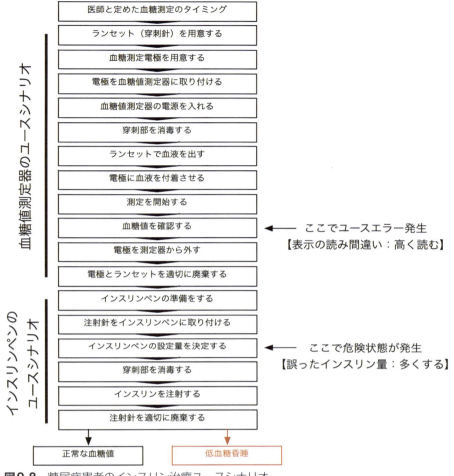

図9-8 糖尿病患者のインスリン治療ユースシナリオ

　この結果、危害が受容できないものと判断された場合、リスク対策を行うこととなる。図9-8のケースの場合、読み間違いの発生を低減する大きさの数字表示にするという、ユーザーインターフェイス仕様が現れる。

7 ユーザーインターフェイス設計

　上述の活動の結果現れたユーザーインターフェイス特性に対し、ユーザビリティを確保するユーザーインターフェイスを設計・実装する。前述のユーザーインターフェイス仕様では、数字の大きさや色、明るさなどのユーザーインターフェイスの特性が表れてくる。ユーザーインターフェイスの特性には様々な要素がある。これらの特性は、米国規格協会(ANSI)のANSI/AAMI HE75に詳しく情報提供がされている(表9-8)。

表9-7　リスク分析の例

安全に関する特性	血糖値の表示
ハザード（想定される誤使用）	血糖値を多く読んでしまう（想定される誤使用）
一連のイベント	誤ったインスリンの設定量にしてしまう
危険状態	インスリンの過剰投与
危害	低血糖昏睡
リスクの評価	重大度：高、頻度：高（例示用に仮定）
リスクの判定	受容できない
対策	読み間違いの発生を低減する大きさの数字表示にする
リスク対策の検証	ユーザビリティの総括的評価にて確認する。15人の視力の弱い高齢者に数字を読んでもらい、全ての実施者で読み間違いが発生しないことを確認する。

表9-8　ANSI/AAMIに記載されているヒューマンファクターエンジニアリング

一般原則と考慮事項

- 4章　一般原則
- 5章　ユースエラーのマネジメント
- 6章　基本的な人間の能力と技能
- 7章　人体計測と生体力学
- 8章　環境についての考慮
- 9章　ユーザビリティテスト
- 10章　表示、記号、標識
- 11章　ユーザー文書
- 12章　包装設計
- 13章　市販後事項の為の設計
- 14章　文化・国家間を跨ぐ設計
- 15章　警報設計
- 16章　アクセシビリティ設計
- 17章　コネクターと接続
- 18章　制御器
- 19章　表示器、ディスプレイ
- 20章　オートメーション
- 21章　ソフトウェアユーザーインターフェイス（UI）

統合設計

- 22章　手持ち要素設計
- 23章　作業スペース
- 24章　モバイル機器
- 25章　在宅ヘルスケア

　これらはあくまでも参考情報であるが、顧客やユーザーから提供される情報が少ない場合、ユーザーインターフェイスを設計する上での設計根拠の参考資料として役立つものとなる。

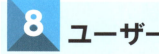
8　ユーザーインターフェイス評価

　設計したユーザーインターフェイスについて、意図する用途を安全に達成できるかどうかを確認するために、ユーザーインターフェイス評価を行う。
　ユーザーインターフェイス評価には、設計中のユーザーインターフェイスを評価する形成的評価と製品としてのユーザビリティを評価する総括的評価がある。形成的評価、総括的評

価という用語は、教育分野で用いられている言葉である。

　ユーザーインターフェイスの設計中に、そのユーザーインターフェイスが、意図する用途を実行する上で、安全な使用に寄与しているかを検証することはできない。なぜなら、意図する用途が達成できることの確認は、製品が完成してからしかできないからである。そのため、設計中に確認できるのは、安全な使用に寄与するかどうかを推察することだけである。つまり、合否基準を定められるものでもなく、あくまでも考察することしかできないということである。そのため、JIS T62366-1でも、検証(Verification)という言葉を使わず、評価(Evaluation)や、探求(Explore)という言葉を使っている。

　それでは、形成的評価とはどのようなものかというと、教育現場においては、中間テストや期末テストなどで、各学年での習得単元に対し、現在どこまで習得できているか、このままの学習で単位が取れるくらいの学力が付くのかを確認している。これが形成的評価というものである。中間テストや期末テストでは、赤点で補習を受けることがあっても、それだけで留年することはない。

　一方、総括的評価は、終業試験や卒業試験、終了考課など、目的とする学力を獲得しているかを確認する試験や考課で、これに不合格になると留年になったり卒業できなかったりする。ユーザビリティ設計も同様で、設計中のインターフェイスについては形成的評価しかできず、全ての設計が完了し、医療機器が意図する用途を達成することができる状態になってはじめて、ユーザーインターフェイスが意図する用途を実現するに当たり、安全な使用に寄与しているかどうかを確認することができるようになるのである。この観点での確認を総括的評価という(表9-9)。

　設計開発プロセスにおいて、形成的評価、総括的評価の計画を行い、その計画に従って実施する。評価は、設計検証と同時に行ってもよいし、個別に行ってもよい。

　ユースシナリオには設置や導入トレーニング、保守、修理、輸送・運搬などを含んでおり、その全てに対し安全に使用できるユーザーインターフェイスになっていることを確認しなければならない。しかし、全てのユースシナリオに対して評価を行うことは現実的ではない。そのため、それぞれのユースシナリオが危険を含んでいるか、どのユースシナリオに対して総括的

表9-9 教育分野における形成的評価と総括的評価

形成的評価
学習指導の途中において実施し、それまでの指導内容を学習者がどの程度理解したかを評価する。教師はこの情報を元に指導の計画を変更したり、理解の足りない部分について、あるいは理解の足りない学習者に対して補充的な指導を行う。
総括的評価
学習指導の終了後に行い、学習者が最終的にどの程度の学力を身につけたかを評価する。成績をつけるのに使用するほか、教師が自らの指導を省みる材料としても用いることができる。

評価を行わなければならないのか、評価に必要なユースシナリオを特定して行うことが重要である。この活動は、ユーザビリティ評価計画の段階で実施する。

8.1 形成的評価

　形成的評価は、設計したインターフェイスが、意図する用途を実行する上で、安全な使用に寄与しているかの評価を行う活動である。

　形成的評価は、前述の通り、合否基準を決めて合格、不合格を判定するものではなく、意図する用途を達成する上で、安全な使用に寄与しているかを評価するものである。形成的評価は、ひとつひとつのユーザーインターフェイスに対して行うこともあるが、多くはユースシナリオにおけるタスクに関わる複数のユーザーインターフェイスをまとめて評価する形になる。

　例えば、タッチパネルディスプレイに表示されるテキストやアイコンのユーザビリティは、操作画面における安全な操作に寄与しているかどうかを評価することとなり、それぞれのテキストやアイコンを評価するよりも、より現実的でユースシナリオにおけるタスクの安全性の評価に繋がることとなる。

　この形成的評価は、ユーザーインターフェイスを調査するため、改善の必要性を特定するため、あるいはユーザーインターフェイスの適切性を確認するために、ユーザーインターフェイスの設計・実装の間に実施し、評価は設計検証と同時、あるいは個別に行ってもよいとされている。

　IEC62366-2:2016（ガイダンス）では、形成的評価及び総括的評価の手法として、様々な手法が紹介されている（表9-10）。これらの手法を使い、ユーザーインターフェイスが安全な使用に寄与していることを確認する。

8.2 総括的評価

　ユーザビリティ設計において、総括的評価は、最も重要で、このためにユーザビリティ設計プロセスを経てきたと言っても過言ではない。総括的評価は、医療機器開発の最終段階で行う活動である。意図する用途を達成するにあたり、安全にできるかを確認することが目的である。

　総括的評価は、医療機器の設計開発活動における妥当性確認と同じタイミングで実施することが多い。なぜなら設計開発の妥当性確認は、医療機器が意図する用途を達成できることを確認する活動であるからである。

　臨床評価は、医療機器の有効性、効能・効果を確認する、設計開発の妥当性確認の一部となる活動であるが、機器の安全性や使用中の危険性の評価も含んでいるため、総括的評価にもなりうる活動である。総括的評価は、実際のユーザーが使用する際に、安全に使用できる

表9-10 JIS T62366-2（ガイダンス）による形成的評価及び総括的評価の手法の適用

レビューの手法	概要	形成的評価	総括的評価
専門家委員会によるレビュー	製造業者が招集した専門家委員会によって行われる、ユーザーインターフェイスのレビュー。	○	○
ユースシナリオに対するブレインストーミング	設計開発に関わらないもの、もしくはユーザーグループに関わる人によるブレインストーミング。	○	
コグニティブウォークスルー	専門家又はユーザーによる、各タスクで発生する問題点を抽出する方法。	○	
エキスパートレビュー	専門家による試作品やデザイン案に対するレビュー。	○	○
FMEA および FTA	ユーザーインターフェイスに対する故障モード解析および故障の木解析。ただし、故障ではなく、ユーザーのFailureであるユースエラーに対して行う解析。	○	○
フォーカスグループ	ユーザーグループによる対話形式による情報収集手段	○	
機能分析	ユーザーによる機能についての分析	○	
ヒューリスティック解析	専門家または設計担当者がガイドラインやユーザビリティ原則に従っているかを評価する。	○	
観察	ユーザーの操作を観察することによる、危険に繋がる操作の有無の確認。	○	○
ユーザーインタビュー	ユーザーに一連の操作をしてもらった後に行うインタビュー。	○	○
ユーザー参加型デザイン	ユーザーが参加するユーザーインターフェイスの設計。	○	
PCA分析	ユーザーの操作に対する知覚(Perception)、認識(Cognition)、行動(Action)についての分析。	○	○
シミュレーション	実際の使用方法について、実際と同等の環境下で使用してもらい、問題点の抽出を行う。	○	
規格レビュー	ANSI/AAMI HE75等の規格等に適合していることをレビューする。	○	
調査（アンケートなど）	アンケート等によるユーザーや市場の情報を収集する方法。	○	○
タスク分析	ユーザー等によるタスクの実施方法についての分析。	○	
時間動作研究	ユーザーが時間内にタスクを実現できるかを探求する方法。	○	
ユーザビリティテスト	実際のユーザーに必要なタスクを実施してもらい、期待する操作が実施できたかを確認する。ユーザビリティテストには合否の判定基準がある。	○	○
作業負荷評価	ユーザーがタスクを実行する上での疲労度について評価する方法。	○	

かを確認する活動であるため、実際の使用方法に合わせ、設置、ユーザートレーニング、現場での使用、保守、修理、廃棄、輸送・運搬について、それを行う者もしくはそれと同等の者によって行われるようにし、評価計画に従い確認を行う。そのため、設計開発に関わったものが実施してはならないし、ユーザートレーニングなども、実際にトレーニングを行う者が

実施することが望ましい。トレーニングの総括的評価は、トレーニング用のテキストや、トレーニングの内容についての確認も含まれる。

　特に注意すべきは、取扱説明書の注意事項や警告ラベルなどである。前述のとおり、ユーザーと機器との相互の関係は、知覚でき、理解でき、その内容に応じた行動ができることが必要である。そのため、安全を確保するために、取扱説明書に警告を入れたり、機器に注意ラベルを貼ったりなどをリスク対策として行った場合、それらが、知覚でき、理解でき、その通り対処できたことを確認しなければならない。もし、それができていなければ、それはリスク対策として成り立っていないことになる。

　例えば、留置用カテーテルの包装には、「包装に破損がある場合、使用しないでください」という警告が記載されている。規格が要求している文言でもあるが、これをリスク対策とした場合、この警告をユーザーが、知覚し、理解し、その通り対処しなければならない。

　もし、総括的評価の中で、ユーザーが包装に破損があるカテーテルをそのまま廃棄したユースシナリオにおいて、ユーザーへなぜ廃棄したのか質問した際に、「包装が破損していたから廃棄したんだよ。普通、包装が破損しているカテーテルは使わないよね」という回答が来てしまった場合、警告は知覚されていないこととなり、安全に寄与するユーザーインターフェイスになっていなかったこととなってしまう。表示やラベルをリスク対策とする場合は、このような点で注意が必要である。総括的評価の手法については、表9-10を参照のこと。

> **コラム　ユーザビリティエンジニアリングと法規制**
>
> 　人間工学的特性に関連した傷害の危険性や人間工学的特性に起因した誤使用の危険性等に対して、合理的かつ適切に除去又は低減されるように医療機器を設計及び製造しなければならないことは「基本要件」第9条、第16条等において定められている。
> 1. 基本要件におけるJIS T 62366-1の取扱いについて　基本要件第9条、第16条等で規定する事項を考慮した設計及び製造において、JIS T 62366-1で規定するユーザビリティエンジニアリングプロセスを適用しても差し支えないこと。当該規格を適用した場合には、承認申請書又は認証申請書に添付する資料などにより、当該規格を適用している旨説明すること。なお、令和4年9月30日までに、当該規格を適用したプロセスを構築することが望ましい。
> 2. 医療機器及び体外診断用医薬品の製造管理及び品質管理の基準に関する省令（平成16年厚生労働省令第169号。以下「QMS省令」という。）におけるJIS T 62366-1の取扱いについて　上記1によりJIS T 62366-1を適用した場合には、QMS省令第26条で規定する製品実現、第30条から第36条で規定する設計開発等において、当該規格を遵守した活動を実施しているかを確認する場合があること。
>
> 　令和元年10月1日薬生機審発1001第1号、薬生監麻発10011第5号「ユーザビリティエンジニアリングの医療機器への適用に関する日本産業規格の制定に伴う医薬品、医療機器等の品質、有効性及び安全性の確保等に関する法律上の取扱いについて」より

第9章 ユーザビリティ評価

第10章　申請データ取得と承認申請

本章のポイント

- 医療機器の製造販売に関する法的手続きは、クラス分類、認証基準と承認基準の有無によって承認、認証、届出に分かれる。
- 承認申請では申請書と添付資料（STED形式）を提出し、書類審査、データの信頼性調査、QMS適合性調査を受ける。認証申請では申請書と添付資料（STED形式）を提出し、書類審査、QMS適合性調査を受ける。届出では製造販売届書を提出する。
- 製造販売承認又は認証を取得した後、承認又は認証事項に変更が生じたときは、変更の手続きが必要になるが、手続き不要の場合がある。
- 複数の医療機器を組み合わせた組合せ医療機器として、また医薬品や再生医療等製品と医療機器を組み合わせたコンビネーション製品として承認・認証申請することもできる。
- 優れた医療機器等について、安全・迅速・効率的な提供を目的とした、先駆け審査指定制度、条件付承認制度、変更計画確認手続制度などの承認審査の特例制度がある。

1　法規制への対応について

　医療機器（製品）の開発が進んできたら、承認等取得のための申請手続きを進める。承認申請書類そのものの作成は製品の開発が進んでからでもよいが、申請内容をどうするか、特に、どういう使用目的にするのか、臨床的な位置づけをどう考えるのかなどは開発当初から検討しておく必要がある。開発が終わって申請の段階になってから使用目的・効果をどのように標榜して申請するのかを考えるのでは遅すぎる。というのも、標榜する使用目的・効果を裏付けるためのデータや非臨床試験の内容、治験データの必要性などは、製品の臨床的な位置づけや標榜する使用目的・効果などによって変わってくるからである。

　時々、「開発した製品のクラス分類は何か」、「クラスⅡの製品を改良したのでこの製品はクラスⅢになると思うが、治験データは必要か」などと聞かれることがある。クラスⅡを改良したからといって、必ずしもクラスⅢになる訳ではないし、治験データが必要になる訳でもない。クラス分類や治験の要否はどういう使用目的を標榜するつもりか、どれほどの臨床的な価値を持つものとして申請するかにかかってくる。つまり、現在臨床現場にあるものと同等のものとして申請するのか、あるいは現在市場に流通している製品とは異なる、今までに認められていない新たな効果を標榜するなど、新規性の高いものとして申請しようとするのかによって異なる。

製品の製造販売に関する法的手続き（承認、認証、届出）を考えるとき、まずは、開発しようとする製品がどの医療機器の一般的名称の定義に該当するのか、あるいは近いかを考える。医療機器のクラス分類は一般的名称に紐づいており、一般的名称が決まればクラス分類も決まってくるが、注意すべきは、文字面だけで考えるのではなく、その一般的名称にはどのような製品が紐づいているのか、開発しようとする製品が一般的名称の定義のどこが同じで、どこが違うのか、何を謳い文句としたいのかなどによって同じクラス分類のものであっても、認証になったり承認になったりするということである。ここは重要なポイントの1つといえる。例えば、次のような場合どう考えるか。

▌事例

　自社で超音波画像診断装置を開発し、販売したい。さて、どのように承認や認証などの法的手続きを進めたらよいか。

　まず、医療機器の一般的名称を確認する。一般的名称が「循環器用超音波画像診断装置」に該当するものはクラスⅡで、認証基準が設定されている。それに適合するなら、認証申請を進めることになるだろう。循環器用超音波画像診断装置の認証基準の主な内容は次のとおりである。

- 一般的名称：循環器用超音波画像診断装置
- 定義：心臓と血管の体外式及び／又は体内式（超音波内視鏡又は内視鏡）画像撮影に使用するために設計された超音波画像装置をいう。本品には様々な心臓の静止画像及びリアルタイム画像の撮影をサポートするソフトウェアパッケージが含まれ、心臓の解剖学的異常を診断し、血流特性と、心筋梗塞に伴う機能及び解剖学上の問題を判断するために使用する。本品は、…（略）
- クラス分類：クラスⅡ
- 認証基準：移動型超音波画像診断装置等基準
- 使用目的又は効果：
① 超音波を用いて体内の形状、性状又は動態を可視化し、画像情報を診断のために提供すること
② 超音波を用いて肝臓、脾臓、膵臓、乳腺、甲状腺又は前立腺の硬さに関する情報を提供すること（厚生労働省医薬・生活衛生局長が定める基準を満たす場合に限る）

　当社の超音波画像診断装置は、既に市場にある超音波画像診断装置と同様でありこの認証基準に適合していると思われる。しかし……

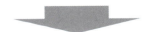

> 当社の超音波画像診断装置は心筋梗塞の予測ができそうだ。そこで、現在の使用目的又は効果に加えて新たに「心筋梗塞を予測すること」を標榜できないだろうか。

「心筋梗塞を予測する」という新たな使用目的又は効果（市場に出回っている既存医療機器にはない使用目的又は効果）を標榜しようとするのであれば、認証の範囲外となるため、承認申請を行わなければならない。

　その際には、新たな使用目的又は効果についての臨床的な有用性（有効性や安全性等）を証明するデータ（証拠）が必要となる。どのような機序で、どの程度のレベルまで心筋梗塞を予測できるのかなどの臨床的な有用性を説明できるロジック構築が必要になるわけである。そして、臨床的な有用性を示すデータをもって、厚生労働大臣あてに承認申請を行い、審査において有用であるとの評価が得られれば、承認取得にたどり着け、新たな使用目的又は効果を標榜できることとなる。

　上記のように、新たな使用目的又は効果を標榜したいのであれば、第一にそれを達成するにはどうしたらよいかを考える。しかし、機器の新規性が高くなればなるほど、審査・規制のハードルも高くなり、求められるデータの範囲や内容も広く高度になる。また、それに伴いデータ収集や承認審査にかかる時間や費用も莫大になる。そのため、こうした規制対応にかかるコストや時間、事業性などを勘案し、規制対応を進めるかどうかの判断が必要となる。

　コストや事業性は企業にとって大きな課題であるため、コストに見合った事業として成立させられるか、あるいはほかに取り得るビジネスモデルがあるのかを考えることは有用である。法規制への対応については、当然のことながら企業によって事情が異なるため、企業それぞれに異なると考えられる。しかし、「心筋梗塞を予測すること」を標榜するためには膨大なデータの収集が必要になると考えられるので、対応策として例えば次のようなビジネスモデルを考えてみることができる。

① **新たな効果等は標榜せず、既存の装置そのものの機能のみを標榜する。**

　既存の製品と同等のものとして認証で進め、まずは市場に出すことを優先するモデルである。
　なお、試作機が予測機能を搭載している場合であっても、予測機能の標榜はせず、日常の診療では使用できないようキーをかける。予測機能を評価する臨床研究などを行う際に限ってキーを解除して研究用として使用する。もしくは、製品化する際には当該機能をはずすことなどを検討する。

〈デメリット〉
- 既存品との差別化ができないので、販売時に苦労することが想定される。

〈メリット〉
- 認証の範囲であっても、デザイン（小型化等）や操作性を工夫し、それが優れていれば差別化できる。
- 認証を得ることにより医療機器としての非臨床的な安全性は評価されるので、本来、標榜

したかった「心筋梗塞を予測すること」という効果を立証するための臨床研究が進めやすくなる。さらに、市販後、市場（臨床現場）で認知されるようになれば、学会を巻き込んだ活動により、新たな効果等を想定したデータや知見を得やすくなることが考えられる。

② 既認証品を一部改良し、その特徴・メリット（新規性はそれほど高くない新たな機能の追加や小型化等）を謳い文句にして、改良・臨床なし区分の承認申請で進められないか検討する。

他社の既認証品の一部を改良してもらう、もしくは、自社で①を行い、認証を取得した後に①を既認証品として一部改良し、②を実施することも可能である。

〈デメリット〉
- 承認扱いになるため、PMDA対応や社内調整に時間と手間（労力・費用）がかかる。

〈メリット〉
- 既認証品や①と比べて、より製品としての差別化ができ、市場導入がしやすくなると考えられる。

このように新たな使用目的又は効果を取得するのとは別のやり方で開発を進めることもできる。現実的には時間やコストなども考えなければならず、規制への対応だけで済む問題ではないが、医療機器の開発において規制は大きな要素であるので、事業企画の際は規制対応についてもいくつかの戦略が考えられる点を考慮されたい。

繰り返しになるが、承認・認証申請の前に事業として成立するのか、しっかり考えていただきたい。そもそも承認・認証取得の前提となる製造販売業などの業態許可等を取得するということは、「業」として、つまり、反復・継続して行う、事業として製造販売を行うことを意味している。

事業として成り立つことを前提として、承認申請を行うのか、認証申請にするのか、あるいはクラスⅠ製品の範囲のものにとどめて届出にするのか、それぞれの申請スキームに合った設計開発及び申請データの取得をどう進めていくのか検討することが重要である。

現実的には、開発当初から申請スキームを考えるのは難しい場合が多いかもしれない。ある程度、どういう製品開発を開発するのか、ドクターの要望をどの程度具現化するのか、市場にある製品（既存品）と同等で使い勝手を良くするのか、既存品を小型化しそれによって機能・性能を変えるのか等製品のコンセプトを定め、それをある程度実現できるのかが見えてこなければ具体的な方針は定められないだろう。当該品だけでは利益は出ないが、次の製品に繋げるために、まずは承認等の取得の実績をつくりたいということもあるかもしれないし、開発途中で方針変更をせざるを得ないときも当然のことながらあるだろうが、ここで述べてきたことは設計開発の段階から考え、開発を深化させていくことが大切だということである。

承認申請等製品規制への対応ポイントをまとめると次のとおりである。

承認申請等製品規制への対応ポイント

❶ 承認申請は、開発した製品と市場に提供するものを結びつけることだといわれる。つまり医療機器開発の1つの締めくくりであり、開発から承認は一連の流れにある。
❷ 法規制上のリスクを想定し、開発の方向性を決める。
　どのように申請を行うかは、一つに固定されたものではなく、いろいろな考え方ができる。開発を進め、承認・認証申請へとつなげていくには、企業としてどうしたいかによって決まる。

以下、法規制から考えた開発の進め方を整理し、承認申請等について考えたてみたい。

2 法規制から考える製品開発

2.1 QMSの考え方

　日本のものづくりは研究開発型であり、研究要素を突き詰めていき、技術が確立すると、それの応用を検討し、拡張・発展させていくのが一般的で、設計・製図という試作を作るところから開発が進む。

　しかし、製品設計とは、本来、製品として「つくるべきもの」を「つくる」ことである。つまり、「つくった結果」から「つくるもの」を決めることではない（第7章参照）。

　医療機器のグローバルにおける一般的な開発プロセスは、ウォーターフォールモデル（waterfall model）、もしくはVモデル（v-model）という「企画、設計、試作、検証、妥当性確認」という流れが一般的であり、QMS（Quality Management System）の思想そのものである。医療機器を開発し、製品化するには、まさにこの考え方を取り入れていくことが重要である。

> **コラム　QMSの考え方**
>
> 　コンセプトを明確にして、それを実現していくプロセスは、QMSの製品実現が求めているところである。シーズ・ニーズから設計インプットし、設計、設計アウトプットを経て試作に繋げる。
> 　アウトプットがインプットを満足しているか検証し、更に最終試作品（医療機器）がシーズ・ニーズを満足するかバリデーション（妥当性確認）する。ステップから次のステップに移る際にはそれぞれレビュー（設計審査）を行い、製品を実現化していくという考え方である。

2.2　リスクマネジメントと有効性・安全性の評価

　開発段階は、フィージビリティスタディステージ（第5章）と設計開発（第7章 非能動型医療機器、第8章 ME機器の開発ステージ）に大きく分かれる。フィージビリティスタディのステージでは、必ずしも規制上の対応が求められるものではない。そのためここでのデータは承認申請の評価資料として採用しないことも多い。設計開発のステージでは、手順を定め、それにしたがって実行し、その結果の評価・記録を行うが、ここでは規制上の対応が必要である。

　規制上の要求事項の重要なポイントとしては、大枠として次の2項目になると思われる。

1) QMS省令に基づく設計開発（Design & Development）プロセス
  - ISO14971に準拠したリスクマネジメント（リスクアセスメント、リスクコントロール）と、そのよりどころとなる法第41条に基づく基本要件基準への対応。
2) 医療機器としての有効性・安全性等の評価（検証試験・妥当性確認等）
  - 非臨床評価：各種規格・基準等の活用（ホリゾンタルな規格・基準／個別規格・基準）
  - 臨床評価：臨床研究、治験、文献評価。

1) QMS省令に基づく設計開発プロセス、リスクマネジメント及び基本要件基準

　QMS省令（製造管理及び品質管理の基準に関する省令）に基づく設計開発プロセスのポイントについては〈法規制への扉6 QMS省令と製品実現〉を参照していただきたいが、設計開発プロセスには、法規制だけでなくQMSとリスクマネジメントは必須である。

　リスクアセスメントとしての「リスク分析」と「リスク評価」を行うにあたって、法第41条に基づく基本要件基準がそのよりどころの一つとなる。また、リスクコントロールの手段としての第1手段（本質的な安全を求めて設計し、リスクを設計的に回避する）及び第2手段（防護手段を追加する）は、機器そのものへの対応であるが、機器そのもので対応できなければ、第3手段（安全等に関する情報を提供する）ということになるが、その場合のインプット先が「添付文書」になる。

　基本要件基準は、全ての医療機器に適用が求められるものである。医療機器の性能と安全性を確保すべく、設計・製造の基本的な要求事項を定めたものであり、EUの Essential Requirementがベースになっているグローバルな基準である。日本では、基本要件基準への適合性を示すものとして、「基本要件適合性チェックリスト」が、通知（令和3年8月18日薬生機審発0818第1号）で示されている。チェックリストには規格の番号や作成した文書番号を記入する欄があるが、単純に引用するのではなく裏付けとして適合していることを正確に示すデータを保持しておくことが重要である。

　医療機器の評価は、医薬品と違って定められた方法論がない。従って、個別にリスクアセスメントをしていくしかない。ハザードを特定し、リスクを評価し、受け入れ可能な程度まで

リスクを低減する。ただ、これにも「敷かれたレール」はない。ハザードの特定には、要素技術の知識・経験と想像力が必要である。基本要件基準は、そのよりどころの一つとなるともいわれるように法の要求事項であるが、開発の指針でもある。従って、リスクアセスメントするうえで、この基準の各項目に沿ってハザードを特定していくのも一法である。

2) 医療機器としての有効性・安全性等の評価（検証試験・妥当性確認等）

　開発段階では、物理、生物あるいは電気安全等の要求仕様を満たす製品規格の案を設定し、物理的評価、生物学的評価等の非臨床試験を実施し、評価していく。

　評価の方法としては、ある分野に共通するホリゾンタルな安全規格を用いて生物安全や電気安全の評価を行い、あるいは滅菌品であれば、通知やJIS（日本産業規格）による滅菌バリデーション等の評価を実施する。そのほか、製品固有に要求される事項については、認証基準、承認基準、米国のRecognized Consensus Standard、FDA各種ガイダンス、あるいは欧州のHarmonized Standard等の個別規格・基準から、開発品に類似する、あるいは準用できそうな基準を探し、基準そのもの、あるいは基準（規格・試験法等）の一部を準用して要求仕様を満たす製品の規格を設定する。

　新規性の高い製品なら、独自の規格設定が必要になると考えられるが、個別規格等を参考にしながら、独自規格を設定する。この際、その試験法の妥当性を説明する必要があることに十分留意することが必要である。ただ、実際に承認申請の資料・データとして、何をどの程度行えばよいのか迷うことも多々あると思われる。その場合には、試験実施前に独立行政法人医薬品医療機器総合機構（PMDA）の非臨床試験に関するプロトコール相談を受けることも選択肢の一つである。安全性に関するホリゾンタルな規格ついては、〈法規制への扉8 規格・基準〉を参照されたい。

　物理的、生物学的評価、あるいは動物試験等非臨床試験でヒトでの有効性、安全性を評価しきれない場合は、臨床評価としての治験を行う。なお、臨床評価としては、実際に患者を用いて行う実地の試験だけでなく、国内外の文献等を元に評価することも考えられる。

　臨床試験は、主として治験と臨床研究があり、その相違は、治験は薬機法の製造販売承認・認証申請のための臨床試験成績を収集する目的で行うもので、承認審査での評価のために用いられるものである。そのために、倫理性とデータの信頼性を求めるGCPに準拠して行われることが求められる。

　一方、臨床研究は医師が主体となる医学的研究で、承認・認証取得への対応として行われるものではなく、そのためGCPは適用されず、従って承認・認証申請では参考資料として用いられても評価資料として使用することはできない。

　臨床研究は、臨床研究法の施行（平成30年4月14日）によって、治験と同様、かなり対応が難しくなったと聞くことが多い。臨床研究として進めるのか、探索的治験（フィージビリティ）として進めるのか、検証的治験（ピボタル）として進めるのか、又は検証的治験であったとし

ても企業主体なのか医師主導なのか、それぞれのメリット、デメリット等を比較検討したうえで評価試験を選択すべきである。

治験の進め方にあたっては、次の通知が参考になる。

- 平成29年11月17日事務連絡「医療機器の迅速かつ的確な承認及び開発のための治験ガイダンスの公表について」
- 平成29年11月17日薬生機審発1117第1号、薬生安発1117第1号「医療機器の「臨床試験の試験成績に関する資料」の提出が必要な範囲等に係る取扱い（市販前・市販後を通じた取組みを踏まえた対応）について」
- 令和5年12月26日医薬機審発 1226第1号「「医療機器の臨床試験の実施の基準に関する省令」のガイダンスについて」の一部改正について」

2.3 承認、認証、届出の手続き

製品（医療機器）の仕様（スペック）や使用目的等を決め、その有効性や安全性の評価を行い、市場に提供するための一定の品質を確保するための規格も定め、製品としての要求事項を満たしたら、具体的な申請手続きの準備に入る。

法的には、医療機器を製造販売する、すなわち、医療機器を市場に出荷し販売等する、または医療機器プログラムを電気通信回線を通じて提供するためには、原則、厚生労働大臣の製造販売のための承認を得ることが必要とされている。ただし、先述の通り、すべての医療機器が承認を必要とするわけではなく、クラス分類等によって、認証や届出でよいというものもある。これら製造販売のための法的手続きは、医療機器のクラス分類のほか、一般的名称、認証基準などによって決まる。これらの関係を次の図10-1に示す。

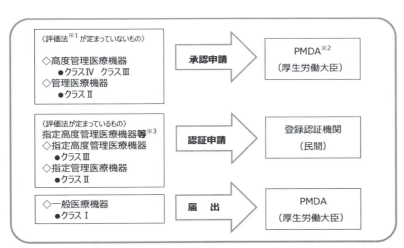

図10-1 クラス分類と承認等手続き

（注）[※1] 評価法：ここでは、「認証基準」のことをいう。

[※2] PMDA：「独立行政法人医薬品医療機器総合機構」のことをいう。

[※3] 指定高度管理医療機器等：厚生労働大臣が基準を定めて指定した高度管理医療機器（指定高度管理医療機器）と管理医療機器（指定管理医療機器）を併せた呼称

なお、承認、認証あるいは届出を行うことができるのは、製造販売業者である。これら製品に関する手続きを行うにあたっては、原則、製造販売業の許可を取得しておくことが必要である。承認申請等と製造販売業の許可申請を並行して行うことも可能だが、製造販売業の許可を取得しなければ、承認等は得られないため、初めて承認申請等を行う企業は、製品開発の進捗に合わせて製造販売業の許可（業許可の取得前に業者コードを取得しておくことが必要）の取得を進めておきたい。

3 承認申請

3.1 承認申請区分

　医療機器のコンセプト、臨床的位置づけをどうするかによって、つまり今市場にある既存品と同等のものとするか、既存品の一部を改良した特徴あるものとするか、あるいは既存品と違う全く新しい原理や効果を持つものとするかによって評価すべきことが変わってくる。当然のことながら、新規性の高いものほど評価方法も定まっておらず、対応が難しくなる。収集したデータで本当に有効性や安全性が評価できているのか。どこまで評価すればいいのか、その判断が難しい。

　規制上は、承認申請の区分としては3区分（新医療機器、改良医療機器、後発医療機器）あり、そのいずれかの区分で承認申請を行うことになる（表10-1）。

　それでは、開発した製品をどの区分で申請すればいいのか。

　文章で説明するだけではイメージしにくいと思うが、簡単にいえば、「新医療機器」というのは、既存品と使用目的や原理等が明らかに異なるもので、たとえ海外の市場では流通していたとしても、日本で承認された前例がなければ、原則、臨床評価が必要で、かつ市販後の使用成績評価が求められる。「改良医療機器」は、新医療機器ほど新規性はないが、既存品に何らかの改良を加え、あらたな機能等を持たせようとするもので、臨床評価が必要なものと必要でないものがある。「後発医療機器」は、既存品と同一ではないが、その差が臨床的にはほとんど変わらず同等の範囲に入るものということになる。

表10-1　医療機器の承認申請区分

区　分	概　要
新医療機器	使用目的、原理等全く新しいもの
改良医療機器	既存品との同等性の範囲を超えた改良品
後発医療機器	既存品との同等性を有すると認められたもの

説明としては以上のようになるが、申請品について、既存品と同等の範囲と説明できるとか、ここの部分は既存品より性能等をアップさせたという改良点を積極的に主張したいと考えているかによって、申請区分を考えるべきである。そのため、「類似医療機器との比較表」を作成し、それぞれの項目について同等なのか、改良したのか、考察していく。そうすると新規度がある程度見えてくる。また、この表は申請書の添付資料としても必要になる。いずれは作成しなければならないものであるので、早めに作成しておいた方がよい。

承認申請にあたっては、開発した製品のスペック等を決め、その製品範囲を特定し、かつ、その製品の品質、有効性、安全性を開発段階で評価したデータ等が必要となる。つまり、承認申請の際に提出する書類によって、そうした製品の仕様、品質、有効性、安全性等の証拠を示していくことになる。

3.2 承認申請書類

承認取得は「開発プロセスの一環であり、ひとつの締めくくりである」。つまり、承認取得は、技術的に進めてきた開発を法的に仕上げ、市場に提供できるようにすることなのである。

承認申請は、PMDAに申請書類を提出することから始まる。承認申請書類は、図10-2のとおり申請書と添付資料からなっている。

承認申請書は、申請する医療機器がどういう仕様のものであるかなどを特定する書類であり、添付資料はその医療機器の品質、有効性、安全性を評価したデータをまとめた資料である。これらの資料は開発段階において評価・収集したデータであり、法令で要求されている資料をGHTF文書であるSTED（Summary Technical Documentation：国際的に整合された市販前適合性評価のための技術概要文書）に準じた形式でまとめることが求められている。

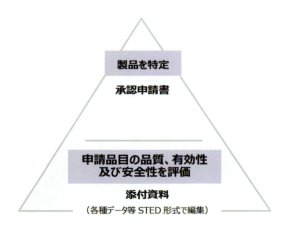

図10-2 承認申請書類の構成

> **コラム　GHTF文書**
>
> 　1992年に創設されたGHTF（Global Harmonization Task Force：医療機器規制国際整合化会議）で合意された文書。GHTF参加メンバーは、日本、米国、EU、カナダ、オーストラリアの規制当局と産業界代表者。2012年12月に解散し、IMDRFに引き継がれる。
> 　IMDRF（International Medical Device Regulators Forum：国際医療機器規制当局フォーラム）は、医療機器規制の国際整合化について将来の方向性を議論するフォーラムとして2011年2月に立案され、10月から活動開始。GHTFにおける強固な基盤作業を土台とする、世界各国の医療機器規制当局による任意の活動であり、国際的な医療機器規制の整合化と収束を促進する。

1）承認申請書

　承認申請書は、図10-3のとおり、①類別、②名称（一般的名称及び販売名）、③使用目的又は効果、④形状、構造及び原理、⑤原材料、⑥性能及び安全性に関する規格、⑦使用方法、⑧保管方法及び有効期間、⑨製造方法、⑩製造販売する品目の製造所（名称及び登録番号）、⑪備考を記述することが求められる。

　なお、前述のとおり、③使用目的又は効果をどう規定するかによって、製品の位置づけが大きく変わってくることには注意いただきたい。

2）添付資料

　添付資料は、図10-3の内容をSTED形式でまてめる。このうち、とくに留意いただきたい項目を以下に示した（数字は図10-3のSTED形式の番号）。

1.2　開発の経緯

　申請品目の設計開発に着手した経緯や設計開発のコンセプトに基づいて申請品目の設計仕様をどのように定めたか、設計検証及び妥当性確認の概要や期待する検証結果が得られているかなど、開発から承認申請に至るまでの全体像を簡潔に説明する。

　特に、医療現場のどういう課題を解決するのか、それが日本の医療環境にマッチするものなのかを説明するのは、審査及び将来の保険適用にあたって理解を得やすくするためにもきわめて有効である。

1.3　類似医療機器との比較

　類似する医療機器との比較を行い、差分の有無及び差分の程度が明確になるように、できるだけ最新の情報に基づき、医療上の有用性を考慮して記載する。また、申請品目の特性に応じて適切な項目を選択して、構造・原理、原材料、有効性及び安全性に関する規格など、比較する項目の設定に十分留意し、比較対象とした資料の出典等を記載する。

　ここでの記載が、申請区分（新医療機器、改良医療機器、後発医療機器）の妥当性を判断す

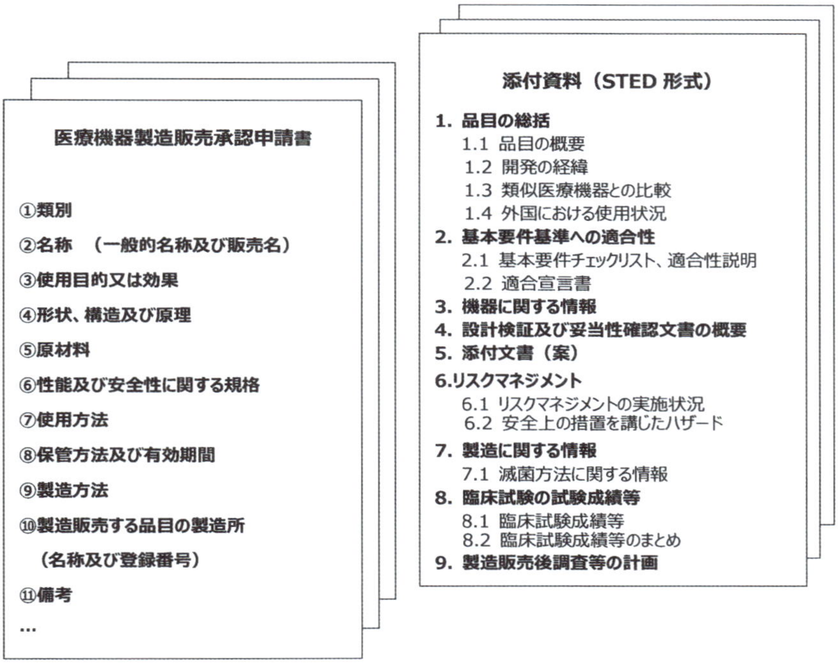

図10-3 承認申請書類(イメージ)

医療機器製造販売承認申請書
① 類別
② 名称 (一般的名称及び販売名)
③ 使用目的又は効果
④ 形状、構造及び原理
⑤ 原材料
⑥ 性能及び安全性に関する規格
⑦ 使用方法
⑧ 保管方法及び有効期間
⑨ 製造方法
⑩ 製造販売する品目の製造所
　(名称及び登録番号)
⑪ 備考
…

添付資料(STED 形式)
1. 品目の総括
　1.1 品目の概要
　1.2 開発の経緯
　1.3 類似医療機器との比較
　1.4 外国における使用状況
2. 基本要件基準への適合性
　2.1 基本要件チェックリスト、適合性説明
　2.2 適合宣言書
3. 機器に関する情報
4. 設計検証及び妥当性確認文書の概要
5. 添付文書(案)
6. リスクマネジメント
　6.1 リスクマネジメントの実施状況
　6.2 安全上の措置を講じたハザード
7. 製造に関する情報
　7.1 滅菌方法に関する情報
8. 臨床試験の試験成績等
　8.1 臨床試験成績等
　8.2 臨床試験成績等のまとめ
9. 製造販売後調査等の計画

る根拠になる。

2. 基本要件基準への適合性

基本要件基準適合性チェックリストとして表形式にまとめ、項目ごとにその適合性を説明し、基本要件基準への適合性を示すために用いた規格、出典、年号、規格番号なども記載する。

3. 機器に関する情報

申請内容を補足する事項、例えば、原材料に関する補足事項や医用電気機器などの付帯的事項など、特段に記載事項がある場合に記載する。とくに記載する必要がない場合は、特記事項なしと記載するか、この項目全体を省略してもよい。

4. 設計検証及び妥当性確認文書の概要

設計検証及び妥当性確認のために実施した機器の有効性及び安全性を裏付ける試験等の結果について、簡潔に記載し、試験成績書を別途添付する。

5. 添付文書(案)

高度管理医療機器(クラスⅣ)は、本項に添付文書(案)を添付する。とくに「警告」欄、「禁忌・禁止」欄及び「使用上の注意」欄ついて、非臨床試験、臨床試験の成績又は文献、類似する医療機器の添付文書、実施したリスクマネジメント結果等に基づき、設定根拠を記載する。

クラスⅣ以外のもののうち、クラスⅢに分類される医療機器で埋込み又は留置を行うもの若しくは不具合が生じた場合、生命の危険に直結する可能性が相対的に高いと考えられる品目については、主たる使用国の添付文書等と比較し、「警告」欄、「禁忌・禁止」欄、「使用上の注意」欄について、設計開発した国の添付文書等と異なる記載箇所がある場合には、その箇所を明示し、その設定根拠を記載する。

なお、クラスⅣ以外のクラスⅢ～Ⅰのものついては、申請書又は届書の備考欄の別紙として添付文書（案）のみを添付する。

6. リスクマネジメント

ここでは、リスクマネジメントの結果ではなく、リスクマネジメントを行った体制などリスクマネジメントの実施状況や行政等から安全性上の措置を命じられたハザード（類似の医療機器に係るものを含む）など、リスクマネジメント活動に関する事項を表形式で簡潔にその概要を説明する。

なお、リスクマネジメントの報告書の添付は不要である。また、必要に応じて、臨床試験の試験成績等のまとめなど、必要資料の概要をSTED形式でまとめることが必要である。いずれにしても、STEDに記載するのは開発段階から計画して評価したものである。

なお、従前の形態のある医療機器のほか、無体物であるソフトウェア単体（プログラム医療機器）の場合も特別な資料が必要になる訳ではなく、一部特有なもの（流通に関連するものなど）があるものの、基本的には既存の装置等と同様に扱われる。

3.3 承認審査

承認申請された医療機器の名称、使用目的・効果、形状・構造・原理、使用方法、副作用その他の品質、有効性及び安全性に関する事項をPMDAで審査する。その結果、承認拒否事由に該当する場合は、承認を受けられないとされている。申請者は、この承認拒否事由に該当しないことを説明することが必要である。新規性の程度によっても審査における評価も変わる。つまり、「リスク＆ベネフィット」と「新規性」の二面から評価される。この点を十分理解しておいていただきたい。

また、上記申請書類の審査のほか、添付された資料のうち評価資料（データ）についての信頼性調査、更に申請品目がQMS省令に基づいて製造及び品質の確保ができる仕組み（システム）になっているか、また、そのとおり実行されているかを確認するQMS適合性調査も併せて行われ、これらすべてをクリアしてはじめて承認に至る。QMS適合性調査については、製造販売承認申請後、速やかに申請することが必要であり、令和6年1月18日PMDA事務連絡「QMS適合性調査の申請に当たって提出すべき資料について」に従って書類を揃える必要があるため、注意されたい。

データの信頼性と調査

承認申請資料（開発設計データ等）としてのデータは、信頼性が求められる（調査で信頼性が問われる）。承認申請に使用するデータ（検証試験、妥当性確認等として実施したデータ）で科学的に担保されたデータであることが求められる。信頼性調査では次のようなことが確認される。

- 試験計画に従って試験が実施されているか？
- 実施された手順・試験結果が確認できるか？
- 試験に用いられた試験系・測定機器等は適切に管理されていたか？ など

調査の結果、試験結果の一次データ、測定機器の校正記録等根拠資料が保存されていないなど信頼性に問題ある場合は、当該試験成績は申請資料として受け入れられないことになる。

信頼性に問題のある例としては、誤記載など正確性に問題あった事例、申請資料の根拠が不明の事例、根拠資料（生データ）や記録が保存されていないなどのほか、試験機器の校正切れなどが挙げられる。

QMS適合性調査・確認

承認要件としてのQMS適合性調査は、

- 承認申請時の確認
- 5年ごとの定期確認

として行われ、調査は品目単位ではなく、製品群ごとに行われる。さらに基準適合証の活用が図られている。なお、基準適合証を取得している場合、新たに申請する製品が同一製品群・同一登録製造所のものであれば、QMS調査は省略（有効期間：5年）できるというものである。

これは、承認品だけはなく、基準適合証の範囲が同一であれば認証品目にも適用できる。

なお、後発医療機器等については、承認申請後速やかにQMS適合性調査申請を行い、遅くとも10日以内に調査申請を行うことが必要である。

近年、プログラム医療機器が増加しているが、従来の医家向けのプログラムにないような内容で承認を取得した製品がある。アップル社（Apple Inc.）の家庭用心電計プログラム及び心拍数モニタプログラムである。何が興味深いのか。まずは、「家庭用心電計プログラム」と医家向けの「汎用心電計用プログラム」を比較してみよう。医家向け心電計の「汎用心電計用プログラム」の概要を表10-2に、「家庭用心電計プログラム」を表10-3に示す。

表10-2と表10-3で何が違うか、そのキーワードを探してみる。次のワードが対比できる。

〈汎用用心電計プログラム〉	〈家庭用心電計用プログラム〉
汎用心電計、多機能心電計	汎用機器
	心電図情報
診断	疾患兆候の検出を支援
医療機器プログラム	家庭用の医療機器プログラム

汎用用心電計プログラムは、「汎用心電計、多機能心電計から得られた情報をさらに処理して診断等のために使用する医療機器プログラム」であり、家庭用心電計プログラムは、「汎用機器から得られた情報を用いて心電図情報を取得し、さらに処理して疾患兆候の検出を支援する家庭用の医療機器プログラム」である。家庭用心電計プログラムは、「診断等のために使用する」のではなく、「疾患兆候の検出を支援する」ものである。さらに「家庭用の」医療機器プログラムである。

　この「家庭用心電計プログラム」は従来にない新たな一般的名称である。行政側からすると家庭用であるので医療保険の対象にする必要がない（医療費が必要ない）。一方アップル社は、家庭用であるので、広く一般向け広告ができるということになる。双方ともに戦略的である。

表10-2　汎用心電計用プログラムの規制上の概要

類別（コード番号）		機械器具 01 疾病診断用プログラム（11407042）
一般的名称	名称	汎用心電計用プログラム
	定義	汎用心電計、多機能心電計から得られた情報をさらに処理して診断等のために使用する医療機器プログラム。当該プログラムを記録した記録媒体を含む場合もある。
クラス分類		クラスⅡ
認証基準	基準名	3-857：汎用心電計用プログラム基準
	使用目的	4肢誘導及び胸部誘導を含む最低12誘導の心電図検査を行うこと。
QMS		適用（製品群：プログラム）

表10-3　家庭用心電計プログラムの規制上の概要

類別（コード番号）		機械器具 01 疾病診断用プログラム（47699002）
一般的名称	名称	家庭用心電計プログラム（新設：R2.7.20告示第267号）
	定義	汎用機器から得られた情報を用いて心電図情報を取得し、さらに処理して疾患兆候の検出を支援する家庭用の医療機器プログラム。当該プログラムを記録した記録媒体を含む場合もある。
販売名		Appleの心電図アプリケーション
クラス分類		クラスⅡ
QMS		適用（製品群通知：R2.9.23）
申請者		Apple Inc.
承認	年月日	R2.9.4
	番号	30200BZI00020000
承認の形式		外国特例承認

4 認証申請

4.1 認証の範囲

　市販前に全ての医療機器が承認取得を求められるわけではない。承認を取得するのが原則であるが、既に評価の定まっている医療機器は、承認ではなく「認証」を取得すればよいことになっている。ここでいう「評価の定まっている医療機器」とは、厚生労働大臣が指定して定めた基準（認証基準）に適合するものをいう。

　認証基準は、①適用範囲（一般的名称）、②技術的な基準、③使用目的又は効果から構成され、厚生労働大臣の告示によって制定される。なお、技術基準の形態としては3種類あり、適合の仕方は若干異なる。具体的には、〈法規制への扉8 規格・基準〉を参照願いたい。

　クラスⅡの機器（管理医療機器）は、すべて認証品だと考えている人が時々いるが、認証の対象となるものは認証基準があってそれに適合するものであることである。認証制度が始まったとき、認証の対象はクラスⅡの管理医療機器のうち厚生労働大臣が指定したものとされ、クラスⅡ機器の認証基準が作成され、多くのクラスⅡ機器が認証の対象になった。誤解はここからきているのかもしれない。薬事法から薬機法になったときに高度管理医療機器（クラスⅢ及びⅣ）も認証制度の対象になり、現状はクラスⅢ機器の一部のものについても認証基準が作成され、認証品の範囲が拡大してきている。ただ、認証の対象となる製品であったとしても、認証基準に適合しなくなったり、新たな機能を追加するなどして新規性が出てきたりすると、認証品ではなくなるので、承認申請が必要になる。

　認証品になるかどうかは、繰り返しになるが認証基準が作成されており、それに適合するものであることがポイントであることに留意いただきたい。従って、使用目的又は効果は、承認とは異なり、認証基準の使用目的又は効果の範囲内で規定することになる。前述の循環器用超音波画像診断装置等基準であれば、「超音波を用いて体内の形状、性状又は動態を可視化し、画像情報を診断のために提供すること」となる。この範囲を超えたものは承認申請が必要となる。

認証基準の対象となる医療機器

　法的には、管理医療機器（クラスⅡ）及び高度管理医療機器（クラスⅢ及びⅣ）が対象になるが、それらのうち、認証基準が作成された管理医療機器及び高度管理医療機器をそれぞれ、「指定管理医療機器」、「指定高度管理医療機器」という。また、管理と高度管理を合わせていう場合は、「指定高度管理医療機器等」という。

改良等に伴う認証基準に適合しないものとなる医療機器の取り扱い

取り扱いは、令和2年12月9日薬生機審発1209第1号・薬生監麻発1209第1号「改良に伴い認証基準に適合しないものとなる医療機器に係る製造販売承認申請の取扱いについて」、令和3年2月22日事務連絡「改良に伴い認証基準に適合しないものとなる医療機器に係る製造販売承認申請に関する質疑応答(Q&A)について」に示されている。以下に概要を示すが、詳細は当該通知を参照願いたい。

【概要】
- 対象：既認証品のうち、機能や性能等の向上を目的とした改良が追加されるもので、PMDA治験相談等を受けたもの。
- 新たに承認申請を行うが、申請書の各欄の記載について、改良事項は通知に従い記載する。改良事項が含まれない欄は最新の認証内容を当該欄に正確に転機する。当該欄はPMDAによる審査は行われない。
- 当該通知に基づき承認を取得した場合の承認番号は、既認証品の認証番号となる。そのため、承認を取得した後、既認証品については速やかに認証整理を行うこと。

4.2 認証申請書類

認証の場合も、基本的には承認申請と同様であるが、主な相違点としては次の3つが挙げられる。

❶ 申請先が登録認証機関であること(登録認証機関は2024年3月現在10機関あり)
❷ QMSの適合性について、承認と同様の調査のほか、フォローアップ監査が通常1年ごとに行われる
❸ 審査として信頼性調査は行われないこと

なお、認証申請書は、申請しようとする製品を特定するものであるので、申請項目は承認申請書と同一であるが、法令上求められる添付資料は承認の場合とは異なる。評価すべき資料としては、次の2基準にそれぞれに適合していることを示す資料が必要となる。

❶ 認証基準への適合を証明する資料
❷ 基本要件基準への適合を証明する資料

また、認証申請にあたっては、これらの資料等をSTED形式でまとめて資料を添付することが必要とされている。

なお、ここで、本書でいう経腸栄養ポンプ用チューブ及び在宅用経腸栄養ポンプについて

表10-4　ポンプ用経腸栄養注入セット及び経腸栄養用輸液ポンプの規制上の概略

類別		器74 医薬品注入器	器74 医薬品注入器
一般的名称	名称（コード）	ポンプ用経腸栄養注入セット（70376000）	経腸栄養用輸液ポンプ（13209000）
	定義	経腸栄養用のポンプから経腸栄養剤を供給するために用いる専用の経腸栄養注入セットをいう。コネクタ部分は輸液ラインと異なる誤接続タイプである。	適切な食物の摂取が不可能又は食欲のない患者の胃に直接供給するために用いる特製のポンプをいう。
種別（高度管理、管理、一般）		管理医療機器	高度管理医療機器
クラス分類		クラスⅡ	クラスⅢ
特定保守管理		—	該当
QMS		適用	適用
QMS製品群		非能動な器具（非能動器具）	体外循環、点滴又は血液フェレーシスの用に供する能動な医療機器（体外循環等用）
認証基準	基準名	3-74 短期的使用空腸瘻用カテーテル等基準	1-3 経腸栄養用輸液ポンプ等基準 〈主要評価項目〉 次の評価項目について、厚生労働省医薬・生活衛生局長が定める基準により評価すること。 1. 設定流量 2. ボーラス量 3. 保護機能 4. 高優先度アラーム 局長通知：H27.3.25薬食発0325第1号
	使用目的・効果	胃若しくは腸に栄養を投与すること又は胃の減圧を行うこと。	医薬品及び溶液等をポンプによって発生した陽圧により患者に注入することを目的とし、あらかじめ設定された投与速度又は投与量に従って連続（継続）注入、非連続（間欠）注入又はボーラスを制御するポンプであること。

若干触れておく。表10-4に規制上の概略を示した。経腸栄養ポンプ用チューブの一般的名称は「ポンプ用経腸栄養注入セット」であり、在宅用経腸栄養ポンプは、一般的名称が「経腸栄養用輸液ポンプ」に最も近いが、「在宅用」という点が異なる。経腸栄養用輸液ポンプは、2015（平成27）年3月25日に認証基準が策定され認証品となったが、それ以前は承認品（承認基準あり）として扱われていた。認証基準が策定されたことにより、基準に該当するものは認証申請が必要になるが、既承認品はそのままでも、認証品に移行させても、いずれでもよいとされている。在宅用である点が一般的名称の定義と異なるが、製品の使用方法を「医師の処方の元、医家向けの経腸栄養ポンプを在宅で使用する」ことにするのか、「家庭用の経腸栄養ポンプを在宅で使用する」ことにするのかによって認証基準の範囲内になるのか否かが異なる。開発する製品が認証基準の範囲内か否かについては、各登録認証機関に相談できる。

5 製造販売の届出

　一般医療機器（クラスⅠ）の製造販売を行おうとするときは、あらかじめ、品目ごとに、厚生労働大臣にその旨を「届出」なければならないとされている。その届出窓口はPMDAである。

　届出に係る品目は、届出が受理されれば製造販売が可能となるが、PMDA内部でのチェックの結果、修正が求められることもあるので、実際に製造販売を行う1か月くらいの余裕を持って提出した方がよいだろう。

　届出に係る品目の使用目的又は効果は、クラス分類通知の一般的名称の定義の範囲内で記載することになっている。例えば、「一般的名称：輸液用延長チューブ（類別：機械器具 51 医療用嘴管及び体液誘導管）」であれば、「一般的名称の定義：輸液などのラインを延長するために用いるチューブをいう」とある。実際に販売されているある会社の「輸液用延長チューブ」の添付文書の使用目的及び効果欄を見ると「輸液などのラインを延長するために用いるチューブをいう」と記載されている。これは単純な定義であるが、もっと複雑な内容のものであれば、そのまま記載してもいいし、少なくとも定義の範囲を超えなければ、定義の中から当該品の使用目的等に合うよう記載してもよい。

　また、承認申請書類や認証申請書類が承認（認証）申請書と添付資料の2部構成であるのとは異なり、届出においては、PMDAに提出するのは製造販売届出書のみであり、添付資料の提出は求められていない。

　しかし、当該品に関する、品質、有効性、安全性の評価は必要であり、添付資料等に相当する資料は自社で管理しておくことになる。また、届出時のQMS調査は行われない。すべて自社で管理する、つまり自己責任である。

　届出において行政サイドとの接触は、届出時以外はほとんどなく、接触するのは不具合報告や回収などの問題が発生したときである。自社で管理・維持するのは意外と難しい。よくよく意識して対応いただきたい。

6 変更に係る基本的事項

　製造販売承認又は認証を取得した後、承認又は認証事項に変更が生じたときは、変更の手続きが必要になる。

　変更の手続きには、

❶ 一部変更承認・認証申請
❷ 軽微変更届

の2種類がある。有効性及び安全性と直接関連性のないものは、手続き不要とされている。一方、変更の内容・程度によっては、変更手続きではなく、改めて承認・認証申請等が必要になることがある。

　一部変更（一変）か軽微変更（軽変）か、その範囲は通知（平成29年7月31日薬生機審発0731第5号「医療機器の一部変更に伴う軽微変更手続き等の取扱いについて」）等に示されているが、通知からではなかなか判断できない場合がある。その際は、事前にPMDAに相談するよう指導されている。一変申請に該当する変更を軽変として届け出ると、法違反となり、回収等の処置を行わなければならない事態になる。過去に例があるので、注意が必要である。

　製造販売品目届（クラスⅠ）の内容に変更がある場合は、「医療機器製造販売届出事項変更届出」（施行規則　様式第40）により行う。変更の範囲は承認等における一変や軽変の範囲を参考にすること。変更の範囲を超える場合は、新たに「医療機器製造販売届書」（施行規則　様式第63の21）を提出する（届出番号は変える）。

7 組合せ医療機器とコンビネーション製品

　医療機器は必ずしも単体で使用されるわけではなく、医療機器同士を組み合せて同時、あるいは、順次使用したりする。そのため、企業では、医療機器単体だけではなく、組み合わせた製品の開発も行っている。ただ、何でも組み合わせればよいというものではない。組み合わせの必然性が必要である。つまり、臨床的に必要な組み合わせ、意味のある組み合わせが必要である。企業は製品開発の際、単体製品にするのか、組み合わせ品で進めるのか、あるいは両方を考えるのかは、医療現場のニーズをよくみて、開発時等に判断することになる。複数の医療機器をワンパックにしたり、医療機器同士を組み込んでシステム品としたりしたものを組合せ医療機器といい、医薬品と医療機器を組み合わせたり、一体化したものをコンビネーション製品という。

　また、医療機器同士等だけでなく、雑品（単体で見ると医療機器に該当しないもの：非医療機器）を組み合わせることもある。雑品を組み合わせる場合も、少なくとも承認事項等申請書に記載する必要がある。医療機器、雑品を含めて、組み合わせ品の一部を単体で販売する場合はその旨を記載しておくこと。

　組合せ医療機器とコンビネーション製品の規制の概略を以下に示すので、開発時にはよく検討していただきたい。

7.1 組合せ医療機器の規制

　医療機器の承認、認証及び届出品について、臨床上、必要のある場合は、それぞれ複数組み合わせて、一品目とすることができる。ただ、認証品や届出品には、制限があるので、注意が必要である。

❶ 承認となるもの
　承認品同士のほか、承認品と認証品、あるいは承認品と届出品の組み合わせが可能。
❷ 認証となるもの
　認証基準に適合する認証品同士のほか、クラスⅠの届出品との組み合わせも可能。ただし、承認品との組み合わせは承認品となる。
❸ 届出となるもの
　クラスⅠの届出品同士の組み合わせのみ。

　①の組合せ品の使用目的・効果は、組合せた構成品それぞれの使用目的等を単に足し合わせた範囲内のほか、新たな使用目的等を標榜することも可能である。
　しかし、②又は③の組合せ品の使用目的等は、構成品それぞれの認証基準や届出（一般的名称の定義の範囲内）に示される使用目的等を単に足し合わせた範囲内に限られる。

組合せ医療機器の範囲

　組合せ医療機器とは、臨床上の必要性が認められる範囲内で、「組合せ医療機器」として一品目で取り扱うことが適切であると考えられる次のような医療機器とする。
❶ 複数の医療機器を出荷時に接続することなく単に組み合わせた医療機器（複数の医療機器を接続することなく同時又は順次使用するもの、又は複数の医療機器を使用時に接続するもの）
❷ 複数の医療機器同士を出荷時に、あらかじめ接続した（組立工程を有する）医療機器
❸ 上記①、②の両方に該当する医療機器
❹ 上記①、②又は③の全体を包装して滅菌した医療機器

7.2 コンビネーション製品の例

　医療機器同士の組み合わせは、「組合せ医療機器」として扱われるが、単独で流通した場合に「医薬品」、「医療機器」、「再生医療等製品」に該当することが想定される薬物、機械器具、加工細胞等（以下「薬物等」という）のうち、2つ以上の異なる種類の薬物等を組み合わせて1つの医薬品、医療機器、再生医療等製品として製造販売する製品を、コンビネーション製品という。医薬品として取り扱われるコンビネーション製品（医薬品たるコンビネーション製品）、医療機器として取り扱われるコンビネーション製品（医療機器たるコンビネーション製品）の

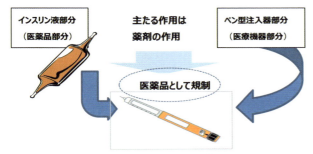

図10-4 自己注射用ペン型インスリン注入器

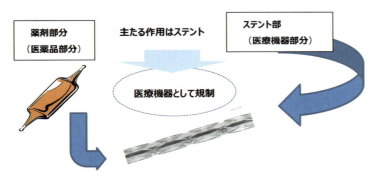

図10-5 薬剤溶出型冠動脈ステント

代表的なものを以下に示す。

1) 医薬品たるコンビネーション製品の例

　プレフィルドシリンジ入り注射剤(PS)、医薬品ペン型注入器(容量調整機能付き)付き注射剤、吸入器(吸入量調整機能付き)付き喘息用薬剤(これはキット製品ともいう)など(図10-4)。

2) 医療機器たるコンビネーション製品の例

　薬剤溶出型冠動脈ステント、ヘパリンコーティングカテーテル、抗菌剤入り骨セメント、抗菌作用中心循環カテーテル(薬物と一体不可分な医療機器)など(図10-5)。

8 承認に関する特例的な制度

　生命に重大な影響があり、かつ既存の治療法等に有効なものがない疾患を対象とする優れた医療機器等について、安全・迅速・効率的な提供を目的とした制度として、令和元年12月の薬機法改正により、新たな制度が設けられた。

1)先駆け審査指定制度

2)条件付承認制度
3)変更計画確認手続制度

　これらは、主として新医療機器が対象となるものであるが、1)先駆的な医療機器を審査等で優先的に取り扱う、2)重篤で有効な治療方法が乏しい疾患の医療機器で患者数が少なく検証的な臨床試験の実施が困難なものについちえ発売後に有効性や安全性を評価する、3)改良が見込まれる、あるいは市販後に恒常的な性能等が変化する医療機器について継続した改良を可能とする――などの制度である。

　優れた医療機器の速やかな患者アクセスの観点からも、開発の観点からも特例的な制度も開発に役に立つことも考えられる。特に変更計画確認手続制度は活用の幅が広いように思う。

1) 先駆け審査指定制度

　厚生労働省が2014(平成26)年6月に発表した「先駆けパッケージ戦略」に基づき、世界に先駆けて開発され、早期の治験段階で著明な有効性が期待される医療機器を、厚生労働省が指定しPMDAの優先審査等により早期承認を目指すという「先駆け審査指定制度」が2015(平成27)年4月に創設され、運用されてきた。それが「先駆的医療機器の指定制度」として法制化され、2020(令和2)年9月1日から施行されている。この先駆的医療機器は、法的には「希少疾病用医療機器」と同様の位置づけになり、優先審査及び資金の確保や税制上の措置が受けられることになる。

■ 希少疾病用医療機器(オーファンデバイス)

　希少疾病用医療機器は、対象患者数が日本国内で5万人未満であること、医療上特に必要性が高いものであることなどの条件に合致するものとして、薬事審議会の意見を聴いて厚生労働大臣が指定するものである。

　薬機法の目的の条項(第1条)に「この法律は、……医療上特にその必要性が高い医薬品、医療機器……の研究開発の促進のために必要な措置を講ずることにより、保健衛生上の向上を図ることを目的とする」とある。これを受けて、法第23条の2の5第9項おいて、希少疾病用医療機器、その他医療上特にその必要性が高いと認められるものについては、承認審査が優先(優先審査)して行われるほか、助成金の交付や税制措置などの支援措置を受けることができる。

2) 条件付き承認制度(PHOENIX※)

　条件付き承認制度は、2017(平成29)年7月末からスタートした「革新的医療機器条件付早期承認制度」を引継ぎ法制化され、2つの類型に分けて、2020(令和2)年9月1から施行されている。医療機器のライフサイクルマネジメントを踏まえ、市販前・市販後を一貫した安全性・有効性の確保により医療上の必要性の高い医療機器の承認申請を早期化しようとするものである。

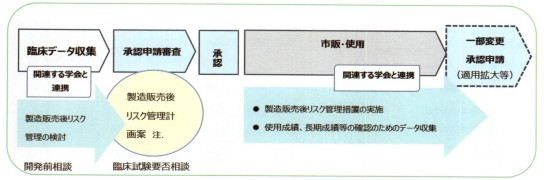

図10-6 類型1の概念図　　　　　　　　　　　　　　注．PMDA宛販売予定の1カ月前に提出

先の制度の引き継ぎである「類型1」と、新たな制度となる「類型2」に分かれており、類型2の制度は「PHOENIX」(フェニックス)と呼称されている(図10-6、10-7)。

※PHOENIX: PHysical OpEratioN Intelligible eXtrapolation approval

類型1 治験の実施が困難だが医療上特に必要性が高い医療機器・体外診断用医薬品

製造販売後のリスク管理を条件に新たな治験を実施することなく早期の承認申請を認めるもの。

〈対象品目〉新医療機器相当の品目で次に合致するもの

- 有効な治療法等がない重篤疾患に対応すること。
- 評価のための一定の臨床データがあるが、新たな治験の実施が困難と説明できること。
- 関連学会と連携して適正使用基準を作成でき、市販後のデータ収集・評価の計画等を具体的に提示できること。

具体的には、令和2年8月31日薬生機審発0831第2号「医療機器及び体外診断用医薬品の条件付き承認の取扱いについて」を参照。

〈承認申請・審査〉

- 申請段階おいて関連する学会と連携の上で、製造販売後のリスク管理(適正使用基準(実施医、実施施設等の要件等))の実施、市販後のデータ収集・評価など)を計画し、「製造販売後リスク管理計画案」として申請資料に添付。
- 製造販売後のリスク管理を適切に実施することを前提として、新たな治験を実施することなく、当該医療機器の安全性、有効性等を確認し、承認。
- 製造販売後リスク管理を承認条件とすることで、その実施を担保。

類型2 機能から他領域に適応が検討される医療機器・体外診断用医薬品

施設や術者等の限定や市販後安全対策の充実により、機器の持つ機能に着目した他臓器や

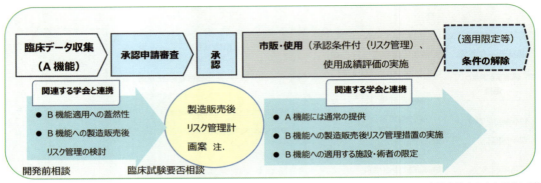

図10-7 類型2の概念図　　　　　　　　　　　　　　　注. PMDA宛販売予定の1カ月前に提出

部位への迅速な適応追加を実現するもの。

〈対象品目〉
- 焼灼、遮蔽等の身体に物理的影響を与えることを目的とする。
- 特定の疾病領域にかかる臨床データ等があり、他領域にも外挿が考えられる。
- 新たな臨床試験を実施しなくとも、その適正な使用を確保できることを合理的に説明。
- 関連学会と連携して適正使用基準の作成及び市販後計画等を提示することが可能。

具体的には、令和2年8月31日薬生機審発0831第2号「医療機器及び体外診断用医薬品の条件付き承認の取扱いについて」を参照。

例：アブレーション向け循環器用カテーテル
製品概要：高周波電流による心筋焼灼術を実施する際に使用する心筋焼灼用カテーテル
初回適応範囲：持続性又は再発性Ⅰ型心房粗動の治療（平成29年3月承認）
追加適応範囲：薬剤抵抗性を有する再発性症候性の発作性心房細動の治療
追加の治験実施期間：平成24年～平成29年（平成30年1月承認）

3) 変更計画の確認制度（IDATEN※）

本制度は、先駆け審査指定制度、条件付き承認制度と異なり、法改正に伴い導入されたものである。2020（令和2）年9月1日から施行されている。「IDATEN」（イダテン）とも呼称されている。変更計画の確認申請は、①医療機器（人工知能関連技術を活用したものを除く）と②医療機器（人工知能関連技術を活用したものに限る）に分けて行うこととされている。

※IDATEN: Improvement Design within Approval for Timely Evaluation and Notice

① 医療機器（人工知能関連技術を活用したものを除く）

改良が見込まれている医療機器について、変更計画を審査の過程で確認し、計画された範囲の中で迅速な承認事項の一部変更を認めることにより、継続した改良を可能とする承認審

査制度。

　サイズの追加、異なる構成品、部品の追加等による改善・改良が見込まれるもの、装置品における性能の追加等による改良・改善が見込まれるものが対象となる。

② 医療機器（人工知能関連技術を活用したものに限る）

　市販後に恒常的な性能等が変化する医療機器について、医療機器の改善・改良プロセスを評価することにより、市販後の性能変化に合わせて柔軟に承認内容を変更可能とする承認審査制度。

　これまでの医療機器の改善・改良では申請に必要なデータがすべて取得してから一部変更申請を行っていたが、AIを用いたプログラムのように市販後に恒常的に性能が変化する医療

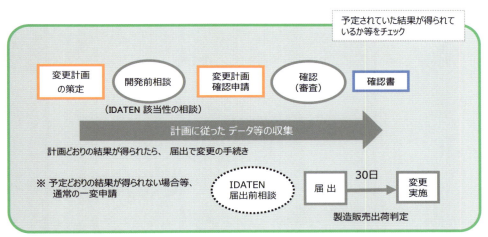

図10-8 適応拡大の手続き

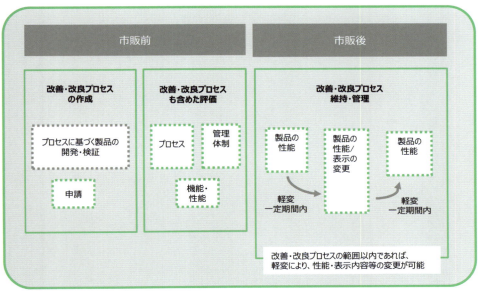

図10-9 恒常的に性能等が向上し続けるプログラムの新たな審査等のイメージ

機器やリアルワールドデータを利用した医療機器の改良など、予め改良が見込まれている医療機器について、変更計画を審査の過程で確認し、計画された範囲の中で迅速に一部変更を認めるというものである。

　AIを用いた医療機器についてIDATENを利用する場合は、変更計画を作成し、その設定理由などを説明する必要がある。通常、AIを用いた医療機器は、使用されることによって性能が向上すると考えられるが、性能が低下することは許されない。また、性能にバラツキが生じないよう、製造販売業者による管理が重要である。さらに、これらの性能が絶えず向上するためのプロセスが構築され、そのプロセスの妥当性を説明しなければならない。

　規制の全般的な概要や手続き的な要領については、法令、通知等をベースに規制概要や手続きをマニュアル的にまとめた公益財団法人医療機器センター編集「医療機器製造販売申請の手引」（薬事日報社）をご活用いただきたい。

第10章 申請データ取得と承認申請

第11章 設計・生産移管、生産立ち上げ及び設備のバリデーション、外部委託先管理、受入試験、出荷判定

> **本章のポイント**
> - 工程設計プロセスは、設計開発プロセスの重要な一部。製造工程の一部ではない。
> - 工程や設備のバリデーションは、工程の設計検証として実施することから始まるが、製造が始まった後は、品質保証の一環として実施することとなる。
> - バリデーションで最も重要な工程は、設計適格性確認(DQ：Design Qualification)である。
> - 設計開発プロセスを外部委託する場合、そのプロセスの規制当局への説明責任等は委託元にあるため、間違いなく大丈夫であることを、委託元が証拠をもって説明できるようにしておく。
> - 設計変更の製品への適用時期は、必ずしも設計変更が終わったときではない。
> - 製品標準書や技術文書は、工場から出荷される製品を管理するために更新しなければならない。設計変更の完了時に更新するのではない。

1 工程設計プロセス

1.1 工程設計

　設計開発プロセスには、製造工程も含まれる。品質マネジメントシステム(QMS)において、勘違いされやすいのが、設計開発プロセスである。設計開発のための手順書が、設計開発部門の手順書になってしまっていることがよくある。これは、設計開発プロセスが他の部門から非常にわかりにくく、開発テーマによって、開発手順が多岐にわたっているためである。

　しかし、品質マネジメントシステムにおいて、設計開発プロセスは、製品やサービスの仕様等をあらかじめ設計し、開発を行ってゆく活動であり、会社の各部門が全て関わって行うプロセスである。よく出来ている設計開発プロセスは、設計開発部門だけでなく、製造部門、資材・購買部門、品質保証部門等が必要な責任を負いながら、製品の安全性、有効性、品質(安全性等)を保証する仕組みが整っている。

　さて本題に戻る。製品の設計開発を行い、安全性等を担保するための機能・性能が実現されたことを、設計検証にて確認した後、製造する製品がその機能・性能を維持できる製造工程を設計(工程設計)しなければならない。

　ME機器(医用電気機器)の場合、工程設計は、製品の型式試作・検証が終わってから実施される場合もあるし、設計開発と並行して実施されることもある。滅菌が必要なディスポー

工程設計プロセス

ザブル製品の場合、設計開発と工程設計は並行して行われる。

1.2 製造工程設計

製造工程設計は、製造工程案に基づいて行う。製造工程案には、QC（Quality Control）工程表案とQC工程図（フローチャート）案がある（図11-1、11-2）。

この製造工程案に製造工程要求事項を付加していく活動が工程設計プロセスとなる。QC工程表を要求仕様と位置づければ、工程設計におけるインプット、アウトプット、そしてリス

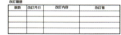

図11-1 QC工程表

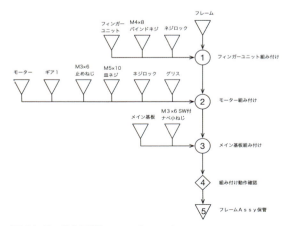

図11-2 QC工程フローチャート

クマネジメントの対象を明確に示すことができるようになる。工程設計では、以下の工程について設計を行う。

　①製造・組立工程　②滅菌工程　③検査工程　④包装工程　⑤梱包工程　⑥在庫・保管・出荷工程　⑦輸送工程　⑧修理工程　⑨設置工程　⑩受発注工程など

　これらの工程は、異なる部署が担当して行うことが多いが、それぞれの部署の役割の中でQC工程表が作られていることが望ましい。在庫・保管・出荷工程や輸送工程などは、忘れられがちであるため注意する。修理工程や設置工程は、修理マニュアルや設置マニュアルなどの中で表現されることが多い。

　工程設計活動では、それぞれの要求事項を明確にすることが、とても重要である。一連の工程設計の要求事項として、次の内容を明確にすることが必要である。要求事項は、作業内容、使用設備、管理項目などの形で明確になってくる（図11-3）。

ブロック名	工程記号	工程名	工程概要	管理項目	
				管理特性（原因を確認）	品質特性（結果を確認）
製造	▽	部品払い出し　（フレーム、フィンガーユニット、モーター、メイン基板）	部品を静電気対応バケットに入れて倉庫から払い出しを行う。		
	○ ◇	フィンガーユニット組み立て	フレームにフィンガーユニットを組み付ける。ネジにはネジロックを塗布する。	電動ドライバートルク力	ネジ頭摩耗、つぶれ
	○ ◇	モーター組み立て	モーターにギア1を組み付け、フレーム上部からフィンガーユニットに組み付ける。止めねじ、皿ネジにはネジロックを塗布する。	電動ドライバートルク力	ビス頭摩耗、潰れ
	○	メイン基板組み立て	フレームにメイン基板を取り付ける。注意：ネジロックは絶縁してしまうので、塗布厳禁。	電動ドライバートルク力	ビス頭摩耗、潰れ
	◇	組み付け動作確認	動作確認治具を使い、モーターを駆動させてフィンガーユニットを動かしたときに品質基準範囲内である事。		
倉庫	▽	工程内保管棚	次工程のための短期保管。静電気対応を含めた温湿度管理が必要。	温度　湿度	さび、かび、劣化

図11-3　工程の要求事項（QCI工程表抜粋）

❶ その工程は何を行う工程で、工程の結果は何か。
❷ 工程で使用する設備・装置・治工具はどのような仕様である必要があるか(生産・処理数、精度、清潔さ、無菌性など)。
❸ 工程で作業する要員に必要な力量は何か。

　これらの要求事項は、それぞれ、作業手順の目的、設備の仕様、管理するパラメーター、要員の力量という形で示されることが多い。この要求事項を明確にしておかないと、工程検証を行う際に、合否基準を定めることができないため、なにがしかの形で明確にしておくことが必要である。

　要求事項が定められたら、それぞれの内容をインプットとして、リスクマネジメントを実施する(図11-4)。

　しかし、要求事項を定めてから工程設計を実施することは中々難しく、現実的ではない場合が多い。そのため実際には、工程設計をしながら要求事項を明確にしていくことが多い。これは現実的な作業として、工程能力を確認しながら、工程の仕様を定めていくためである。ここでよく理解をしてもらいたいのだが、研究開発や要素開発を行いながら製品開発を行う製品設計と同様に、工程設計のためには研究開発や要素開発が必要だということ。製造方法の特許等が生まれるのもこの段階である。

　法規制や品質マネジメントシステムが要求していることは、市場に提供する製品の安全性等を保証することであり、工程設計のプロセスの正しさではない。どのようなプロセスを経てもよく、その途中経過を記録するための文書化された手順や記録は必要ではない。重要なことは、計画どおりに工程設計が行われ、その結果となる工程により、安全性等を確保した製品を製造できることを、製造工程の要求事項を検証することで証明することである。

5.3	5.4	---	---	5.5	6	7.2		7.3		7.4	7.5	7.6
安全に関わる特性(要求事項番号)	ハザード	危険状態	危害	対策前 頻度/重大度	リスク	対策内容(参照文書)	対策内容の検証(参照文書)	対策後 頻度/重大度	残留リスク	リスク/有用性分析	対策から生じるリスク	リスク対策の完全性
フィンガーユニット組立	弱いねじ締めトルク	ネジが緩み、フレームとの隙間が空き、フィンガーが回らなくなる。	栄養剤を輸液できず、低栄養になる	4 / 3	受容不可	ねじ締めトルクを管理する	ねじ締め工程のバリデーションで規程トルク以上でしめれることを確認した。	1 / 3	受容可	不要	なし	○
	強いねじ締めトルク	ねじ頭をなめ、修理交換が難しくなる。	なし	-	-	-	-	-	-	-	-	○
	少ないネジロック	ネジが緩み、フレームとの隙間が空き、フィンガーが回らなくなる。	栄養剤を輸液できず、低栄養になる	4 / 3	受容不可	作業手順にネジロックの吐出量の外観基準を作る。	作業者が外観基準に合った吐出ができることを確認した。	1 / 3	受容可	不要	なし	○
	多いネジロック	溢れたネジロックがフィンガー部に付着して固まる	栄養剤を輸液できず、低栄養になる	3 / 3	受容不可	作業手順にネジロックの吐出量の外観基準を作る。	作業者が外観基準に合った吐出ができることを確認した。	1 / 3	受容可	不要	なし	○

図11-4 工程のリスクマネジメント

1.3 工程の検証とバリデーション

1.3.1 バリデーションの手順概要

　試作等を繰り返しながら、要求事項が明確になった工程が、製品の安全性等を担保できることを確認するために、バリデーションを実施する。バリデーションとは、「施設の構造設備並びに手順、工程その他の製造管理及び品質管理の方法が期待される結果を与えることを検証し、これを文書化することをいう」(QMS省令第2条第7項)。

　工程の出来映えを後工程で確認できる工程は、工程検証を行い、出来映えを確認できない工程は、特殊工程として工程バリデーションを行う。工程検証を行う際、工程検証の計画を策定する。この計画は、QC工程表に示される全ての工程について策定する。工程の正しさの検証を最終検査や工程内検査の結果で確認できるものについては、その結果をもって工程検証記録とすることができる。特殊工程については、工程の正しさとその工程のアウトプットとなる製品及び組み立て品の安全性等を保証するために、工程バリデーションを行う。

　工程バリデーションは、表11-1の手順に従って実施する。

　滅菌バリデーションについては、厚生労働省より、令和4年10月17日薬生監麻発1017第1号「滅菌バリデーション基準の制定について」という通知が発出されており、令和5年10月17日から施行されることとなっている。ちなみに、病院やクリニックでの滅菌・消毒・洗浄のバリデーションについては、一般社団法人日本医療機器学会が2021年に発行した「医療現場における滅菌保証のガイドライン2021」に詳しく説明されている。

1.3.2 設計時適格性確認（評価）（DQ：Design Qualification）

　DQでは、工程の要求事項を明確にするとともに、バリデーションの計画を策定する。

表11-1　バリデーションの手順

	バリデーション方法	目的
1	設計時適格性確認（評価） (DQ：Design Qualification)	工程や設備の機能・性能仕様等の要求事項を定め、工程や装置の機能、性能が目的とする用途に適切であることを確認し、文書化すること
2	据付時適格稼働性確認（評価） (IQ：Installation Qualification)	据付時に設備等が適格に据え付けられていることを確認し、文書化すること
3	稼働時性能適格性確認（評価） (OQ：Operation Qualification)	据付した設備等に期待される機能・性能が得られていることを確認し、文書化すること
4	稼働時適格性確認（評価） (PQ：Performance Qualification)	使用時に期待される結果が得られていることを確認し、文書化すること

(注) 4のPQを稼働時性能適格性確認（3と同様）と表現している資料もあるので注意。

DQは工程の要求事項を明確にすることで、バリデーションを正しく実施するための、必須のプロセスである。滅菌バリデーションの規格であるISO11137-1等では、DQと明記していないものもあるが、プロセスと特性の定義・明確化など、別の言葉で表現されている。DQを行う際、その目的となるものが、後工程で検査できるか、できないかを考える。後工程で検査できるものは、バリデーションは不要である。

　要求事項が明確になることにより、どのようにバリデーションを終了させるのか、その条件もここで決定し、バリデーション計画書を作成する。洗浄工程の例を表11-2に、工程ごとの要求事項、パラメーター及び終了条件を表11-3に示す。表11-2例2の場合、要求事項は、適切な接着強度・生体適合性を確保した洗浄工程とすること。

表11-2 洗浄工程の例

	工程	目的	後工程での検査	安全性、有効性、品質へのリスク	バリデーションの要否
例1	製品の洗浄	ゴミ等微粒子を落とす	全数目視検査可	付着物によるリスクはない。苦情にはなる。	不要
例2	製品の洗浄	溶剤、油等を落とす	目視不可。検査不能。	接着強度の低下。生体適合性の損失。	必要

表11-3 工程ごとの要求事項、パラメーター及び終了条件

工程	要求事項	パラメーター	終了条件
洗浄	(1) 洗浄槽及び付属品に関する要求事項 (2) フィルターの濾過性能に関する要求事項 (3) 純水の生成性能に関する要求事項 (4) 超音波生成装置に関する要求事項 (5) 自動制御装置に関する要求事項 (6) 洗浄物に関する要求事項	① 洗浄液(温度、水質) ② 洗浄時間 ③ 超音波振動数 ④ すすぎ回数、時間 ⑤ 乾燥時間、温度 ⑥ ワークの投入、排出方法	各パラメーターのワーストケースにおいて、適切な接着強度(破壊荷重)になっていることを、引張り試験によって確認する。
EOG滅菌	(1) 滅菌器の設計，構造，部品及び付属品に関する要求事項 (2) 滅菌器の安全性に関する要求事項 (3) 工程モニタリング及び制御装置に関する要求事項 (4) 滅菌器の物理的性能に対する要求事項 (5) 滅菌器の滅菌性能に関する要求事項 (6) 使用ガスの種類に対する要求事項 (7) 滅菌対象に関する要求事項	① ガス濃度 ② 時間 ③ 湿度 ④ コールドポイント ⑤ 残留EO ⑥ 積載状態 ⑦ サイクル数	① 各パラメーターのワーストケースにおいて、SALが達成されていることを確認する。 ② EO作用時間を半分にして全てのBIが死滅していることを確認する。
はんだ	(1) はんだこての要求事項 　(こて先、温度など) (2) はんだの種類 (3) はんだ対象の要求事項	① こて先温度 ② 時間 ③ 外観	各パラメーターのワーストケースにおいて、はんだが適切に行われていることを、目視および適切な電気試験を実施して確認する。
ヒートシール	(1) 包装材料に関する要求事項 (2) シール幅 (3) 時間制御 (4) 圧力制御 (5) 温度制御	① 包装材料 ② シール幅 ③ 圧着時間・タイマー ④ 圧着圧力 ⑤ 温度　各パラメーターの	ワーストケースにおいて、適切なシール強度を維持していることを、強度試験および輸送試験によって確認する。

1.3.3 据付時適格性確認（評価）（IQ：Installation Qualification）

IQでは、工程や設備が製造環境下に適しているかを確認する。

設備については、デモ品や初期導入時に、設備の仕様が要求事項に対し適切かどうかを判断する。このような活動は、設備の検収やデモ品の評価を行う際に行われる活動であり、設備や工程の導入のための、丁寧な仕事の進め方を意識すれば、それで十分対応できる活動である。工程ごとの確認項目及び方法を表11-4に示す。

IQでは、特に次の点について評価を行う。

- 必要な機材が揃っているか
- 適切な環境があるか
- 保守や校正を行う仕組みがあるか
- 適切に設置がされているか

1.3.4 稼働時性能適格性確認（評価）（OQ：Operation Qualification）

OQでは、工程の性能が十分な性能範囲を有しているかを確認する。

実際動作させての評価だけでなく、添付文書や取扱説明書、仕様書の確認などで実施してもよいが、仕様書どおりのスペックが発揮できるかを確認する。設備等の検収活動の一環でもある。また、PQのためのパラメータ設定を行う場でもある。工程ごとの確認項目及び方法を表11-5に示す。

表11-4　工程ごとの確認項目及び方法

工程	確認項目	確認方法
洗浄	(1) 適切な洗浄機が導入されているかを確認する。 (2) 洗浄液は動作可能な範囲で供給されるかを確認する。 (3) フィルター等の交換時期や方法は実施可能かを確認する。 (4) 配管の接続等問題ないかを確認する。 (5) ワークの投入、排出方法は計画どおりか等を確認する。 (6) 超音波の出力による環境への影響はないかを確認する。	● 仕様書の確認 ● 据付報告書の確認 ● 校正記録の確認 ● 実試験
EOG滅菌	(1) 滅菌器及び付属品は仕様書どおりに提供されているかを確認する。 (2) 滅菌器へ供給されるEOG、水、水蒸気、圧縮空気、チャンバー復圧用フィルター、廃棄設備、排気ガス処理装置、設置環境（温度、湿度）、電源装置は動作可能な範囲で供給されているかを確認する。 (3) 仕様書通りに据え付けたとき、仕様書どおりになっているかを確認する。	● 仕様書の確認 ● 据付報告書の確認 ● 校正記録の確認 ● 実試験
はんだ	(1) 適切なはんだごての仕様になっているかを確認する。 (2) 適切なはんだが使用できるかを確認する。 (3) 適切な校正がなされているかを確認する。	● 仕様書の確認 ● 校正記録の確認
ヒートシール	(1) 適切なシーラーの仕様になっているかを確認する。 (2) シーラーが適切に設置できているかを確認する。 (3) 適切な校正がなされているかを確認する。	● 仕様書の確認 ● 校正記録の確認 ● 実試験

表11-5 工程ごとの確認項目及び方法

工程	確認項目	確認方法
洗浄	(1) 適切な洗浄運転を行う事が出来るかを確認する。 (2) 超音波の発振状態は適切かを確認する。 (3) 騒音レベルは作業者に悪影響を与えないかを確認する。 (4) 漏水時の対応が出来ているかを確認する。	● 実試験
EOG滅菌	(1) 運転パラメーターが適切に運転できるかを確認する。 (2) 真空チャンバーが真空・加圧状態を維持できるかを確認する。 (3) チャンバー内の温度が仕様書範囲内か。コールドポイントはどこかを確認する。	● 実試験
はんだ	(1) はんだが適切に実施できるか(はんだ形状等)を確認する。 (2) こて先の清掃を実施できるかを確認する。 (3) はんだの温度を維持できるかを確認する。 (4) はんだ作業者が適切に作業できるかを確認する。	● 実試験 ● 作業者の力量判定記録の確認
ヒートシール	(1) 適切な温度分布になっているかを確認する。 (2) 適切なシール幅の範囲になっているかを確認する。	● 実試験

- 制御範囲の稼働確認
- ソフトウェアのパラメーターの動作確認
- プロセスの変更方法
- トレーニングの実施
- 工程のリスクマネジメント

1.3.5 稼働時適格性確認(評価)(PQ：Performance Qualification)

PQでは、製造工程で十分な品質範囲の製品を製造できることを確認する。

バリデーション工程の中で、工程の正しさを結論づける段階であり、最も重要なプロセスで

表11-6 工程ごとの確認項目及び方法

工程	確認項目	確認方法
洗浄	(1) 洗浄対象に対して、ワーストケースを求め、ワーストケースで洗浄判定基準内であることを確認する。	● ワーストケース調査 ● 実試験
EOG滅菌	物理的PQ (1) 実際の滅菌対象物中に温度センサーを入れ、滅菌物の温度が規定範囲内であることを確認する。また、最高温度部位が滅菌対象に悪影響を与えていないことを確認する。 微生物学的PQ (2) 滅菌対象が設定したSALを達成していることを評価する。 (3) EOGの暴露時間を半分にした際に、試験片当たり10⁶CFU以上のBIが死滅していることを確認する。(ハーフサイクル法) (4) 残留EOガス濃度が基準値以下であることを確認する。	● ワーストケース調査 ● 実試験 ● 培養試験 ● バイオバーデン
はんだ	(1) はんだ対象に対し、行ったはんだが適切な見栄えになっていることを確認する。 (2) 適切な電気安全試験、強度試験、X線透過試験等を実施する。	● 実試験
ヒートシール	(1) 適切なヒートシール強度があることを確認する。(滅菌後を含む) (2) 滅菌プロセスに適したヒートシールになっているかを確認する。 (3) 輸送試験を行い、輸送中に包装の無菌性が破綻しないことを確認する。	● ワーストケース調査 ● 実試験

ある。製造工程におけるワーストケースを求め、製品の妥当性確認の条件を定める目的もある。特に、製造した製品及び組み立て品が統計的に安全性等を担保できていることの結論づけを行うことが重要である。PQの中で、OQで確認すべき内容を確認する場合もある。

工程ごとの確認項目及び方法を表11-6に示す。

- OQで設定されたパラメーターで製造できるか
- 必要な品質基準を担保できるか
- OQで確認したパラメーター範囲に収まるか
- 長期間、製品の性能を維持・担保できるか

1.3.6 バリデーションの記録

バリデーションの結果・記録は、上市する製品の安全性等が担保されている証拠となる。

バリデーションは、DQ、IQ、OQ、PQすべてについて実施する必要があるが、それぞれで文書や記録を作らなければならないものではない。簡単な工程や設備などの場合、IQとOQ、OQとPQなど、まとめて実施・記録できるものもある。そのため、バリデーションの記録は、簡単な工程にも複雑な工程にも対応できるようにしておくことが望ましい。例えば図11-5の様式例でいえば、簡単な工程の場合にはこの様式に直接記入し、複雑な工程の場合には別紙を設けてそこに記入するというやり方である。

1.4 設備及び作業環境のバリデーション

設備及び作業環境のバリデーションは、前項で説明した工程バリデーションと同様な管理

設備・工程（プロセス）妥当性確認計画（プロトコル）及び妥当性確認の記録

対象工程・対象設備		計画承認	結果承認
計画作成日			
計画作成者			

		計画 工程・設備要求 （どうあるべきか）	計画 確認手順 （どういう方法で確認するか）	確認結果 （結果どうだったか）	妥当 or 非妥当	確認日 確認者
設計 適格性 （DQ）	設備・工程の設計内容が妥当であることの確認 （設計がない時は不要）					
据付 適格性 （IQ）	意図する工程や設備であることを仕様の確認や試験にて確認 （使用準備、運用、使用終了、保守）					
稼働性能 適格性 （OQ）	工程に必要な性能を発揮できることを仕様の確認や試験にて確認 （使用準備、運用、使用終了、保守）					
稼働時 適格性 （PQ）	実使用環境下で設計・製造・保守などQMSで必要な結果が出せることを試験や試作にて確認 （成果物、アウトプット）					

図11-5 バリデーションの記録の様式例

を行うが、目的が異なる。

　QMSでは、工程バリデーションは、「7.5.6：製造及びサービス提供に関するプロセスのバリデーション」として、特殊工程に対する要求事項が該当するが、設備や作業環境のバリデーションは、「6.3：インフラストラクチャ」や「6.4：作業環境及び汚染管理」として要求事項化され、特殊工程に限定されていない。

　工程バリデーションは、特定の製品に対して、安全性等を担保することを目的としているが、設備や作業環境のバリデーションは、その設備や作業環境を使用する全ての製品に対し、適切であることを確認しなければならない。製造業者は、使用してもよいと判定された設備や作業環境のみ使用することが求められている。

　そのため、新規に設備や作業環境を導入する際は、工程バリデーションの一環として行うことがあっても、その後の運用を考慮し、設備や作業環境のバリデーションの手順、記録は別に管理できるようにしておくことが望ましい。他の製品で設備や作業環境を使用する場合、DQでの要求事項が変わってくるため、その要求事項も満足するように、設備や作業環境の要求事項を明確にし、バリデーションの文書、記録類を更新しなければならない。

　設備や作業環境は、その性能の欠如が医療機器の安全性等に影響がある場合、保守を行わなければならない。そのための方法、実施間隔を含む要求事項を明確にし、適切な保守点検を実施する必要がある。

　とは言え、品質マネジメントシステムにおいて記録化されているかどうかは措いておくとしても、設備の妥当性確認は普段の業務の中で大抵行われているはずである。設備はそれほど安いものではなく、企業においては資産になるものが殆どで、経理上、減価償却しなければならない。つまり、普段の業務で行っている検収記録は、本来、バリデーションの記録となりうるものである。

　目に見えないソフトウェアなど、外部に発注するものは、要求仕様が不明瞭のままだと検収ができないので、あやふやなまま検収が上がるケースが多い。外部に発注するものは、特に検収条件となる妥当性確認の終了条件を明確にするためにも、要求事項を明確にすることが重要である。

　製造販売業者は、品質マネジメントシステム（QMS）で使用する下記設備・装置について、使用しても良いことを確認するためバリデーションを実施する。

❶ 測定装置
❷ 製造設備
❸ 開発装置
❹ 社内情報管理システム

1.4.1 測定装置のバリデーション

　製品特性及び工程パラメーターを測定するのに十分な測定性能を有していることを確認するために、導入時に測定装置のバリデーションを行う。また、測定装置の導入後にその測定性能が変化してしまった場合、その測定装置で測定した製品又はその測定装置を用いる製造工程で製造された製品の中には不合格品となるものが出てくるおそれがある。このような状態が、規制当局の監査で発見された場合、該当するロット/シリアル番号の製品は、安全性等が担保されていない製品とみなされ、最悪の場合、市場からの回収の行政指導を受けてしまう可能性がある。

　このようなことが発生しないように、測定装置には、適切な導入時評価、適切なタイミングでの定期点検や日常点検が必要となる。測定装置で特に注意しなければならないのは、測定項目に対する精度が、測定する対象となる製品の仕様に対し、十分な精度を有していることを証明できているかである。例えば、精度が±0.01Vであるデジタルマルチメーターで、制御基板の電源電圧の測定を行おうとした際、最近のCPU等の電圧0.8～1.375Vでは、0.001V単位での測定が必要となる。この測定器で1.37Vや、0.90Vを示した場合、適切な測定が出来ていると言えるだろうか。測定器に必要な精度は、測定精度に対して4分の1の精度を有していることが必要であり、この例では、マルチメーターは±0.00025V（±250μV）の精度が必要な精度となる。

　医療機器の製造に必要な測定装置には、以下のものが挙げられる。

- 電気安全性試験装置（漏れ電流、耐電圧、保護接地等）
- 物理試験装置（引っ張り圧縮試験機、温度計、圧力計、湿度計等）
- 化学試験装置（クロマトグラフィー、質量分析計他）
- 画像検査装置（これらはソフトウェアを含む場合が多い）など

　合否判定を行う検査装置のバリデーションでは、次のことについて保証されていることが重要である。

❶ 合格品を合格と出来ること
❷ 不合格品を不合格と出来ること
❸ 不合格品を合格にしないこと（最も重要）
❹ 合格品を不合格にしないこと（これはあまり重要ではない。歩留まりが悪くなるだけ）

　これらが確保できていることを確認するために、NGサンプルを作る必要がある。しかし、NGサンプルの作成はかなり難しく、良く考えながらNGサンプルを製作するようにしなけれ

ばならない。例えば、基板の導通チェッカーなどの場合、完全断線状態の作製は容易だが、部分断線状態を作製するのは抵抗値の基準の設定などが必要になり困難である。そのようなとき、途中に抵抗を埋められる導通チェック用の治具を作り、故障の模擬パターンとしてNGサンプルにすることがある。

また、別の例として、接着強度評価をストログラフで行う場合、基準値以下のサンプルを作製する必要がある。この場合、始めに校正済みのストログラフで作製したサンプルが基準値以下であることを確認し、その後、そのサンプルを用いてバリデーションを行う。ただし、基準値以下である確認は、測定機器の精度に影響を受けるため注意されたい。基準を100N以上とした場合、精度が100N±5Nの測定機器で測定して99Nであったサンプルは、必ずしも基準値以下のサンプルとは言えない。このような理由より、NGサンプルを作製する場合は、しっかり計画を立て、評価できるサンプルを作製する。

さらに、検査員の妥当性についても評価を行う必要がある。測定装置自体が精度をもっているため、例えば引張り試験の合格基準が1N以上であるときに測定値が1Nを示した場合、この数値は合格とは言えない。検査員は、このようなときに、不適合の発生を想定し、適切な対応を取れるようでなければならない。検査員教育ではこのようなケースへの対応力を含め、検査員が所定の検査能力を身に付けられるような教育を行わなければならない。

1.4.2 製造設備のバリデーション

特殊工程と呼ばれる工程以外でバリデーションの適用はないように思われがちだが、製造設備の導入にあたって、その妥当性評価を行うべきものは多い。

自社で設計・開発したような治工具も、後工程でその治工具を使用した結果を検証しない、あるいはできない場合は、その導入に際し、妥当性評価を行うことが望ましい。

また、ロボットによって自動化された組立ラインは、必ずソフトウェアを内在しているが、バグを含まないソフトウェアは存在しないため、自動組立ラインのソフトウェアがバグを含んでいたとしても、大丈夫であることを確認しなければならない。製造する製品の安全性等を担保する上で、このようなソフトウェアのバリデーションを行うことは重要である。このソフトウェア開発の手順は、医療機器に使用するソフトウェアの開発手法と同じであるため、同じ方法で妥当性の確認を実施することが必要である。

バリデーションが必要な製造設備には、以下のものが挙げられる。

- トルクドライバー（トルク設定を行うもの。締め付けトルクを後で確認できない）
- 電動ドライバー（トルク設定を行うもの。トルクが軽くなる可能性あり）
- 自動組立ライン（不良品を量産する可能性がある）
- 無菌エリア、クリーンルーム（製品を汚染する可能性がある）

1.4.3 開発装置のバリデーション

　開発装置のバリデーションは、特にソフトウェア開発用の装置に求められている。ソフトウェア開発用装置以外では、解析用ソフトウェア、自動生成ツール（基板開発のネットリストの出力、オートルーティング等）などの装置でも求められる。

　開発で使用する検証用測定器が妥当でないものを使用した場合、その測定器で判定した設計検証の結果は果たして正しいと言えるのか。品質、安全性、有効性を作りこむ段階で、エラーを内在させる原因となってしまう。

　実際、筆者が経験した事象として、医療機器に組み込むソフトウェアを開発していた際、LEDの点滅を行うプログラムを作っていたのだが、マイコンに実装させるとなぜか点灯しかしないという現象がおきた。プログラムを削って問題点の洗い出しを行う中、とうとうLEDを付ける、消すの2行だけになってしまった。それでも、マイコンに実装させると点灯しかせず、消すというコードが無視された状態になっていた。ソースコードでは、これ以上原因を追及できないため、コンパイラが作る中間ファイルであるアセンブラコードを解析してみると、そこには消すコードが見つけられなかった。

　この原因は、新しく導入した開発環境のコンパイラにバグがあり、そのせいで、特定のライブラリを使用してコンパイルをすると、消すというアセンブラコードが消えてしまうのであった。ソフトウェアにはバグが内在していることが普通であり、全ての医療機器開発は、バグが存在する前提で開発が行われている。そのため、完全を保証することはできないが、使用してもよいという評価は行う必要があるのである。

　筆者の時は、バグ解消のパッチを当てた後、開発に必要なニーモニックを一通り確認し、コンパイラは大丈夫であることを確認して、その後問題なく開発を進めることができた。

　バリデーションが必要な開発装置には、以下のものが挙げられる。

- ソフトウェア開発用開発環境（コンパイラ、デバッガ、自動生成ツール等）
- 解析用ソフトウェア（解析結果と実際の現象との同等性を示す必要がある）
- 設計検証用装置（測定装置、設計検証用治具等）

　医用電気機器の安全規格であるIEC60601-1（14項）及びIEC62304では、ソフトウェアの開発に使用するツールの妥当性確認は、要求事項とされている。

1.4.4 社内情報管理システムのバリデーション

　社内で使用するソフトウェアのうち、医療機器の安全性等に影響を与える可能性のあるものがある。例えば、最新版の図面を管理するPDM（Product Data Management System、製

表11-7 バリデーションのまとめ

	製造工程	検査工程	開発装置	製造工程で使用するソフトウェア
DQ	意図する製品品質を設定する	意図する測定精度/レンジを設定する。	期待する性能を設定する。	意図する性能を設定する。
IQ	治具・設備が正しく導入/設置されていることを確認する。	測定器が正しく導入/設置されていることを確認する。	装置が正しく導入/設置されていることを確認する。	工程に正しく導入されていることを確認する。
OQ	作業、治具、設備が正しく動作することを確認する。	測定器が正しく合格/不合格を示し、検査員が正しく判定できる。	開発に必要な性能が出せることを確認する。	期待する結果を出力できることを確認する。
PQ	期待どおりの品質範囲で製造ができる。	不合格品を合格とせず、合格品を不合格としない。	期待どおりのアウトプットを得ることができる。	使用上問題がないことを確認する。

品情報管理システム）、仕様書や手順書、記録等を保管・管理し電子承認等を行うグループウェアやデータベースなど。これらのソフトウェアもバグを含んでいるため、完全性を保証することはできないが、使用をする上で妥当であることを確認するために、バリデーションを実施しなければならない。

バリデーションの対象は、それぞれのソフトウェア全ての機能に対して実施する必要はない。ソフトウェアが有する機能を明確にし、リスクマネジメントを行ってからバリデーションすべき機能を明確にし、その機能が妥当であることを確認する。

例えばPDM等の場合、あとで人が内容を確認し、承認発行のサインを行う、購買用の発注書を印刷する目的で使用するのであれば、製品の安全性等に影響しないため、バリデーションは不要である。しかし、最新版の図面を管理し、利用できるようにする目的で使うのであれば、旧版図面の保管管理や最新版図面であることの保証機能等については、バリデーションを行わなければならない。この場合、図面を不用意に削除したり、他の図面と入れ替えたりできないこと、旧版図面を設定された保管期間保管し続けられることを確認しなければならない。文書管理を行うグループウェアなども同様である。

昨今のIT環境においては、データサーバーをアウトソースしている場合も増えてきているが、アウトソースをしているからといって、メーカーがデータの保持について責任がなくなるわけではない。そのため、アウトソース管理の中で、アウトソース先のデータの管理、保持の方法について、確認を行う必要がある。

1.5 再バリデーション

再バリデーションは、設計開発の段階でバリデーションを行った工程に対し、次の2つの目的を持っている。

❶ 設計開発時にバリデートされた工程の製品が、現在も安全性等を担保できている状態になっているかを確認する。
❷ 製品の設計内容、工程の作業手順、設備、検査装置、検査員に変更が加わった後、その変更後に製造された製品の安全性等が担保されている状態になっているかを確認する。

①では、同じバリデーションコンセプトで、工程のばらつき、製品のばらつきが、品質基準内に入っていること、及び過去の結果と比較し、今後の製品が基準からの逸脱が予想されるような悪化傾向にないことを確認する。データ分析のために必要なインプットである。

②では、バリデーションコンセプトを見直し、工程のばらつき、製品のばらつきが、品質基準内に入っていることを確認し、今後の製品が基準を満たし続けられることを確認する。是正措置の終了確認及び設計開発の変更時の妥当性確認のために必要な検証活動である。

このように、再バリデーションは目的によって、実施すべき内容や確認すべき内容が異なる。以下追加説明。

1.5.1 バリデート済みの工程能力の確認のための再バリデーション

特に設計内容や工程に変更がなかった際の、バリデーション済みの工程は、その工程能力を確認するために再バリデーションを行う。この場合、設計開発時のバリデーション手順に従うが、いくつかの手順は割愛及び簡略化してもよい。それに従い、簡略化した再バリデーション計画・手順を作成する。

- 割愛できる工程
    DQ：要求事項や必要な設備要求に変更がないのであれば。
- 簡略化できる工程
    IQ：現在の設置状況について、異常がないことの確認ができればよい。
    OQ：工程の性能が現在も維持されている、もしくは要求範囲内にあることが確認できればよい。
    PQ：安全に係る特性の評価をワーストケースのみで行えばよい。ワーストケースの探求は不要。

1.5.2 何かを変更した後の製品の安全性等を保証するための再バリデーション

製品及び工程の設計内容、検査等の品質基準を変更した際、設計開発時にバリデートした工程が変更後の現在も有効であることを検証するため、再バリデーションを行う。この場合、設計開発時のバリデーション手順をそのまま使用することができないため、新しいバリデーション計画・手順を作成しなければならない。ただし、いくつかの手順は割愛あるいは簡略

化してもよい。

表11-8 再バリデーションが必要な変更内容の例

変更の種類	変更の内容
① 製品の設計内容の変更	使用材料、寸法、形状、構造等の変更
② 工程の設計内容の変更	作業手順、管理手順、保守手順、使用設備・機材の変更
③ 設備の変更	製造設備、検査設備、保管設備・施設、要員の変更
④ 品質基準の変更	受入、工程内、最終検査基準や検査員の変更

① 製品の設計内容の変更時の再バリデーション

DQの見直しから行う。変更した製品仕様に対し、工程の要求事項が適切かどうかを見直す。

表11-9 見直しのポイント

DQ	工程への要求事項が、製品仕様に対し、適切かどうかを見直す。 影響がない場合は割愛してもよい。
IQ	工程の設置状態が、製品仕様に対し、適切かどうかを見直す。 影響がない場合は割愛してもよい。
OQ	工程の性能が、製品仕様に対し、適切かどうかを見直す。 影響がない場合は割愛してもよい。
PQ	新しい製品仕様に対し、必要な検証を行う。 新しいワーストケースのデータを取得するところからはじめる。 品質基準が、従来と同じであればそれを用いる。 品質基準の見直しが必要な場合、新しい品質基準を設定する。

② 工程の設計内容の変更時の再バリデーション

DQの見直しから行う。変更した工程の変更内容が、製品仕様に対し、適切かどうかを見直す。

表11-10 見直しのポイント

DQ	変更した工程の要求事項が、製品仕様に対し、適切かどうかを見直す。 影響がない場合は割愛してもよい。
IQ	変更した工程の設置状態が、製品仕様に対し、適切かどうかを見直す。 影響がない場合は割愛してもよい。
OQ	工程の性能が、製品仕様に対し、適切かどうかを見直す。 影響がない場合は割愛してもよい。
PQ	新しい工程に対し、必要な検証を行う。 ワーストケースのデータに影響がある場合、このデータを取得するところからはじめる。 品質基準が、従来と同じであればそれを用いる。 品質基準の見直しが必要な場合、新しい品質基準を設定する。

③ 設備の変更時の再バリデーション

IQの見直しから行う。変更・更新した設備が、製品仕様に対し、適切かどうかを見直す。更新した設備が同じ型式の場合PQから行う。

表11-11　見直しのポイント

DQ	新しい設備の要求事項が、製品仕様に対し、適切かどうかを見直す。 影響がない場合は割愛してもよい。
IQ	新しい設備の設置状態が、製品仕様に対し、適切かどうかを見直す。 新しい設備の導入状況について、適切に導入されているかを確認する。 仕様が同じ型式に入れ替える場合、割愛できる。
OQ	新しい設備の性能が、製品仕様に対し、適切かどうかを見直す。 必要な性能が出ているかを確認する。 仕様が同じ型式に入れ替える場合、割愛できる。
PQ	新しい設備を使用した工程に対し、必要な検証を行う。 ワーストケースのデータに影響がある場合、このデータを取得するところからはじめる。 品質基準が、従来と同じであればそれを用いる。 品質基準の見直しが必要な場合、新しい品質基準を設定する。

④ 品質基準の変更時の再バリデーション

　OQの見直しから行う。変更した検査方法及び検査精度が、製品仕様に対し適切かどうかを見直す。検査員が変更される場合、検査工程に対し必要な力量があるかについての判断も行う。

表11-12　見直しのポイント

DQ	変更した検査工程の要求事項が、製品仕様に対し、適切かどうかを見直す。 影響がない場合は割愛してもよい。
IQ	変更した検査工程の方法及び検査精度が、製品仕様に対し、適切かどうかを見直す。影響がない場合は割愛してもよい。
OQ	変更した検査工程の方法及び検査精度が、製品仕様に対し、適切な精度で出せているかを確認する。特に、合格品を合格、不合格品を不合格にすること、及び不合格品を合格にしないこと、合格品を不合格にしないことを確認する。
PQ	新しい検査工程が、必要な製品仕様の検査に適切である事を確認する。 ワーストケースのデータに変更がある場合、そのデータを取得するところから始める。 品質基準が、従来と同じであればそれを用いる。 品質基準の見直しが必要な場合、新しい品質基準を設定する。

2　外部委託の管理

2.1　外部委託の管理の基本となる購買管理

　医療機器の設計開発を行う際、設計開発工程（プロセス）の一部又は全部をアウトソースすることがある。以下のようなプロセスである。

表11-13 よくある設計開発のアウトソース

開発する内容	詳細
ソフトウェア	組込みソフトウェア・ファームウェア アプリケーションソフトウェア データベースシステム ウェブサービス、クラウドサービス
ハードウェア	電子回路部品（基板、ハーネスなど） 機構部品（切削品、板金部品、鋳造品、組立品など） 樹脂成形品（射出成形、押し出し成形、シート成形、圧空成形、真空中継、FRPなど）
包装材料	個包装 中間包装 輸送用カートン、パレット
ラベリング・情報	取扱説明書、付属文書 ラベル、シール、銘版 サービスマニュアル 設置マニュアル

　設計開発プロセスを外部にアウトソースする場合、外部で行われた活動の結果について、委託元が責任を負わなければならない。また、委託元は、サービスを購買するものとして委託先の選定を行う。それぞれの委託先に対し、次の項目について委託先の評価を行う。

❶ 適切なリソース（要員、環境、設備等）が提供されているか
❷ 開発の計画管理がなされているか
❸ 開発・検証中に発生した不具合や要求事項に対する矛盾・問題の発生時の手順が定められているか
❹ 検証に関する基準等が定められているか
❺ 検証に使用する設備等の管理に関する基準等が定められているか
❻ 製造プロセスのバリデーションに係る基準・手順等が定められているか

　アウトソースは、設計開発工程のみをアウトソースする場合と、その後の製造工程も合わせてアウトソースする場合がある。

2.2 設計開発工程の外部委託

　設計開発工程（プロセス）をアウトソースする場合、その設計開発プロセスは、製品に対して責任を負っているアウトソース元（製造販売業者）の設計開発プロセスの中に組み込まれた形で管理されなければならない。つまり、アウトソースする設計開発プロセスで、どのような要求事項を実現するのか、そのためにインプットする情報は何か、設計開発の結果アウトプットされるものは何か、アウトプットに対しどのような検証を行い、どんな合否基準をもってアウトソースした設計開発プロセスの完了を確認するのかを、定めなければならない。アウト

ソースをしたので、何を作るのか、どのように開発が完了するのかは、アウトソース先で決めてもらう、というスタンスではダメなのである。

　アウトソース先から提案される内容に対し、それが良いのか、悪いのか、許容できるものなのか、許容できないものなのかを判断し、アウトソースしたプロセスに対して責任を負うのは、アウトソース元である。

　設計開発プロセスをアウトソースする場合、購買情報の取り交わしが重要になる。以下に、購買情報として取り交わす内容についての例を示す。

❶ 設計開発計画（アウトソース先の）
❷ 委託する設計開発プロセス
❸ アウトソース先への要求仕様書
❹ （必要なら）デザインレビュー方法
❺ （必要なら）設計検証方法
❻ （必要なら）リスクマネジメント計画
❼ （必要なら）ハザードの一覧
❽ 希望成果物
❾ 成果物の完成合否基準
❿ 開発担当者の資格
⓫ 文書管理基準
⓬ 開発／検証設備とその管理
⓭ 問題発生時の対応方法
⓮ その他合意事項

　これらの情報は、アウトソース前に一度で決まるものではない。そのため、設計開発プロセスの進捗に合わせ、随時確定させていけるように管理を行うことが大事である。ただし、アウトソースした開発プロセスを円滑に進める上で、上記の①設計開発計画、②委託する設計開発プロセス、⑪文書管理基準、⑬問題発生時の対応方法──については、委託前に合意を取っておいた方がよく、契約書や取り交わし書、覚え書きなどで取り交わしておく方がよい。この書類は委託元が作成してもよいし、委託先からの見積もり書や提案書のような形であってもよい。

　本章冒頭にも述べたが、QMSにおける設計開発プロセスの管理の目的は、設計開発プロセスがどのように進んだかを管理することではなく、設計開発プロセスの結果としての製品の安全性、有効性、品質が確保されていることを、証拠を持って示すことである。

　そのため、ここの購買情報は、どのような設計開発プロセスが必要で、どのような要求事項をどのように満たし、それをどのように検証したかの証明になっていることが大事である。

2.3 製造工程の外部委託

　OEM（original equipment manufacturer：相手先ブランド名製造）などのように、設計開発は委託元で行い、製造を外部へ委託する場合がある。その場合、製造工程の設計プロセスが委託先にあるため、やはり設計開発のアウトソースと同じく、委託元の設計開発計画の中に委託先の製造工程設計計画を取り込むことが重要である。

　製造をアウトソースしたからといっても、やはりその製造及びその結果としての製品の安全性等については委託元が全ての責任を負うことになるため、全く知りません、わかりません、という訳にはいかない。特に、特殊工程のバリデーションや滅菌バリデーションなどの適切性については、委託元が規制当局に対し説明と証明を行わなければならない。そのためにも、委託先で行われる工程設計も、委託元が適切に管理を行う必要がある。

　製造移管後の工程の適切性の維持についても、委託元が管理を行う責任がある。製品及び製造工程の設計開発の一部又は全部をアウトソースする場合のように、設計開発が終われば管理が終わりというものではなく、製品のライフサイクルが終わるまでの間、ずっと管理をし続けなければならない。製品ライフサイクルを回している間には、数多くの変更が加わってくるので、変更管理を行うことを前提に考えることが重要である。

　基板開発の場合、委託元の設計開発プロセスの中で、回路図、ネットリスト（部品の繋がりを示すデータ）、外形図を作成する。

　委託先は、回路図、ネットリスト、外形図を受け取った後、配線図、実装図などを作り、実際の基板を作成する。このとき、配線のパターンなどは、EMCが確保できるよう、適切な配線パターンにする。

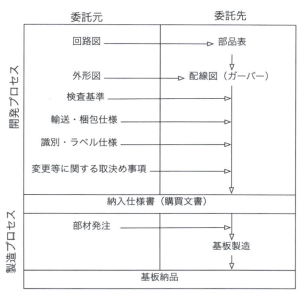

図11-6　各プロセスにおける委託元と委託先のインプットとアウトプット

基板を評価用に試作した後、量産用に実装工程のバリデーションなどが行われ、輸送・包装形態や、納入時の検査成績書の様式等を定め、委託元と委託先で納入仕様書を取り交わすことが多い。

　このように、委託先にも製品及び製造工程の設計開発プロセスがあるものの、この部分で取り交わしを行うことは少ないので、なぜ基板自体と基板の製造工程を承諾したのかの記録が残らない。このような部材は、納入仕様書による取り交わしを行うことが多いが、納入仕様書には納品される部材の仕様等は記載されても、委託した製品及び製造工程の設計開発プロセスについての情報が記載されることはほとんどない。

　納入仕様書に現れる取り決め事項を順次決定していくことが、委託した製品及び製造工程の設計開発プロセス管理となるため、委託元が委託先を管理できるよう、委託先の製品及び製造工程の設計開発計画と委託先に対する要求事項を明確にしていくことが大事である。

　このようなアウトソースをする場合、やはり購買情報の取り交わしが重要になる。以下に、購買情報として取り交わす内容についての例を示す。

❶ 設計開発計画（委託先の工程設計のため、製造準備計画とも言う）
❷ 委託する設計開発・製造プロセス
❸ 委託先への要求仕様書
❹ （必要なら）デザインレビュー方法
❺ （必要なら）工程設計検証方法
❻ 取り交わすべき製造に関する情報（部品表、図面、QC工程図、製造手順、検査手順等）
❼ 部品、製品、委託プロセスの受入合否基準
❽ （必要なら）リスクマネジメント計画
❾ （必要なら）ハザードの一覧
❿ 製造／検査担当者の資格
⓫ 文書管理基準
⓬ 製造／検査設備とその管理
⓭ 是正、不適合処理手順
⓮ 不適合品の識別手順
⓯ 問題発生時の対応方法
⓰ その他合意事項

2.4 購買情報

　これまで述べてきたように、設計開発プロセスをアウトソースするにしても、また製造プロセスをアウトソースするにしても、アウトソースした内容について、購買管理に基づく購買情報を委託元と委託先との合意事項として取り交わすことが大事である。

アウトソースを行う設計開発プロセスの購買情報は、委託先との契約内容として示され、様々な形式で取り交わされる。契約の種類の例を次に示すが、必ずしもこれに限るものではない。これらの文書の組み合わせを持って購買情報とすることもある。

　　例：見積書、基本取引契約書、会社案内、事業概要書、提案書、覚書、納入仕様書（購買文書）など

納入される製品の購買情報は、製品の仕様、製品を製造する工程仕様を示す上で、納入仕様書として取り交わされる。納入仕様書を作成する場合、次の①〜⑧の内容を記載する。

❶ 納入品の概要
❷ 納入品の仕様、スペック、定格等
❸ 納入品の構成（部品表）
❹ 納入品を構成する部品の図面・回路図・ブロック図・組立図等の図面、納入仕様書
❺ 納入時の包装形態・包装仕様
❻ 納入品の製造仕様・工程仕様
❼ 試験基準・規格
❽ 添付される試験成績書の様式

納入仕様書は、仕様書の形もしくは図面や版下などの形で作成する。また、納入仕様書は、設計の完了時に取り交わしを行うものである。設計のアウトソースを行う場合、アウトソースの開始時に納入仕様書の原案を作成し、その原案に基づいてアウトソースプロセスを進行し・原案を適時更新してもよい。

納入仕様書は、委託元、委託先のどちらが作成してもよいが、委託先で作成した場合、その文書が受け入れ可能かを評価し、自社の文書として承認し、外部文書として管理を行う。自社で作成した文書については、納入仕様書として取り交わしを行う際、委託先の受領確認を得て、双方の合意の上で管理を行う。

2.5　購買内容の変更

購買情報に変更が加わる場合、その変更には次のことが含まれている。

❶ 仕様の変化（顧客要求事項、法規制要求など）
❷ 合否基準の変化（設計検証、出荷判定など）
❸ 製造工程の変化（検査方法、製造方法、製造設備、保管環境など）

これらが変更されると、医療機器の安全性等に影響を与える恐れがあるため、委託元、委

託先のどちらかが勝手に変更してはならない。ただし、医療機器の安全性等に対しリスクがないものについては双方の合意を取る必要はないなど、全ての変更について合意を取る必要があるわけではないので、リスクに応じた管理を行ってもよい。このような変更については、納入仕様書内で、その影響の根拠を含め明確にしておく必要がある。

3 検査工程

　製造された材料、部品、半製品、製品が、市場で安全性等が確保できていることを保証するプロセスが検査工程である。

　製品の安全性等は、設計開発プロセスにおいて行われる検証活動、妥当性確認活動による根拠データによって示され、製品標準書等の技術文書として示される。検査工程は、製造された材料、部品、半製品、製品に、この根拠データに示される性能が確保されていることを示すことを目的としている。それぞれの検査の結果は、市販後安全監視及びトレーサビリティを確保する目的で、全て記録しなければならない。

　検査には表11-14のものが挙げられる。

3.1 受入検査

　受入検査は、納入される材料、部品、半製品の購買情報に示される合否基準に従い、必要な性能が確保できていることを確認する活動である。

　原則、使用する全ての部品、半製品について、その証拠を残すことが重要であるが、全てに対して、具体的な検査を行う必要はない。保証すべき内容に対する統計的な根拠を示しつつ、抜取検査で保証をしてもよい。抜取検査の統計的根拠は、JIS Z 9015に従って定めることができるが、大前提として自社が保証すべき統計的根拠を先に定める必要がある。例えば、受入品による不良に対し、出荷数の99.95％が担保されることなど。

　しかし、トレーサビリティを確保する上で、納入される全ての受入品のロット、シリアル

表11-14　検査の種類

(1) 受入検査	納入される部品、半製品の性能を確認する
(2) 工程内検査	最終製品では検査できない内容について、工程内でその性能を確認する
(3) 最終製品検査	滅菌などを含め、製造された最終製品が意図する用途を達成する為に必要な性能を有していることを確認する
(4) 出荷判定	取扱説明書や付属品、梱包状態が、法規性要求事項を満たし、医療現場において意図する用途を達成できる状態で顧客の手元に届けられる状態になっていることを確認する

番号等を記録する必要がある。

受入検査の方法には、以下のものがある。

① 員数確認

ネジやカタログ品など、規格基準が定まっているもので、医療機器製品の安全性等に影響がない、もしくは後の工程で検証できるものについては、入庫数を確認できれば十分と判断されるものに対する検査である。これらの受け入れ品に、ロット、シリアル等の識別子が付いていなかった場合は、受入日や発注番号などを識別子として付与し、社内の製造管理・トレーサビリティに用いる。

② 製造元の検査記録の確認

材料、カスタム品、半製品などで、性能の確認が必要なものについては、納入ロット、シリアル番号に対する製造元の検査記録の確認を行い、受入の可否を判断する。

材料についてはULイエローカード、MSDSなどの認証を、カスタム品、半製品などについては製造元の出荷検査記録などを確認する。

ただし、製造元の出荷検査記録で、ただ「合格」とだけ記載されている記録は、それだけでは根拠データとしての役を果たさない。そのため、購買情報内で、検査基準が示されていることが重要である。この場合、購買先の評価の中で、製造元の検査工程に問題がないことを、品質保証システムの適切性の監査や質問票によるアンケート等で確認することが前提となる。

③ 受入検査の実施

受入品について、検査によって自社で性能の確認を行う必要がある場合、受入検査を実施する。受入検査の合否基準は、購買情報の中で定義し、購買元との間で合意を行っておく必要がある。受入検査は、全数、もしくは抜取検査で行う。

3.2 工程内検査

工程内検査は、製造工程による悪影響を含め、材料、部品、半製品の性能を確認するプロセスである。チューブ製品の接着不良による詰まりや接着不良を確認するための気密検査、検査用プログラムによる基板の動作試験などを、全数もしくは抜取検査で行う。そのため、トレーサビリティを確保できるように、工程内の半製品についても、製造ロット等の識別子を付けて管理を行うことが重要である。

3.3　最終製品検査

　最終製品検査は、製造工程を経て市場に出荷した製品が、期待した性能を発揮できているかを確認するために行う検査で、製品の型式試験で確認した結果を、製造したロット・シリアルの製品が担保していることを確認するプロセスでもある。しかし、型式試験には破壊試験や長期間かかる試験も含まれているため、同じ試験を行って確認することはできない。そのため、型式試験の結果を担保できる程度に、簡略化した試験で確認することとなる。最終製品検査の手順及び合否基準を作成する際は、その検査の目的と簡素化した手順の根拠を示しておくことも大事である。

　最終製品検査は、抜取検査又は全数検査にて行う。滅菌製品などの場合は、滅菌後の状態で試験を行う必要があるため、全数検査することは不可能である。そのため、滅菌後の製品に対して抜取検査を行うか、もしくは滅菌前の状態で性能確認をし、滅菌バリデーションにおいて滅菌前後の性能の変化のデータを含めたPQ（稼働時適格性確認）を実施することで、滅菌前のデータの妥当性についての根拠データを残しておくことが必要である。

　医用電気機器の場合、電磁両立性試験など、特別な試験設備がなければ確認できない内容についても、簡略化した試験を行うか、EMC性能がワーストケースになるような試作品でEMC試験を行うかすることで、製造した製品の安全性を担保するようにする。

　医用電気機器の試験の中に、漏れ電流試験と耐電圧試験があるが、これらの試験は、製品の性能を確認すると同時に、製造時の配線不良や、ケーブルの噛み込みなどの製造不良を発見する目的もある。高い漏れ電流や絶縁不良がある場合、感電や火災の恐れがあるため、漏れ電流試験と耐電圧試験は、全数で実施することが望ましい。抜取検査で行った場合、検査しなかった製品は感電や火災を起こす可能性のある製品ということになるため、よほど確実に説明がつく根拠がない限り、規制当局による監査で指摘を受け、最悪の場合は回収の行政指導を受けてしまうことにもなる。

　型式試験で実施したような、複数箇所で漏れ電流を測定する必要はないが、製造不良が発見できる場所で、現実的に実施可能な箇所での漏れ電流、耐電圧試験は実施すべきである。

3.4　出荷判定

　出荷判定は、医療機器の製造工程における最後のプロセスであり、市場に製品を出荷できるかどうかを判定するプロセスである。最終製品検査が終わり、取扱説明書、梱包、輸送用梱包等が完了した時点で、出荷先の法規制に適合していること、顧客の手元に届いた後、必要な医療が提供できるよう、製品が意図する用途を達成できることを確認することを目的としている。

法規性上の要求事項への適合及び意図する用途の達成の確認は、製品標準書等の技術文書への適合をもって確認することとなる。米国FDAの品質マネジメントシステムの規制である品質システム規則（Quality System Regulation：QSR）では、該当する技術文書であるDMR（Device Master Record）に従って製造した根拠を、製造記録に示すことが求められている。

　出荷判定は、日本の法規制（QMS省令）では、製造販売業者の国内品質保証業務運営責任者が行う業務と定められており、法規制上、最も重要な活動でもある。このように特定の責任者が出荷判定をすると定めている国は多くはないが、法規制上、上市する判断を行った者の責任は重い。

　ここで、最も気をつけなければならないことは、製品標準書等の技術文書が適切に更新され、製品が更新された技術文書に基づいて製造されたことを、出荷判定を行う者が確認し、それを根拠として出荷判定を行っている証拠を残すことである。筆者の経験の中で散見された残念な事例に、出荷判定は責任者がサイン・捺印を行っているものの、製品標準書は適切に更新されておらず、また製品標準書に記載のない部品が使われていたにもかかわらず、出荷判定でサインしている責任者がそれを知らなかった、という、何のための出荷判定だかわからない記録が山ほど作られていた、というものがある。

　出荷判定は、役職のある責任者がただめくら判を押せばよいというものではない。出荷する製品の安全性等及び法規制上の要求事項に適合していることが保証されていることについて、私が責任を持ちますという意図で行うべきものである。

　昨今の世界の法規制では、市販後の安全監視はグローバルに統合・連携されていることが求められており、どこかの国で発生した製品事故等については、その製品を上市している全ての国の規制当局に報告、通知等を行うことが必須となっている。そのため、製品の出荷判定に矛盾や齟齬、不都合等を生じさせないように、製品の出荷判定は同じ者が行う方が望ましい。日本の責任者だから、日本向け製品の出荷判定しかしない、ということではなく、同じ製品についてはどの国に向けた製品であっても同じ者が出荷の責任を負うことが望まれる。

4　設計開発の移管

　設計開発の移管は、設計開発した製品が、医療現場において意図する用途を提供できることが確認でき、安全性等が担保され、法規制上の要求事項を満たしていることが確認できた後、それを継続して製造し、提供するための全ての要素が整った後に行う活動である。ISO13485:2012年版までは、設計開発の移管は設計開発の妥当性確認の終了と同時に行われる仕組みが多かった。

　滅菌製品など、滅菌バリデーションが終わらなければ型式試験ができない製品の場合はよ

いのだが、ME機器などは、設計開発の妥当性確認が、型式試験が実施できる状態でできてしまい、製造や設置、修理などの準備が整う前に行えてしまう。その状態で、量産を開始するための設計開発の移管をしてしまうと、製造工程設計や、設置・修理工程の設計が移管後に行われる形になり、ひどい場合はそれらの設計が完了する前に製品が出荷されてしまうことが起きてしまう。

　これでは、製品が安全性等及び法規制上の要求事項を満たしたことを確認できていないこととなってしまう。そのため、ISO13485:2016では、設計開発の移管という要求事項を追加し、それが妥当性確認とは別のプロセスであることを明確に示している。米国FDAのQSRでは、以前から設計開発の移管という要求事項があり、設計開発の移管というプロセスが重要であることを示していた。ISO13485:2016は、その概念を取り入れた形で、新しく要求事項化している。日本のQMS省令は、2021年の改正で「設計移管」の条項を追加している。

　余談になるが、ISO13485:2016は国際医療機器規制当局フォーラム（IMDRF）が進めているMDSAPに適用できるよう、ISO13485をベースに、各国の法規制の要求事項の概念を統合した形で改訂されている。

　　注：MDSAP（Medical Device Single Audit Program）；医療機器の単一監査プログラム。複数の国の要求事項を1回の監査で確認するプログラム。複数の国の許認可に関わる品質マネジメントシステムの監査を合理化するプログラムである。

設計開発の移管を行うためには、次の手順が必要になる。

❶ 製品が意図する用途を達成できていることを確認する。
❷ 製品標準書を含む技術文書が揃っていることを確認する。
❸ その技術文書を主管部門で適切に管理できる状態になっていること。

4.1　設計開発の妥当性確認

　設計開発の妥当性確認は、設計検証とは全く異なった目的を持っている。その目的とは、設計開発した製品が、意図する用途を達成できていることを確認することである。

　医療機器の製造販売業者は、医療機器の安全性等を確保する責任がある。安全性や品質はリスクマネジメントや設計検証などで確認ができる。しかし、有効性については、製造販売業者で確認できる範疇を超えるものもある。例えば、薬剤放出型ステントなどは、血管の拡張と血栓の予防ができて、はじめて意図する用途が達成できたといえる。血管の拡張はファントムなどを使い設計検証で確認できるし、血栓の予防は薬剤の効能を保証できれば確認できる。しかし、両方が同時に達成できていることを確認することは、実際の患者に使用しなければ確認することができない。このような製品の場合、意図する用途が達成できるかどうかは、

臨床試験を行って確認するしかないのである。実際、薬機法においても、このようなクラスⅣの医療機器については、承認プロセスにおいて、治験（承認申請に用いる臨床試験成績を収集することを目的とした臨床試験）データを要求している。

　妥当性確認は、医療機器の用途によって、実施方法や確認方法が異なってくる。治療用機器は治療ができること、検査用機器は検査ができること、人体機能の補完を行う機器は、補完ができることを確認することが妥当性確認である。そのため、治療用機器の場合、効果効能について、治験や文献に対するシステマチックレビューなどで証明する必要が出てくる。ただし、物理療法用機器のように、治療効果が歴史的に示されているが、明確なエビデンスを公に入手できる科学文献で示すことができない機器については、厚生労働省が技術基準を示し、その基準を満たしていれば、効果効能を発揮できるとしている。他にも、輸液ポンプやX線診断装置、超音波治療器など、歴史があり、IEC等の国際基準で技術基準を定義しているものは、その技術基準を満たしていれば、効果効能を発揮できるものとして扱われる。

　妥当性確認の本来の目的は、実際のユーザーが医療現場において意図する用途を達成できることを確認することである。そのため、治療機器の場合、患者が治癒してはじめて妥当性確認ができるということになる。この場合、治療を行う実際のユーザーと、治癒した実際の患者が必要になる。しかし、検査機器の場合はもう少し簡単である。実際のユーザーが医療現場で検査ができることを確認することが妥当性確認になるからである。この場合、「検査ができること」の定義をどこに置くかが大事である。画像診断装置の場合は、画像診断ができる画像を表示できることが意図する用途を達成する条件である。そのため、実際のユーザーや患者の画像がなくても、疾患データのサンプルがあれば十分であったりする。

　医療機器の意図する用途によって、妥当性確認は、自社で完結できるもの、実際のユーザーと患者が必要となるものと分かれてくるため、どのように妥当性確認を行うかの計画・手順と合否条件をしっかり定めることが重要である。

　妥当性確認は、最終製品又はその同等品で実施する必要がある。ディスポーザブル製品などは、滅菌バリデーションが終わった後、全ての工程設計が終わった後の機器で実施するため、最終製品と同等のもので行われるが、ME機器の場合、型式試験用の機器で確認されることが多い。型式試作品の組立の手順は、多少差があっても量産製造工程とほぼ同等と思われているため、このような手順になりやすいが、本来の製造工程で製造されているわけではないので、試作品と最終製品は本質的には異なっている。ME機器の場合、この段階では、技術文書が完成していないため、妥当性確認＝設計開発の移管とはいかない理由がこれである。

4.2 製品標準書と技術文書とSTED

4.2.1 製品標準書と技術文書

　医療機器設計開発プロセスの目的は、市場に出す医療機器が安全性等が確保できていることを示すことであるが、その証拠となるものが技術文書である。

　国によっては、法令で技術文書の作成・維持を求めている。日本もその一つで、「製品標準書」(QMS省令第7条の2)という技術文書を作成することが必須要件となっている。技術文書は、欧州医療機器規則(Medical Device Regulation：MDR)ではTechnical Documents又はTechnical Dossiersと、米国の品質システム規則(QSR)ではDevice Master Records (DMRs)といい、同様に作成が求められている。

　また、ISO13485:2016では、「医療機器ファイル(Medical Device File)」という技術文書を作ることを求めており、これにより医療機器メーカーは全て医療機器ファイルを作ることが要求されることになった。医療機器ファイルは、日本の製品標準書、欧州のTechnical Documents、米国のDevice Master Recordsを包含するものである。

　技術文書は、それくらい重要なものであり、設計開発プロセスのゴールは技術文書を完成させることと言っても過言ではない。

　技術文書は、その医療機器がどのような医療機器であるか、どのように製造、輸送、保管するのか、どのような検査を行うのか、どのような設置・保守を行うのか、どのように安全性等を確保するのかを示すものであり、医療機器の計画書と言えるものである。医療機器メーカーは、この計画に従い、医療機器を製造し、市場に出す医療機器の安全性等を確保するのである。技術文書には、少なくとも以下の内容について記載することが求められている。

◆ ISO13485:2016　医療機器ファイルの記載事項

　　a) 医療機器の一般的記述，意図する用途・目的及び全ての使用説明を含むラベリング
　　b) 製品仕様
　　c) 製造，保管，取扱い及び配送の仕様又は手順
　　d) 測定及び監視手順
　　e) 適切な場合，据付けに対する要求事項
　　f) 適切な場合，サービス手順に対する要求事項

◆ 日本　QMS省令　製品標準書の記載事項

　　1) 当該製品又は当該類似製品グループに係る一般的名称及び販売名又は類似製品グループの総称、意図した用途並びに表示物
　　　ア．当該製品又は当該類似製品グループに係る製品群、一般的名称及び販売名(型式のある

ものについては型式を含む。)
- イ．当該医療機器等又は当該類似製品グループに係る製造販売承認(認証)年月日及び製造販売承認(認証)番号(製造販売承認及び製造販売認証が不要な品目に係る製品の場合においては、製造販売の届出年月日)
- ウ．当該製品又は当該類似製品グループに係る製品銘板及び添付する文書についての情報
- エ．操作方法又は使用方法

2) 当該製品又は当該類似製品グループに係る仕様
- ア．品目仕様

3) 当該製品又は当該類似製品グループに係る製造、保管、取扱い及び送達の方法
- ア．製品の設計、図面及び仕様又は成分及び分量
- イ．製造方法及び製造手順(製造に用いる設備、器具及び装置並びに作業環境に関する事項を含む)
- ウ．包装に関する事項
- エ．製品の輸送の方法及び手順
- オ．輸入を行っている場合においては輸入先の国名、輸入される物に係る医療機器等の主な販売国及びその販売名

4) 当該製品又は当該類似製品グループに係る測定及び監視に係る手順
- ア．製造販売承認(認証)書において定められている製品、製造用物質及び構成部品等の試験検査の方法
- イ．前項に比してより厳格な規格又はより精度の高い試験検査の方法を用いている場合においては、その規格又は試験検査の方法及びそのように考える理由
- ウ．製造販売承認(認証)書において定められていない製品、製造用物質又は構成部品等のうち、品質管理上必要と判断されるものとして自主的に設定した規格及び試験検査
- エ．製品、製造用物質又は構成部品等の試験検査を、外部試験検査機関等を利用して行う場合においては、これらを利用して行う試験検査項目及びそれらの規格並びに試験検査の方法
- オ．製品、製造用物質及び構成部品等の保管方法、保管条件並びに有効期間又は使用期限(有効期間又は使用期限に関してその根拠となった安定性試験の結果を含む)
- カ．施設からの出荷の可否の判定及び市場への出荷の可否の判定手順

5) 設置に係る要求事項
- ア．設置業務に関する事項

6) 当該医療機器等又は当該類似製品グループの供給に附帯したサービスに係る業務(以下「附帯サービス業務」という)に係る要求事項
- ア．製品の修理手順並びに修理に用いる構成部品等の保存方法及び保存年限
- イ．附帯サービス業務に関する事項

▶ 米国　21CFR820品質システム規則　DMRsの記載事項

(a) 図面、構成、組成、要素仕様書、及びソフトウェアの仕様を含む機器の仕様
(b) 必要な装置の仕様、製造方法、製造手順、及び製造環境仕様を含む製造工程仕様

(c) 受け入れ基準及び使用される品質保証装置を含む品質保証手順及び仕様
(d) 包装及びラベリング仕様及び適用される手順及びプロセス
(e) 設置、メンテナンス及びサービス手順及び方法

欧州　医療機器規則　Technical Documentsの記載事項

1. 付属品バリエーションを含む機器の説明、使用
   1.1 機器の説明と仕様
   1.2 過去の類似機器への参照
2. 製造業者から供給する情報
3. 設計及び製造の情報
4. 安全及び性能に関する要求事項
5. リスクベネフィット分析及びリスクマネジメント
6. 製品検証及びバリデーション
   6.1 臨床前評価及び臨床評価
   6.2 特定のケースに対する追加要求事項

　医療機器メーカーは、製造した記録の中で、この技術文書で製造したことについても示すことが重要である。技術文書は、該当する製品のシリアル番号、ロット番号と紐付いていなければならない。出荷した製品に問題が発生した際に、その原因追及を行えるようにするため、その履歴として保管・管理しておく必要がある。

　また、この技術文書を運用する際に考慮すべき重要なことがある。医療機器メーカーの役割は、何度もいうが、市場にある医療機器の安全性等を確保することである。そして、技術文書はそれが実現されていることの証拠である。そのため、技術文書は、製品及び製造・検査工程等が変更された際、出荷する製品の安全性等を保証するために迅速かつ厳密に更新しなければならない。

　時々見かけるのだが、製品標準書が工場長の後ろの鍵付きの書庫に厳かに保管され、監査の時にしか姿を見せないという光景。このような管理では、更新はできないだろう。

　技術文書を更新しやすくするためには、技術文書のあり方を理解しておく必要がある。技術文書は、1つの部署・担当で全ての文書を管理し、発行・承認を行うことは困難である。特に部品や製造用の副資材の変更や、製造手順、設備、検査基準等の変更について、知る必要がある部門と知る必要のない部門がある。知る必要のない部門に知らしめる手順は、会社の運営上非常に無駄を生むこととなる。この無駄は、製品の品質を低下させるだけでなく、会社の技術力、競争力を低下させる原因となる。

　技術文書は、実務上必要な具体的な文書の集合体であり、技術文書に含まれる文書には、

それぞれ主管部門がある。

- ❶ 法規制に関わる文書：薬事部門、品質保証部門、技術部門等
- ❷ 製品仕様に関わる文書：設計開発部門、技術部門等
- ❸ 製造・検査に関わる文書：製造部門、生産管理部門、生産技術部門、品質管理部門、品質保証部門、サービス部門など
- ❹ 使用している部品・材料・副資材に関わる文書：購買部門、製造部門、生産技術部門、生産管理部門、品質管理部門、品質保証部門、設計開発部門、技術部門など

①、②、③については割とわかりやすく特定できるが、問題は④である。④については、4.3.1項の製品構成管理で詳述する。

4.2.2 STED

このように、主管の異なる技術文書を迅速かつ厳密に管理するためには、技術文書を概要化して管理することが必要となる。このような、概要化した技術文書をSTEDという。STEDは、それぞれの文書の所在と最新版を示すものであり、文書台帳のような形となることが多い（図11-7のとおり）。

注：STED（Summary of Technical Documents）：STEDは、GHTF（Global Harmonization Task Force：医療機器規制国際整合化会議）で作成された文書形式。日本では承認や認証申請の際に、各種データ等をまとめ、概要化したもので、申請書の添付資料として用いられている。添付資料として用いることは行政通知で示されている。図11-8は社内管理用として用いられている例で、承認申請ものと内容は異なる。

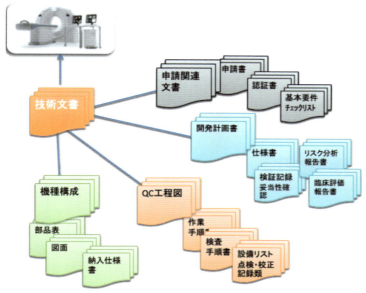

図11-7 技術文書の管理

| | 株式会社 xxxxx | 製品標準書インデックス | 文書番号 | 医療機器製造販売承認書 |

No	項目	内容	文書番号.	原本保管部署	備考
1	1) 類別 2) 一般名称 3) 販売名　型式		医療機器製造販売承認・認証・届出書 xxxxxxx	品質保証課	
2	1) 製造承認番号 2) 製造承認年月日	xxxxxxxxxxxxxxx 平成　年　月　日			
3	製造許可年月日	平成　年　月　日	医療用具製造業許可 xxxxxxx	品質保証課	
4	性能及び安全性に関する規格／品目仕様	要求仕様書	xxxxxxx	設計開発部	
5	操作方法 又は使用方法	取扱説明書	xxxxxxx	設計開発部	
6	製品の設計、図面及び仕様または成分及び分量	1) 要求仕様書 2) カタログ、A4 カラー写真 3) 構成表・部品表・納入仕様書	xxxxxxx xxxxxxx xxxxxxx	設計開発部 設計開発部 生産技術部	
7	構成部品等、製造用物質の仕様または成分	1) 構成表・部品表	xxxxxxx	生産技術部	

図11-8　STED形式による製品標準書の例示

　このようなSTEDを、各国用に作り、法規制への適合及び安全性等が担保されていることを、各国ごとに証明することが、STEDの役割である。このメリットは、具体的な文書自体を各国ごとに作成、修正する必要がなく、設計開発した医療機器の本質的な管理を技術文書自体で行うことができることであり、無駄な文書作成等を行わなくてよくなることである。STEDは、技術文書全体のフィルターのような形で管理を行うことができる。STEDと技術文書のあり方は、図11-9のような星取り表で示すことができる。IEC62366-1のユーザビリティエンジニアリングファイル、ISO14971のリスクマネジメントファイルについても同様の管理が可能である。

4.3　製品構成管理と変更管理

4.3.1　製品の構成管理

　製品の構成管理は、技術文書の管理を行う際に最も重要である。にもかかわらず、監査等で不適合が発生しやすいものの一つでもある。
　先に述べたように、技術文書は市場に出す製品の安全性等が確保されていることを示す文書

文書	医療機器ファイル	設計・開発ファイル	テクニカルドキュメント	製品標準書	DMRs	DHR	DHF	ユーザビリティエンジニアリングファイル	リスクマネジメントファイル
製品企画書	△	○					○		
開発計画書	△	○					○	○	○
製品要求仕様書	○	○					○	○	○
ユニット仕様書・詳細仕様書	△	△	△	△			△	△	
部品表、機構図、回路図、配線図、シルク図、ブロック図、版下等	○	○					○		○
ソフトウェア仕様書(要求仕様、アーキテクチャー仕様、関数仕様他)	○	○					○		
取扱説明書、サービスマニュアル、設置管理基準書	○	○					○	○	
デザインレビュー手順、レビュー記録		○					○		
検証手順書、検証記録		○	○				○	○	
型式試験手順、型式試験記録		○	○						
妥当性確認手順、妥当性確認記録(設計・製品)		○	○				○	○	
QC工程図		○	○	○	○				
組立手順書、梱包手順書、製造記録		○		○	○				
検査手順書、検査記録(受入、工程内、最終)		○		○	○				○
納入仕様書		○		○					△
リスクマネジメント報告書	○	△	○	○			△	○	○
出荷履歴						○			
構成管理		○		○	○	○	○		
契約書(製造業、欧州代理人、その他)			○	○					
許認可申請書(医薬品医療機器法医療機器等法、510k、MDR他)			○	○	○				

医療機器ファイル (ISO13485)
設計・開発ファイル (ISO13485)
テクニカルドキュメント:Technical Documents(欧州)
製品標準書(日本)
DMR Device Master Records(米国)
DHR Device History Record(米国)
DHF Design History File(米国)
ユーザビリティエンジニアリングファイル
リスクマネジメントファイル

図11-9 STED形式と技術文書

であるが、その「製品」とは、部品や材料の集合体であり、製造過程では滅菌用ガスや接着剤など様々な副資材も使用される。そうした製品を構成する要素を把握し、管理するのが構成管理である。構成管理しなければならないものには図11-10に示すようなものがある。

ここで製造された製品に使用した構成品を示している文書はどれなのかを考える必要がある。設計部門が作成/管理する部品表や図面リストだろうか、購買部門が持っている発注リス

技術文書内で製品の構成を示しているもの	製品構成として管理しなければならないもの
・要求仕様書 ・部品表 ・図面 ・購買文書	・部品（加工品、購買品、製作品、電気部品他） ・ソフトウェア ・取扱説明書 ・添付文書 ・適合宣言書 ・包装材料 ・製造用資材（テープ、接着剤、滅菌用ガス他）

図11-10　製品構成として管理するもの

ト、データベースだろうか。答えはどちらも不正解であるといってもよい。設計変更が加わったり、製造手順を変更し、副資材を変更すると、残存在庫の処理のタイミング等により、現場に流れ組立されている部品は、部品表や発注リストと異なることの方が多い。現場の部品・製品を見る機会の少ない設計部門や購買部門が、どのバージョンの部品や半製品が製造現場で使用されているかを知ることは難しい。ロットの切り替え前に大規模な工程バリデーションが必要なディスポーザブル製品の場合、切り替え前後の構成管理を行うことは比較的容易だが、医用電気機器の場合は、ソフトウェアのバージョンアップ、機構部品の仕様変更、電気部品のディスコン（製造中止）や、それに伴う取扱説明書・添付文書の変更などが五月雨式に発生するため容易ではないのである。

　また、もう一つ考えなければならないのは、その情報を設計部門や購買部門が知り、管理をしなければならないものなのかということである。それぞれの部門にはそれぞれの役割があり、その役割以上（以外）のことをやると、仕事量が増えるとともに責任も発生してしまい、本来の役割を果たせなくなってしまう。

　このようなことが起きる理由の一つとして、品質マネジメントシステムの要求事項の中に構成管理を行う要求事項がなく、品質マネジメントシステムの構築時に、構成管理を行う手順が抜け落ちてしまうためと考えられる。そのため、品質マネジメントシステムの要求事項にはないが、構成管理を行うための手順を、品質マネジメントシステムに入れる必要がある。

　話は戻るが、製品にどの部品・副資材等を組み込んだのかを把握している者だけが、構成管理を行うことができる。誰がそれを把握しているかを明確にし、その者が製品構成を最新版にする必要がある。製造部、生産技術部などが把握している場合が多いが、部分的な指示の中で製造を行っている場合、全体としての構成管理になっていない場合がある。

　出荷判定を行う者は、製品が安全性等を確保していること、法規性上の要求事項を満たしていることを確認した上で、出荷の判定を行わなければならない。その際、使用された部品が、技術文書で示されているものと異なるものが組み込まれた状態で出荷判定を行ってはならない。そこで、構成管理が重要なのである。安全性等について確認がされていない部品、半製

品、副資材が使われた状態で出荷判定を行ってしまうと、市場に安全性等が確保されていない製品を出荷したこととなる。そうした出荷判定は安全性等が確保されていないことの証拠となってしまう。出荷判定のところでも述べたが、安全性等が確保されていない製品があることが、規制当局に発見された場合、市場からの回収等の行政指示を受ける可能性がある。

　日本の薬機法では、出荷判定を行う責任が、品質保証部門の責任者である国内品質業務運営責任者であるため、現段階でこのような構成管理が行われていない場合には、品質保証部門が構成管理を行うようにするのがよい。

　ただし、品質マネジメントシステムを考える際、「管理」と「実務」があることを理解し、最新の構成「管理」は品質保証部門が行い、最新の構成を確認する「実務」は製造現場の誰かが行う、という仕組みにするのがよい。

　構成管理は、品質マネジメントシステムの本質的な目的である、市場にある製品の安全性等の確保及び法規性上の要求事項への適合を、製品に様々な変更が加わっても、製品ライフサイクルの間保証し続ける、最も重要な活動である。製品の構成管理を行う目的の本質は、次の3点であり、現在、過去、未来のために必要なものである。

❶ 現在製造している製品の管理
❷ 過去に販売した製品の構成の把握（安全監視を目的としたトレーサビリティを確保する）
❸ これから製造する予定の製品の製造準備（設計変更後の）

4.3.2 変更管理

　品質マネジメントシステムの本質的な目的は、是正措置や予防措置などの改善活動で行われる変更を管理することとも言える。不適合に対する是正措置や予防措置は、製品や品質マネジメントシステムに対し、何かを改善するために変更を行うこととなる。しかし、ここで考えておかなければならないことは、変更が必要な問題が発生したタイミングと、改善を行うタイミングと、製品や品質マネジメントシステムに反映するタイミングには、一貫性がないということである。

Question：設計変更の完了＝是正措置の完了か？
Answer：No

　部品の是正が終わっても、製品に発生した不適合や不具合が是正されたわけではない。製品に是正を反映し、その変更の妥当性を評価して初めて是正措置の完了となる。
　技術文書に是正を反映し、その構成に対して製品としてロット番号、シリアル番号が付与

される状態になり、不適合や不具合が解消されたことを確認できて、はじめて是正措置完了となる。

　設計変更が終わった際に妥当性確認を行っても、複数の設計変更を製品に適用することとなった場合、組み合わせに対して妥当性確認を行う必要があり、それぞれの設計変更に対して行った妥当性確認は、何も意味を持たない。

　ISO13485:2016と米国FDAのQSRでは、設計開発の履歴を管理する設計開発ファイルと、製品を管理する医療機器ファイル・Device Master Recordsが、別の要求事項になっており、別のファイルとして管理することを求めている。すなわち、設計の変更管理と製品の変更管理は、全く別物なのである。そして、実際は是正措置の管理と予防措置の管理も全くの別物であり、それぞれの完了確認は連動しない。

　ここで経腸栄養用輸液ポンプの設計変更の例を示す。

例　〈経腸栄養用輸液ポンプの設計変更の例〉

2月1日（変更A）

　輸液終了の音が聞こえにくいという苦情があった。警告音のユーザビリティを再確認・再評価した結果、聞き取りづらいと判断するケースが、設計時評価より多かった。そのため、警告音の設計変更を行い、聞き取りやすい音パターンに変更し、警告音のソフトウェアの妥当性確認を行って、是正措置の確認を行うこととした。ソフトウェアの変更と、ユーザビリティ評価を行うため、変更にかかる期間は4か月程度を予定する。

2月15日（変更B）

　サービス部門から、充電池の交換依頼が多く、製品の保証寿命に対しては十分ではあるが、充電池自体の寿命が、メーカーが規定しているものより短くなっているとの報告があった。修理品の情報と充電池の仕様を再評価したところ、特定の温度環境下で保管される時間がある程度長いと、充電池の劣化が早くなることがわかった。設計時にそのような使用環境を想定していなかったため、充電池の選定時に温度と保管時間による劣化の評価が不足していた。そのため、そのような保管環境下でも劣化をおこさない別のメーカーの充電池に変更することとした。

　耐環境性能評価を行い、十分な性能になっていることを確認することをもって是正の完了とする。新しい充電池はすぐに入手でき、加速試験もそれほど時間がかからないため、変更にかかる期間は1か月半程度を予定する。

2月20日（変更C）

　カスタマーサポート部門へ、輸液した積算量の表示が、時々すぐ消えてしまうことがあるとの問い合わせがあった。そのようなことがあるのか調べて見たところ、積算量が特

定の数字を表示したときだけ、本来30秒保持されるはずの表示時間が、20秒で切り替わってしまうという現象が確認できた。ソフトウェアのバグによるもので、実使用上問題はないが、原因も対策方法も明白だったため、修正することにした。

簡単な修正なので、変更は1か月程度で終了する予定。しかし、修正によりバグがなくなったことを確認するためには、修正後しばらく使用され、他のバグを引き起こさないことを確認する必要があると判断したため、是正措置後、6か月程度、様子を見ることとする。

このようなケースの場合、設計変更の完了、製品の変更の完了、是正措置の完了は、どのようなタイミングで行われるだろうか（表11-15、図11-11）。

変更Aと変更Cはソフトウェアの変更である。変更Cは、安全性等に影響が無いと判断で

表11-15 実際に起こりうる変更の例（時系列）

受付日	インプット	原因調査結果	是正措置	開発期間 終了日	是正措置完了 確認方法と 確認完了予定日
2/1	A 苦情：輸液終了の音が聞き取りにくい	ユーザビリティ仕様の再評価を行った結果、聞き取りにくいと判断するケースが前回評価より多かった	設計変更：聞き取りやすい音パターンに変更	4か月 6/1	ソフトウェア妥当性確認 6/1
2/15	B 充電池の交換依頼：充電池の寿命がメーカーの規定より短い（製品保証寿命よりは長い）	部品選定時の評価不足	別のメーカーの充電池に変更	1.5か月 4/1	性能評価 4/1
2/20	C 問い合わせ：時々輸液した量の表示時間が短い	ソフトウェアのバグ 積算量がある数字を表示した時だけ表示時間が10秒短くなる	設計変更：バグを含んでいたプログラムの修正	1か月 3/20	バグの傾向調査 9/20

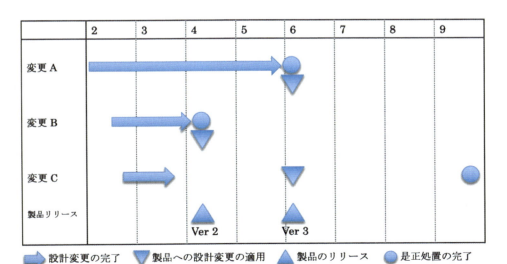

図11-11 設計変更等のタイムテーブル

きるため、すぐに対応する必要はない。そのため、変更Aの適用と合わせて行うこととなる。そのため、変更Cは1か月程度で設計変更は終わるが、この変更が製品に適用されるのは2か月後となる。

　充電池の変更Bは、充電池が使用できなくなると、経腸栄養が途中で出来なくなってしまう可能性があるため、製品への適用は早々に対応すべきと判断し、設計変更が完了したらすぐに製品に反映する。

　そのため、製品の変更は、Ver.2として4月に充電池の変更を行い、Ver.3として6月にソフトウェアの変更をまとめて行うこととなった。

　上記は製品の設計変更だけの例だが、実際の変更には、下記のようなものもある。

❶ 不適合が発生したことに対し、その原因の除去のための製品及び製造工程（製造、検査、保管、輸送）の変更（発生した不適合に対する変更）
❷ 不適合が発生する可能性に対し、その発生を予防するためにその可能性の原因を除去するための製品及び製造工程の変更（発生していないが、不適合の発生を予防するための変更）
❸ 機器のコストダウンのための部品、製品及び製造工程の変更（会社の利益のための変更）
❹ 顧客要望を追加するための部品、製品及び製造工程の変更（顧客満足のための変更）
❺ 部品や副資材の廃番による変更（製品の現状を維持するための変更。不適合、会社利益、顧客満足とは関係なし）

　①、②は不適合に対する変更で、品質マネジメントシステムの要求事項にもあるため、必ず手順が構築されるが、③、④、⑤については、要求事項にないため、手順化されないことが多い。そのため、不適合に対する変更に対する、製品の安全性等の確認は行われるが、コストダウンや顧客満足のための変更に対する、製品の安全性等の確認は、おざなりになってしまっているケースをよく見る。特に技術文書を更新し、その根拠を残すことができていない場合が多い。ところが、実際の会社運営において、顧客満足や企業競争力向上のための変更は、非常に多いのである。そのため、このような改善活動に対する手順やシステムについても、必ず構築すべきである。

　このように、製造を続けながら、前向き、後ろ向きに関係なく、様々な設計変更を加えていったとしても、技術文書を更新し、製品の安全性等を確保できていることを保証することを、品質マネジメントシステムとして構築しておくことが望ましい。

　こうした活動は、ISO9001では継続的改善として示されている。ISO9001の概念とISO13485の概念を統合したような、「改善」システムをつくるようにするとよいだろう。

第11章 設計・生産移管、生産立ち上げ及び設備のバリデーション、外部委託先管理、受入試験、出荷判定

第12章 広告、表示、添付文書

> **本章のポイント**
> - 医療機器の広告は、自由に表現することはできず、承認等された使用目的・効果等の範囲を超えた標榜はできない。
> - 医療機器の広告は厚生労働省が通知として発出している医薬品等適正広告基準に従う。
> - 未承認医療機器の学会等への展示は、学会等の主催者側の依頼に応える形式であれば、展示可能。その場合は、ガイドラインに従った表示を行う。
> - 添付文書は、医療機器プログラムの場合も含め、記載要領等の関連通知に従って、作成する。
> - 医療機器等の直接の容器・被包等に、GS1規格に基づくバーコードを表示し、製品情報のデータ登録をしなければならない。

　本章では、法規制を踏まえたプロモーションとしての広告、広告との切り離しが難しい未承認医療機器の情報提供、それに加えて未承認医療機器の展示、広告・表示等について説明する。これらは、承認等及び開発に繋がっている。開発の一連の流れに位置付けて読んでいただきたい。

1 広告、未承認医療機器の情報提供等

1.1 広告

　承認や保険適用など規制等の対応が終了すると、市場導入、すなわち販売のステージに入る。
　通常、販売にあたっては、リーフレットやパンフレット等の販促資料を用いたプロモーションとして広告活動を行う。
　販促資料はマーケティングや販売企画部門の担当者により作成されることが多い。記載する内容や表現に気を付けないと、意図したものでなくても法に抵触すると判断されてしまう場合がある。そのため販促資料は、社外で使用する前（カタログ等は最終稿に入る前）に、医療機器の法規制を熟知し営業・マーケティング等の販売部門と独立した薬事部門（担当）などからのチェックを受けるようにすることが望ましい。社内で判断に迷う場合は管轄の（企業の本社がある）都道府県薬務主管課に相談するのがよい。

表現の自由は憲法で保証されているとはいえ、医療機器の広告については、自由に表現することはできず、法で規制された範囲内で適正に行うことが求められている。というのも、広告も承認審査プロセスの延長線上にあるものだからである。医療機器の市場導入にあたっては、事前に厚生労働大臣の承認等が必要で、その承認等を得るには品質、有効性及び安全性の観点から行われる審査をクリアしなければならない。そうしたプロセスを経て初めて医療機器は販売できるのであり、したがって承認等された有効性（使用目的・効果等）の範囲を超えた広告はできないということである。製品上市後、ある程度の規模（症例数・施設数）で得られた臨床結果は広告等に反映できるが、この場合でも、その一部のみを強調するような表現は、虚偽・誇張広告に該当する恐れがあるため、臨床結果に言及する場合はその点の留意が必要となる。

　例えば、認証品である医用電子血圧計の使用目的又は効果は、認証基準で「動脈血圧の非観血的測定により、収縮期及び拡張期血圧を表示すること」と規定されている。これを認証基準にない「高血圧を予防することができる」などと標榜すると、法律違反となる。高血圧予防を標榜するのであれば、それを証明するデータ等により新たな医療機器として承認を取得しなければならない。あるいは、認証品で汎用的な使用目的又は効果であるものを、特定の目的や疾患に使用するものと標榜すると、それが証明されているのかが問題となる。いずれにしても認証品は、認証基準の使用目的又は効果の範囲を超えた標榜はできない。

　医療関係者が使用することを目的として供給される医家向け医療機器については、医療関係者以外の一般人を対象とした広告は行ってはならないとされているため、この点にも留意する必要がある。製品のカタログ等は直接自社の又は医療機器卸の担当者等を経由して医療関係者に配布されるためほとんど問題はないと思われるが、企業ホームページ上で行う製品紹介は、閲覧する相手を区別できない。そのため一般的には、製品紹介サイトの入り口に閲覧者に対して医療関係者かどうかを質問するボタンを設置することで、医療関係者ではない一般人からのアクセスを防ぐ措置が取られている。

　広告規制は、薬機法第66条等で「何人も（なんぴとも）」ということで、製造販売業者や販売業者等のみならず、すべての人が対象となる。法で規制（禁止）されるのは、次の広告である。

① 虚偽又は誇大な広告
② 承認又は認証前の広告

　特に問題となるのは、①の虚偽又は誇大な広告。広告表現は主観的なものにならざるを得

> **コラム**　「すべての人」とは？
>
> 　医療機器の製造販売を行う者（製造販売業者）だけではなく、広告を流すテレビ会社や新聞社、出版社、一般の人など、誰もが広告規制を遵守しなければならないということを示している。例えば、ある会社が、通常の水を、これを飲むと癌が治ると標榜して広告し、販売すると薬機法違反として取り締まられることになる。

ず、何が「誇大」か判断が難しいところがある。このため、厚生労働省が通知として発出している「医薬品等適正広告基準」によって、法解釈及び遵守すべき事項や表記にあたって注意すべき表現等が示されている。

また、広告は、その表現が明示的なものだけでなく、全体として暗示するような表現等であっても規制の対象となることに留意いただきたい。

上記①の虚偽又は誇大な広告としては、製造方法について「最高の技術」、「最先端の製造方法」等最大級の表現又は「近代科学の粋を集めた製造方法」、「理想的な製造方法」、「家伝の秘法により作られた……」等最大級の表現に類する表現が該当し、これらの表現は不可である。また、「特許」に関する記述については、当然ながら虚偽又は誇大な広告は禁止されるが、たとえ事実であったとしても「医薬関係者等の推せん」に該当するとされている。製造販売業者等がその製品にかかわる「研究」内容を述べる場合は、事実を正確、かつ強調せずに表現することが必要である。

> **コラム** 「特許」に関する記述
>
> 特許に関する記述について、医薬品等適正広告基準通知では明確に示されていない。現状では、カタログやリーフレット、パッケージには「特許」という文字や表現はしない方がよいのではと考えている。
>
> 例えば、承認番号にしても「厚生労働省承認番号」とは記載できないのと同様の扱いである。
>
> また、「○○先生が開発した」、「○○先生と一緒に開発した」という表現についても、全般的な文脈にもよるが、「医薬関係者等の推せん」に該当する恐れが大きいと考えられるので避けるべきである。これらに疑義等がある場合や何とかできないかと考える人は、具体的な事例をもって、管轄の都道府県薬務主管課に相談いただきたい。

また、効能、効果又は性能、安全性に関して、副作用等を含む効果の保証的表現、安全性の表現、最大級的な表現が制限される。さらに、他社を誹謗するような広告や比較広告も禁止されている。そのほか、略称や愛称等の名称に関すること、医療用医療機器の一般向け広告や医薬関係者の推薦広告も制限される。具体的な例示等は、次ページの「参考：広告が制限される表現等留意すべき事項」を参照していただきたい。

医療機器等は承認・認証の審査があるのだから、申請した内容どおり承認・認証されるとは限らない。承認・認証前に行った広告が承認・認証内容と異なるときは、それは虚偽又は誇大な広告となる。そこで、上記②の承認又は認証前の広告の禁止という規定がある。

一方、情報提供との関連において、厚生労働省からの通知で「医師からの求めに応じた」情報であれば、原則、医薬品等適正広告基準が適用されないとされているが、企業が積極的に行う情報提供は対象としていないとされている。これらは広告と区別することが難しく、広告違反になる恐れがあることに留意していただきたい。詳細は次の1.2の「未承認医療機器の情報提供」を参照のこと。

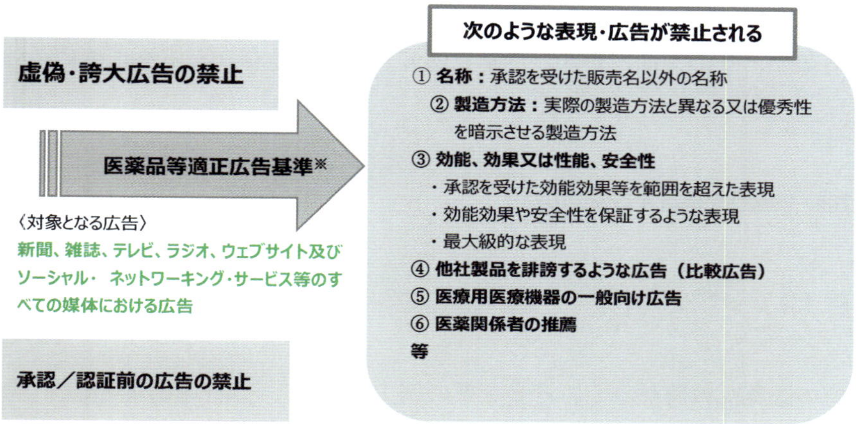

広告、未承認医療機器の情報提供等

虚偽・誇大広告の禁止

→ **医薬品等適正広告基準**※

〈対象となる広告〉
新聞、雑誌、テレビ、ラジオ、ウェブサイト及びソーシャル・ネットワーキング・サービス等のすべての媒体における広告

承認／認証前の広告の禁止

次のような表現・広告が禁止される
① 名称：承認を受けた販売名以外の名称
② 製造方法：実際の製造方法と異なる又は優秀性を暗示させる製造方法
③ 効能、効果又は性能、安全性
・承認を受けた効能効果等を範囲を超えた表現
・効能効果や安全性を保証するような表現
・最大級的な表現
④ 他社製品を誹謗するような広告（比較広告）
⑤ 医療用医療機器の一般向け広告
⑥ 医薬関係者の推薦
等

図12-1 広告に関する法規制概要

※ 医薬品等適正広告基準の具体的内容については、次の通知を参照。
・医薬品等適正広告基準の改正（平成29年9月29日薬生発0929第4号）
・医薬品等適正広告基準の解説及び留意事項（平成29年9月29日薬生監麻発0929第5号）

上記の法的な内容・関係を図12-1に示す。

参考：広告が制限される表現等留意すべき事項（医薬品等適正広告基準の解説及び留意事項より）

1）名称

- 他のものと同一性を誤認させるような名称は不可。
- 略称：ブランド名等の販売名の共通部分のみを用いる場合などは可。ただし、販売名を付記・付言すること。
- 愛称：同一性を誤認させるおそれがない場合は可。ただし、承認等を受けた名称又は一般的名称、届出を行った一般的名称又は販売名を付記・付言すること。
- 名称の仮名又はふりがな等：「漢字」の名称で承認等を受けた医療機器の名称の一部又は全部を「仮名」、「アルファベット」等で置き換えること又はこの逆の行為は不可。ただし、同一性を誤認させるおそれがない範囲で、「漢字」に「ふりがな」をふること及びアルファベットを併記することは可。
- 形状、構造又は原理の異なるものを1品目として承認等を受けたもの：承認書等に記載された個々の型式名又は種類名を名称として使用することは可。

2）製造方法

- 製造方法等の優秀性：「最高の技術」、「最先端の製造方法」等最大級の表現又は「近代科学の枠を集めた製造方法」、「理想的な製造方法」、「家伝の秘法により作られた……」等最大級の表現に類する表現は不可。
- 特許：虚偽又は誇大な広告は不可。特許に関する表現は、特許が事実であっても不可、事

実でない場合は虚偽広告として取扱う。
- 研究：製造販売業者等が、その製品にかかわる研究内容を述べる場合：事実を正確に、強調せずに表現すること。

3）効能、効果等又は性能、安全性を保証する表現の禁止
（効果の保証的表現）
- 具体的な効果・性能又は安全性を摘示して、それが確実であるような保証をするような表現は不可。
- 歴史的な表現：特定の医薬品に関係なく、その企業の歴史の事実とし単に「創業○○年」等と広告することは可。ただし、「△△（商品名）は○○年の歴史を持っているから良く効くのです」等その企業又は医薬品等の歴史に関連させ、安全性、優秀性の保証となる表現又は他社に対する優越性の保証となる表現には注意。
- 副作用等の表現：「副作用が少ない」、「比較的安心して……」、「刺激が少ない」等の表現は、安全性について誤認させる恐れがあるため不可。

（安全性の表現）
- 家庭用電気治療器等で、「安全です、安心してお使いください」、「安全性が高い」等、漠然と記載することは不可。

（最大級的な表現）
- 「最高のききめ」、「無類のききめ」、「世界一を誇る○○の○○」、「売上げNo.1」等の表現は不可。
- 「新発売」、「新しい」等の表現は、製品発売後12ヵ月間を目安に使用できる。
- 効能効果の表現で「強力な……」、「強い……」の表現は、原則として不可。
- 「比類なき安全性」、「絶対安全」等のような最大級の表現は不可。

4）他社製品の誹謗広告（比較広告）の制限
（誹謗広告）
- 他社の製品の品質等について実際のものより悪く表現する場合は不可。例：「他社の口紅は流行おくれのものばかりである」
- 他社の製品の内容について事実を表現した場合は不可。例：「どこでもまだ××式製造方法です」

（比較広告）
- 漠然と比較する場合であっても、「効能効果等又は安全性を保証する表現の禁止」に抵触するおそれあり。
- 製品同士の比較広告を行う場合：自社製品の範囲で、その対照製品の名称を明示する場合に限定。明示的、暗示的を問わず他社製品との比較広告は行わないこと。

5）医療用医療機器の一般向け広告

- 医師、歯科医師、はり師等医療関係者が自ら使用することを目的として供給される医療機器で、一般人が使用するおそれのないものを除き、一般人が使用した場合に保健衛生上の危害が発生するおそれのあるもの：不可。例：原理及び構造が家庭用電気治療器に類似する理学診療用器具など。

6）医薬関係者の推せん

- 事実であったとしても一般消費者の認識に与える影響が大きいことから、医薬関係者、理容師、美容師、病院、診療所、薬局、その他医薬品等の効能効果等に関し、世人の認識に相当の影響を与える公務所、学校又は学会を含む団体が指定し、公認（法による承認、許可等含む）し、推せんし、指導し、又は選用している等の広告：不可。
- 厚生労働省認可（許可・承認等）、経済産業省認可（許可）等の表現：不可。
- 特許に関する表現：事実であっても不可。

1.2　未承認医療機器の情報提供

　医療機器の学術的研究報告については、従前より医師等専門家の求めに応じて提供することが認められているが、未承認・未認証の医療機器に関する情報提供は、広告との切り分けが難しく、その取扱いも難しかった（未承認・未認証医療機器の広告は禁止されている）。そこで、行政からの依頼に基づき、一般社団法人日本医療機器産業連合会（略称：医機連）では、広告規制との関係を踏まえ、「未承認医療機器（適用外使用を含む）の情報提供のあり方に係わる質疑応答集」（Q&A集）を作成し、個別団体に通知するとともに、その内容が2012（平成24）年に行政からも通知された。

　この通知（Q&A集を含む）は、「医師からの求めに応じた」未承認医療機器に関する情報提供の取扱いを示したものであって、企業が積極的に行う情報提供は対象としていないとされている。取扱いとして、「医師からの求めに応じた」情報提供であれば、原則、医薬品等適正広告基準が適用されない、すなわち規制の対象外であることが示された。

　医師からの求めに応じた情報として提供できる範囲がQ&Aとして示されている。例えば、情報提供できる範囲として次のようなことが示されている。

- 海外の展示会やホームページなどで公知公表されたカタログなどの提供及び申請した事実
- 学会と企業の共催又は後援のセミナー等で、講師の医師等が未承認医療機器に関する内容が含まれる講演（ただし、「本講演には薬事未承認の内容を含みます」を記載）
- 医局等での、海外の最新医療事情、最新術式等の発表や説明会（ただし、製品の写真、仕様等を説明する必要がある場合には、国内未承認品であることがわかるようにする）

情報提供する場合、医師等からの依頼であることを明確にするため記録を残すことが大切である。そのため、情報提供依頼書（情報の入手元、提供を受けたい情報の種類、内容等）を医師等から入手するときの入手・情報提供の方法に関する手順・ルール等を組織（企業）として取り決めておくなどして、適切に情報提供を運用することが望まれている。

なお、従前より、認められている学術的研究報告（学術情報）については、口頭等の依頼があれば、特段の「医師等専門家の求め」に対する記録は不要とされている。

補足：学術情報の定義と範囲

❶ 学術情報の定義
　当該医療機器に関する記述のある科学的・技術的文書で、「エビデンス」を有し、かつ公表されているもの。なお、「エビデンスレベルの分類」及び「公表媒体の種類」は問わない。

❷ 学術情報の範囲
　学術情報への該当例／非該当例を表12-1に、学術情報の範囲を図12-2に示す。

表12-1　学術情報への該当例と非該当例

学術情報への該当例	学術情報への非該当例
著者が医療従事者、大学等の研究者、行政職員、企業の技術者・研究者等（ただし、専ら営業活動に従事する者は含まれない）となっている以下の記事 ●学術雑誌（商業的・非商業的を問わない）に掲載された総説、論文、解説 ●非商業的学術雑誌に掲載された座談会記事 ●学術集会（全国大会、地方会を問わない）抄録・シンポジウム等の記録集 ●企業の技術情報誌	①商業的学術誌や企業の広報誌に掲載された座談会記事（著者が医療関係者であるか否かを問わない）や著者が不明の記事 ②左記学術情報の該当例であっても、企業が手を加えて再作成したもの（要約化、アンダーラインによる強調、外国語の場合の和訳（あくまでも参考訳という位置づけで原文の添付である場合は可））

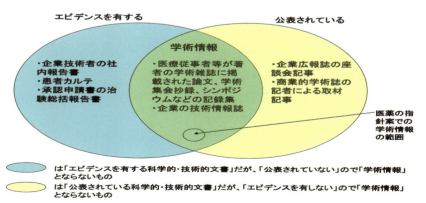

図12-2　学術情報の範囲

出典：平成24年3月30日薬食監麻発0330第13号「未承認の医療機器に関する適正な情報提供の指針について」（平成24年2月13日医機連発第169号「未承認医療機器（適用外使用を含む）の情報提供あり方に係わる質疑応答集」を含む）

1.3 未承認医療機器の展示

　未承認医療機器の展示は本来禁止されているが、学会等の主催者側の依頼に応える形での展示であれば、必要な申込手続きを経て展示することができる。展示する未承認医療機器には使用予定の製品名等を記載することはできない（海外で先行して販売している場合は、承認を受けている国での販売名を当該国の言語を用いて表記することは可能である）。また、当該製品が日本国内未承認品であること、販売・授与は行っていないことを明記することが必要である。

　このような未承認医療機器の展示に関するガイドラインは、医療機器の発展に伴い未承認医療機器の展示の機会が増大したことや、未承認医療機器の展示要件の明確化に関する国際的な要請などに対応して、平成元年厚生省薬務局長（当時）通知により示されていたが、平成29年厚生労働省医薬・生活衛生局長通知（薬生発0609第2号）により改正され、現在これにより取り扱われている。

　ガイドラインでは、展示会を次の4種類に分け、それぞれ主催者・後援者等、展示責任者、展示場所、展示方法、展示後の措置が示されている（具体的には平成29年薬生発0609第2号別添参照）。

❶ 関係分野の専門家を対象とし、学術研究の向上、発展を目的とするもの
❷ 一般人を対象とし、科学技術又は産業の振興を目的とするもの
❸ 一般人を対象とし、医療機器のデザイン等（名称、製造方法、効能効果及び性能を除く）に関する情報提供を目的とするもの
❹ 日本法人が無い海外の事業者が、国内の事業者を対象とし、自社の製品を国内において製造販売する事業者等を獲得すること（いわゆるビジネスマッチング）を目的とするもの

1.4 経腸栄養チューブとポンプの広告事例

　経腸栄養チューブとポンプの認証が下りるまでの時間を利用して、製品カタログ作成にとりかかった。両製品とも認証基準が定められているため、その基準範囲を超えるような記載とならないよう注意した。また、医療機関での医療従事者による使用と、在宅での患者家族等非医療従事者による使用というケースが想定されるため、製品カタログも医療従事者向けと非医療従事者向けの2種類用意することとし、非医療従事者向けには専門用語の列記は避け、大きめの文字で平易な文章を心掛けた。経腸栄養チューブや栄養ポンプは医家向け医療機器であり、在宅で非医療従事者が使う場合であっても、企業が直接家族等の非医療従事者に対して製品を宣伝したり、販売したりすることはできないので、医療機関を通じて製品を紹介していただくことに。そのため、紹介いただく医療機関が連絡先を記載できる欄も設けた。企

業ウェブサイト上に掲載する製品紹介についても準備を進めた。

　認証機関から認証が下りたとの連絡が入り、経腸栄養チューブ、ポンプそれぞれの認証番号を記入し、医薬品等適正広告基準に違反することがないか、薬事部に確認してもらった。保険適用も通ったため、それぞれの製品の保険請求に関する情報の最終確認を経て、カタログとウェブサイトでの製品紹介を社外にリリースした。

2 表示と添付文書等の情報

　「物に情報を加えてはじめて製品になる」といわれることがある。機械器具としての医療機器でいうと、物である医療機器と情報であるラベリング（容器等への表示、添付文書／注意事項等情報）を併せてはじめて医療機器という製品になるということであろうか。

　表示も添付文書も法律で義務づけられている。法律では、医療機器（製品）本体又はその直接の容器・包装に表示すべき事項、いわゆる「法定表示事項」が定められている（薬機法第63条）し、製品の使用方法、使用・取扱い上の注意、その他適正使用に必要な情報を使用者に提供することが求められている（薬機法第63条の2）。

2.1 法定表示

法定表示をする意義として、次のことが言われている。

- 適正使用のための情報（使用期限、単回使用の医療機器である旨など）
- 不具合が発生した場合の不良品の特定・対応に必要な情報（製造販売業者の名称及び住所、製品番号など）

2.1.1 表示（記載方法）の原則

- 邦文（日本語）で記載
- 読みやすく理解しやすい用語による正確な記載、かつ、他の文字、記事、図画又は図案に比較して見やすい場所に表記

2.1.2 直接の容器等への記載事項

　直接の容器等に記載しなければならない法定表示事項は、次の1)～8)の8項目である。このうちすべての医療機器に共通して求められる表示事項（必須）は1)、2)、3)、及び8)①の4項目である。その他の項目は、該当する製品に表示する。以下、表示次項と表示上の留意事項

を記載する。

1) 製造販売業者の氏名又は名称及び住所

① 表示する住所は、登記の本社住所(所在地)ではなく、製造販売業の主たる事務所(総括製造販売責任者が勤務する事務所)の所在地である。

② 製造業者又は製造所の名称、住所を表示することは求められていない。

③ 販売業者等を付記することは認められているが、その場合、法定表示として求められる製造販売業者が識別できること(「製造販売」の文字を含む語を付すこと)が必要。

また、「販売元」又は「発売元」のように「元」を付けて表示する場合は、製造販売業者についても「製造販売元」と表示することが必要である。

2) 名称

名称として「一般的名称」と「販売名」の両方を記載する。

3) 製造番号又は製造記号

ロットの別を明らかにすることができる番号又は記号を表記する。医用電気機器など個別番号(シリアル番号)を表記する場合もある。

4) 重量、容量又は個数等の内容量

エックス線フィルム、縫合糸、歯科用印象材料、コンドームなど厚生労働大臣が指定する医療機器(昭和36年厚生省告示等21号)10品目は必須。その他は任意。

5) 法第41条第3項の規定によりその基準が定められた医療機器にあっては、その基準において定められた事項

厚生労働大臣が定める医療機器の基準(平成17年厚生労働省告示第122号:基本要件基準)で定められた事項を表示する。

6) 法第42条第2項の規定によりその基準が定められた医療機器にあっては、その基準において定められた事項

医療用エックス線装置基準(平成13年厚生労働省告示第75号)、人工呼吸器警報基準(平成13年厚生労働省告示第264号)、視力補正用コンタクトレンズ基準(平成13年厚生労働省告示第349号)、非視力補正用コンタクトレンズ基準(平成13年厚生労働省告示第283号)など7基準が該当する。

7）使用の期限

厚生労働大臣が指定する、エックス線フィルム及び承認事項として有効期間が定められている医療機器（昭和55年厚生省告示第166号）は必須。

8）その他、厚生労働省令で定める事項

① 高度管理医療機器、管理医療機器、一般医療機器の別
② 外国特例承認取得者等の氏名等
③ 特定保守管理医療機器にあってはその旨
④ 単回使用の医療機器（1回限りの使用で捨てる医療機器）にあってはその旨
⑤ 歯科用金属を組成する成分の名称及びその分量
⑥ 生物由来製品にあっては、生物由来製品である旨

2.1.3 表示場所

図12-3、12-4、12-5のように医療機器本体又は直接の容器若しくは直接の被包（通常、個包装の形態をとっている）に法定表示事項を記載する。ME機器などの装置類は装置本体の銘板に、滅菌医療機器（単回使用の医療機器）などは本体に表示ラベルを貼付するか、直接の容器・被包に記載又は表示ラベルを貼付する。

医療関係者が処置や手術で滅菌医療機器などを使うときに、それが正しいスペックのものであるかどうか表示ラベルを目視して確認する。このため、表示ラベルには製品名やサイズ等が明確にわかりやすく記載されていることが望まれる。

なお、個包装で記載する面積が狭いものなどは、法的には図12-6に示したとおり最小流通単位の包装（例えば、50本入りで、流通の際の最も小さい単位の包装）に表示することでよいことになっている。

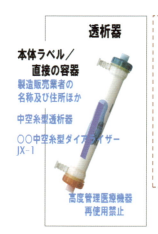
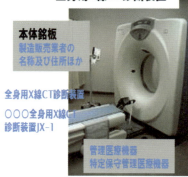

図12-3 法定表示事項と記載場所のイメージ図

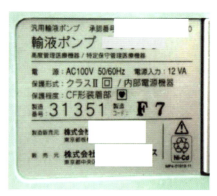

図12-4 ME機器などの装置本体の銘板での記載イメージ

図12-5 滅菌医療機器などの本体・包装ラベルの記載イメージ

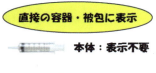

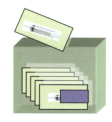

図12-6 法定表示事項と場所等のイメージ図

2.1.4 プログラムの場合の表示

記録媒体により提供する場合と電気通信回線（ダウンロード等）を通じて提供する場合では、その取扱いが一部異なる。概要を以下に示す。

1）記録媒体により提供する場合

次の①及び②を満たすこと（図12-7の製造販売業者の①の場合）。

① 記録媒体の本体又は直接の容器若しくは被包に表示をする。

② あらかじめ当該医療機器プログラム内に法定表示の表示機能を組み込んでおく、又はインストールする際に、当該医療機器プログラムが入った記録媒体とは別の記録媒体を用いて法定表示の表示機能を組み込む。

この②の場合、具体的な方法として、当該プログラム等を使用する者が容易に閲覧できるように、ヘルプ画面やプロパティ情報から表示させることや、法定表示を記載したPDFファイルのショートカットキーを取扱説明書などとともに使用者がわかりやすい場所に配置しておくことなどが考えられる。

2) 電気通信回線（ダウンロード等）を通じて提供する場合

ダウンロード等で提供されるプログラムは、法定表示を物理的に記載することができないため、次の①及び②を満たすことが必要。

① 製造販売業者は、当該医療機器プログラムを使用する者が容易に閲覧できる方法により法定当該事項を記録した電磁的記録（デジタルデータ）を当該医療機器プログラムとともに提供する（図12-7の製造販売業者の②の場合）。具体的な方法は、上記1)②と同様。

② 販売業者は、当該プログラムを使用する者がダウンロード等で提供を受ける前に、当該方表示内容に関する事項の情報を提供すること（図12-8販売業者の②の場合）。

また、販売業者は、インターネットモールを通じて医療機器プログラムを提供する場合、当該ホームページに次の事項も表示することとされている。

a 販売業者の氏名又は名称及び住所
b 電話番号その他連絡先
c 販売業者の営業所の所在地（少なくとも1カ所）、許可番号又は届出番号

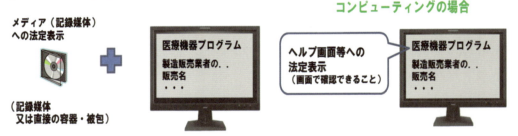

図12-7 製造販売業者が行う法定表示の方法（記録媒体又はダウンロード等の場合）

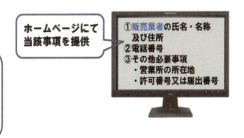

図12-8 販売業者が行う法定表示の方法（記録媒体又はダウンロード等の場合）

2.1.5 記載禁止事項

医療機器を使用者に適正かつ安全に使用してもらうために法定表示事項が義務づけられている一方で、虚偽や誤解等を与えるおそれのある事項等を記載することは法律で禁止されている。記載禁止事項は添付文書にも適用されるので、注意が必要である。記載禁止事項は以下のとおりである。

❶ 虚偽又は誤解を招くおそれのある事項
❷ 承認外の使用目的又は効果
❸ 保健衛生上の危険がある使用方法又は使用期間

記載禁止事項に該当する場合は、罰則（刑事罰）として2年以下の懲役もしくは200万円以下の罰金という規定がある。余程悪質でない限り、適用されることはないと思われるが、通常、次のような誤記や入れ違い等は回収の対象になる。

- 表示の誤り（一般的名称や部品サイズの誤記、有効期限の誤記）
- 別の製品の外箱、ラベル、添付文書を使用して出荷

回収にも医療機器と同じようにリスクに応じたクラス分類が定められている。実際の回収では、記載禁止事項違反ではあるものの健康被害が想定されないケースがほとんどであり、その場合一番リスクの低いクラス分類であるクラスⅢ回収が行われることになる。

2.1.6 経腸栄養チューブとポンプの表示

経腸栄養チューブについては製品ごとの滅菌パッケージ上にラベル表示することとした。チューブには複数のサイズを用意しているため、誤使用されないように規格が明確に区別できるように記載するとともに製品の有効使用期限についても記載した。ポンプについては直接製品にラベルを添付することとした。

2.2 注意事項等情報（添付文書）

製造販売業者は、医療機器を適正に使用するための使用及び取扱い上の必要な注意、その他医療機器の適切な使用に必要な情報（注意事項等情報）を使用者に提供しなければならない。注意事項等情報の提供は、2021（令和3）年8月1日から、製品容器や被包にその情報を入手するために必要な符号等を記載した上で、PMDAのホームページに掲載することにより行うことが基本となった（一般消費者が直接購入する製品などの情報提供は従来どおり紙の添付文書

により行う）。このようにPMDAのホームページに掲載される注意事項等情報が記載された文書は「電子化された添付文書」（略称：電子添文）といわれるが、本項では「添付文書」で統一する。

　なお、医療機器プログラムの情報提供は、①電子化された添付文書公表のURL又は符号を記載した電磁的記録をプログラムの中、又はプログラムの外でダウンロードする画面に掲載する（掲載すべきURLについては、PMDAの企業向けサイトを確認）、②プログラムをダウンロードする同じ画面に最新の電子化された添付文書のPDF版をおく、③プログラムの中で最新の電子化された添付文書を閲覧できるようにする（記録媒体を通じて提供される医療機器プログラムにおいては、当該記録媒体の容器等に符号を表示する）。

　添付文書は、開発・リスクマネジメントのアウトプット先でもある。リスクコントロールにおいて、第1手段として本質的な安全を求めて設計する（リスクを設計的に回避する）、第2手段として、防護手段（警報機能等）を追加する。それでも対応できない場合は、第3手段として安全等に関する情報を提供するという方法がとられる。添付文書は、まさに、この第3手段のアウトプット先である。また、医療機器の安全・適正情報を伝える手段の一つで、重要な媒体でもある。

　添付文書のみで情報を提供することが困難な場合などは、別に取扱説明書を作成し、取扱説明書の冒頭に添付文書を掲載し、一体化してもよいとされている。この場合の添付文書の内容は、添付文書単体のものと同一である。

2.2.1　添付文書の記載要領

　添付文書は、法令で定められた形式で作成することが必要である。そのための記載要領が通知で示されている。以下1)〜3)に添付文書の適用範囲、作成原則、記載項目と記載順序などを示す。製造販売承認申請等の際に添付文書（案）の添付が求められる。使用上の注意を含め、添付文書の具体的な内容等の詳細は、以下の記載要領通知等を参照願いたい。

▲ 関連通知

- 令和4年9月13日事務連絡「「医薬品等の注意事項等情報の提供について」に関するQ&Aの一部改正について」
- 令和3年6月11日薬生発0611第9号「医療機器の電子化された添付文書の記載要領について」
- 令和3年2月19日薬生安発0219第1号「医薬品等の注意事項等情報の提供について」
- 令和3年2月19日事務連絡「「医薬品等の注意事項等情報の提供について」に関するQ&Aについて」
- 平成26年10月2日薬食安発1002第1号「医療機器の添付文書の記載要領（細則）について」
- 平成26年10月2日薬食安発1002第5号「医療機器の使用上の注意の記載要領について」

1) 適用範囲

原則、すべての医療機器に適用されるほか、家庭向け医療機器及び在宅用の医家向け医療機器については、義務教育修了程度の学力を有する者が容易に理解できる表現及び内容とすることが求められている。

2) 添付文書作成にあたっての原則

添付文書作成にあたっての基本原則は、次のとおりである。

① 添付文書は製造販売業者又は外国特例承認取得者(選任製造販売業者を含む)が作成する。
② 最新の論文その他により得られた知見に基づき作成するほか、医療の現場に即した内容とし、随時改訂等の見直しを行う。
③ 医療従事者に認知されている事項等の記載は行わない。
④ 記載事項及び記載順序は、記載要領に従う。
⑤ 原則、製造販売承認・認証・届出された範囲で作成する。
⑥ 原則、一の承認・認証又は届出品目につき、一種類の添付文書を作成する。
⑦ 原則、A4判とし、4枚(両面8ページ)を目安とする。

3) 添付文書の記載項目と記載順序

記載の項目と順序は、表12-2の添付文書の記載項目と記載順序等のとおりである。

添付文書では「警告」、「禁忌・禁止」を、一般的名称や販売名といった頭書きの直後に記載することになっている(図12-9添付文書のテンプレートを参照)。これらの項目は、添付文書に記載することとされている「使用上の注意」の中でも特に注意喚起が必要なものであるため、添付文書本文の冒頭に記載される。

表12-2 添付文書の記載項目と記載順序等

記載順序	記載項目	記載順序	記載項目
1	作成又は改訂年月	10	使用上の注意
2	承認番号等	11	臨床成績
3	類別及び一般的名称等	12	保管方法及び有効期間等
4	販売名	13	取扱い上の注意
5	警告	14	保守・点検に係る事項
6	禁忌・禁止	15	承認条件
7	形状・構造及び原理等	16	主要文献及び文献請求先
8	使用目的又は効果	17	製造販売業者及び製造業者の氏名又は名称
9	使用方法等		

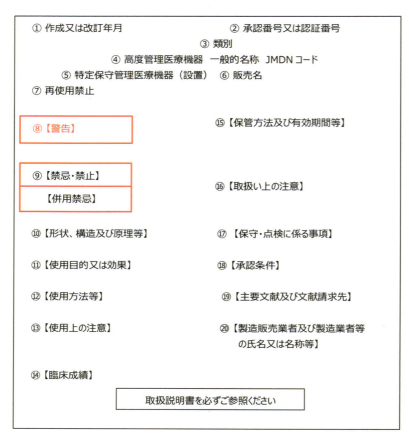

図12-9 添付文書のテンプレート

〈注〉 ⑧警告は赤枠赤字で記載、⑨禁忌・禁止は赤枠黒字で記載する。
● 「製造業者」等の記載について：製造業者については、法定表示事項については表示不要であるが、添付文書には製造販売業者以外の製造業者が主たる設計を行う場合は、当該「製造業者の名称」を記載する。海外の場合はその国名及び製造業者の英名を記載することが必要である。ただ、住所までの記載は不要である。なお、製造販売業者については、緊急連絡先として随時連絡が通じる電話番号を記載すること。
● 取扱説明書について：取扱説明書のある製品については、添付文書の下段に「取扱説明書を必ずご参照ください」などと記載する。取扱説明書のない場合は、記載は不要である。

　警告や禁忌・禁止などの使用上の注意事項を使用者が考慮せず、結果的にそれらの記載内容を遵守せずに医療機器を使用し、不具合が発生した症例では、個別製品等に欠陥等が認められなかった場合、製品由来の不具合とは判断されずに済むことがある。そのため、注意を怠ると好ましくない結果を導くような警告、禁忌・禁止等は積極的に記載するようにしたい。
　記載すべき情報がない場合は、項目名を含めて省略してもかまわない。
　このほか、気をつけたいのは、不具合や有害事象といった使用上の注意の情報である。不具合や有害事象等の情報は治験（治験を実施していないものは臨床研究等の情報、臨床データが不要なものは既知の情報等）で得られた内容を添付文書（使用上の注意）に記載する。医療現場で添付文書の記載を遵守した上で医療機器を使用して有害事象等が発生した場合、その有

害事象等が添付文書に記載された範囲のものであれば、「既知」の事象として不具合報告等の対応は求められない。ただ、添付文書の記載より発生頻度や重篤度が高い場合等は、対応が求められる場合もある。なお、不具合や有害事象等の情報は医療従事者による患者説明等にも利用される。

医療機器の販売後に、予期せずに発生した有害事象（新たな未知の有害事象、発生頻度、重篤度の上昇）、想定していなかった方法による製品の使用例への注意喚起、新たに報告のあった文献等からの重要な考察等については、添付文書を改訂して反映する。添付文書を改訂した場合、変更内容の重要度に応じて医療現場への通知が必要となる。

添付文書はPMDAのホームページ上に掲載しなければならない（一般消費者の生活の用に供されることが目的とされているものを除く）。クラスⅣの医療機器については、ホームページに掲載する情報の提供開始時と変更時にあらかじめPMDAへの届出が義務づけられている。また、情報変更時には、原則としてPMDAへ事前相談を行うことが求められている。

2.2.2 経腸栄養チューブとポンプの添付文書

経腸栄養チューブとポンプの薬事申請に合わせ、添付文書案を用意した。医家向け医療機器の場合、添付文書は紙で製品に添付する方法ではなく、電子的な方法で提供することが義務化されているため、販売開始に合わせ会社及びPMDAのホームページ上に公開することになる。なお、家庭で使用されることが意図される医家向け医療機器については医療従事者向けのものとは別に、患者やその介護者向けに電子化された添付文書を用意することが求められている。また、その作成にあたっては、義務教育修了程度の方が容易に理解できるようにとあるため、記載表現にも注意を払った。

2.3 機器固有識別のためのバーコードの表示

機器固有識別（UDI：Uniqu Device Identification）のためのバーコードの表示が、医療安全の確保の観点から法的に義務づけられた（2021（令和3）年8月1日から施行）。この場合、使用できるバーコードは、GS1（ジーエスワン）-128シンボルとGS1データマトリクスである。バーコードには、①商品コード、②有効期限又は使用期限、③ロット番号またはシリアル番号が含まれる。

第13章 保守管理及び修理

本章のポイント

- 保守・修理は、能動・非能動機器のどちらでも行われる。
- 保守・修理を行った後の医療機器の品質、有効性、安全性を保証するためにも、登録製造業者が行う修理以外は、修理業の許可もしくは臨床工学技士等の国家資格が必要となる。
- 医療機器を保守点検する責任は、医療法によって医療機関側に設定されている。
- 契約や請求書を発行するところに修理業が必要になる。
- 医療機器の保守・修理は、作業者の感染リスクに注意を払わなければならない。

1 医療機器の保守・修理等の種類

　医療機器の中には、その品質・有効性・安全性（以下「安全性等」という）を担保するために、適切な保守や修理を必要とするものがある。例えば、バッテリーなどの消耗部品がある機器や鋼製刃物などは、経年劣化により性能が低下するため、部品交換や保守が必要となるものである。

　不完全な状態の医療機器では、意図する用途を達成することができない可能性があり、それは患者にとっては、命の危険に繋がる恐れがある。また、医療機関は、医療機器安全管理責任者を設置し、医療機器の保守点検を適切に実施することなどが医療法、医療法施行規則で求められている。保守や修理は、医療機関が自身で実施できるものもあるが、多くは医療機器メーカー（製造販売業者）または保守業者と契約して行うことが一般的である。

　保守・修理が行われた医療機器は、その後も安全性等が保証されていなければならない。医療機器メーカーで保守・修理を行う場合、メーカーはその設計・製造に関する情報を全て保有しているので、確実に医療機器の安全性等を損なわない保守や修理を行うことができる。しかし、医療機器メーカーでない事業所も保守や修理を行うことがあるため、医療機器メーカーは、薬機法により、医療機器の安全性等を確保しつつ保守や修理を行えるよう添付文書等に保守・点検に係る事項を記載することが求められている。

　とはいえ、どこの事業所でも医療機器の修理を行えるわけではない。製造販売を行うのに必要な製造販売業の許可と同様に、業として修理を行うには事業所ごとに修理業の許可（ライセンス）を受けなければならないことになっている。ただし、医療機関自身で修理や保守を行う場合、医療機関には修理業の許可は不要である。また、医療機器メーカーが自社製品の修理を行う場合は、当該製品の安全性等を元々保証していることもあり、その製品を製造して

いる事業所で修理を行う場合に限り、修理業の許可は不要である。なお、修理をユーザーの元で行う場合や、営業所で行う場合については、それぞれの営業所等で医療機器修理業の許可を取得する必要がある。また、製造業者が自ら製造した医療機器を修理する場合も、修理業の許可は原則不要である。

　MRIやCT装置、内視鏡など保守等に高度な技術を必要とする医療機器の場合、病院と医療機器メーカーが保守点検契約を行い、適切な保守を行うことが前提となっている。また、医療用はさみ、剪刀などは、研磨が必要になる。輸液ポンプや人工心肺装置などは、臨床工学技士が、病院内でバッテリーやフィルターの交換などの修理や保守を行うことが多い。

　医療機器に対して行う、保守・修理等の種類と内容を表13-1に示す。表13-1右の規制は、医療機器メーカー（製造販売業者）以外の事業所で実施する場合についてのものである。前述のとおり、医療機関が独自で実施するものについては、修理業の許可は不要である。
　表13-1の①保守点検や②日常点検、③修理については、医療機器メーカーから提供される取扱説明書や保守・修理マニュアル等の範囲内で処置することが、医療機器の安全性等及び法規制上の要求事項に適合する唯一の方法である。

　④の改修は、一般に、リコール、回収と呼ばれるものの一形態で、移動なしに（現場で）修理、改良等を行うことをいう。なお、これは修理業者が行う行為ではなく、製造販売業者が

表13-1 保守・修理等の種類と内容

種類	内容	規制
①保守点検	医療機器が意図する用途を達成し続けられるように、必要な点検、部品交換などを行うこと。医療機器メーカーが定める点検期間に従う必要がある。	修理業の許可が必要。医療法上、受託先は修理業者。
②日常点検	医療機器が意図する用途を達成できるかを、使用前または使用後にユーザーが確認する活動。	修理業の許可は不要。
③修理	医療機器が意図する用途を達成できなくなったときに、意図する用途を達成できるよう、必要な処置を行うこと。	修理業の許可が必要。
④回収／改修	不適合が発生した、もしくは発生する恐れがあるときに、その医療機器を引き取ること。医療機器を現場で修理、改良、調整、廃棄、監視すること、新しいプログラムに置き換えること又は修正すること。	製造販売業者が行う。
⑤バージョンアップ	医療機器の機能追加や、医療機器に対するより使い勝手を良くする処置。 不適合に対するバージョンアップは「改修」。バージョンアップ後も、医療機器の安全性等を確保することが必須。	改造に含まれる。
⑥改造	医療機器に対して、医療機器メーカーから提供される保守・修理マニュアルや取扱説明書にない、機器の組み合わせ・分解・手直しなどをメーカーでない者が行うこと。	改造は製造行為となり、製造業が必要。

行う行為である。回収・改修は、以下の場合に実施すると判断する。

ア．何らかの不良により安全性に問題がある場合
イ．安全性に問題がない場合であっても、有効性の問題等により期待される効能・効果が得られない場合又は期待される性能が発揮されない場合
ウ．製造販売業者等が不具合のある医療機器について有効性及び安全性に問題がないことを明確に説明できない場合
エ．薬機法又は承認・認証・届出事項に違反する医療機器である場合

⑤バージョンアップは、承認事項の変更等を行い、その範囲内で機器の機能を変更することをいう。この場合、医療機器メーカー（製造販売業者）の指示に従って実施することとなる。医療機器メーカーは、バージョンアップ後の安全性等及び法規制上の要求事項に適合していることを確実にするための、手順書等を修理業者に提供し、適切な検査及び記録を残す必要がある。医療機器メーカーは、その結果の正しさについて確認する必要があるが、実際にバージョンアップの実施記録を確認しない場合は、確実にバージョンアップ可能な方法を検証することで、その代わりにすることができる。

OS等のセキュリティパッチなどのバージョンアップについては、安全性等に関わる部分でもあり、パッチが改善する不適合の内容によっては、改修として処理しなければならない場合もあるので注意。ただし、OSメーカーが提供するものだから、自分達は関係ないというスタンスでは、市場にある医療機器の安全性等を確保していないことになる。そのため、提供される全てのパッチに対して、影響の有無については検討しなければならない。

⑥改造は、医療機器に対し、医療機器メーカーが意図しない分解、組み合わせ、補修等を、ユーザーやその他の事業者が行うことをいう。これは、原則的には禁止される行為である。改造は、一般に製造行為とされる。

修理、保守点検、改造等の法規制上の違いについては、〈法規制への扉〉10業態規制5修理業を参照。

2 保守・修理に関わる許認可制度

2.1 修理業の許可制度

　医療機器の修理を行うには、修理を行う事業所ごとに修理業の許可を受けなければならない。許可は、修理する医療機器が属する修理区分について申請し取得する。修理区分は、第1区分〈画像診断診断システム関連〉から第9区分〈鋼製器具・家庭用医療機器関連〉まで9つあって、それぞれが特定保守管理医療機器（特管）かそれ以外の医療機器（非特管）の2つに分けられ、都合18設定されている。

　修理業は、修理した医療機器の安全性等を保証する責任があることなどから、許可要件として、事業所の施設要件（構造設備基準への適合）と人的要件（事業所ごとに医療機器修理責任技術者を置くこと）が定められている。このうち責任技術者については、医療機器や法規制についての知識が必要であるため、実務経験と国の指定する講習（基礎講習、専門講習）を修了していることが求められている。修理業の許可申請は、修理区分などの必要事項を記載した申請書に、事業所の構造設備に関する書類や責任技術者の基礎講習／専門講習の修了証又は修了証明書などの必要書類を添付して行う。

　重要な点は、申請する修理区分の医療機器の修理に必要な設備と人員等が事業所に備わっているかどうかであり、都道府県による許可あるいは許可更新時にそのことが確認される。そのため、例えば、非特管区分の申請の際、該当しない区分の申請をすると、その本来必要ない設備や人員等までも確認の対象となってしまう。該当しない区分については除外しておくことが望ましい。

　また、特管区分の許可申請では専門講習の修了証明書が必要とされるが、専門講習は年数回しか実施されないので、特管区分の機器を複数取り扱う修理業を始めるのであれば、責任技術者となる人が専門講習を確実に受けられるよう準備しておいた方がよい。

　修理業の許可、遵守事項、責任技術者、責任役員等に関する法規制の概要は、〈法規制への扉〉10業態規制5修理業を参照。

2.2 修理の契約の考え方

　医療機器の修理をめぐっては、修理を依頼する医療機関などのユーザー、医療機器メーカーのサービスセンターや営業所、メンテナンス会社などが関わることとなる。ユーザーから修理依頼を受けた際、どこが修理責任を負うかによって、修理業を取得すべき者が異なってくる。

修理業の許可はユーザーに対して修理内容について責任を負うことに基づいているため、ユーザーと修理・保守契約を結ぶ者が修理業の許可を取得する必要がある。この契約には、修理費用に関する事項も含まれる。修理費用は、実際行われる修理内容に対する対価である。取次ぎ窓口に対する対価ではない。そのため、ユーザーと直接接触する／しないで考えるのではなく、修理内容とその請求額に基づいて修理を考える必要がある。

　注意すべきは、ユーザーの現地で修理を行う場合。営業所やメンテナンス会社が修理業者としてユーザーと修理・保守契約を結んでいた場合、現地で修理を行う者が医療機器メーカーの要員だとしても、修理・保守契約の当事者である営業所やメンテナンス会社が修理内容の責任を負わなければならないことになる。もし、医療機器メーカーの要員による現地修理を医療機器メーカーの責任下で行う必要がある場合は、修理・保守契約は医療機器メーカーがユーザーと結ばなければならず、営業所やメンテナンス会社は修理・保守契約を結ぶことはできない。

　以下に修理業者と契約者の例を示す。

医療機器メーカー（製造販売業）のサービスセンターが修理・保守契約を行う場合

❶ ユーザーとサービスセンターが直接契約する

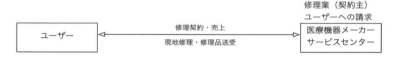

❷ 営業所（販売業）がユーザーとサービスセンターの契約を取り次ぐ

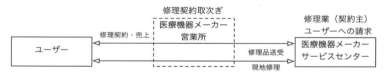

❸ メンテナンス会社と営業所（販売業）がユーザーとサービスセンターの契約を取り次ぐ

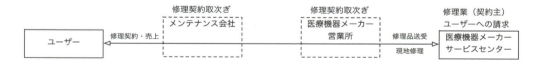

医療機器メーカー（製造販売業）の営業所（販売業／修理業）が修理・保守契約を行う場合

❶ 営業所で修理を実施する。サービスセンターへ修理の実施及び現地修理要員の派遣を依頼する場合を含む

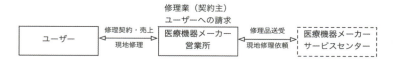

❷ メンテナンス会社がユーザーと営業所（販売業／修理業）の契約を取り次ぐ。サービスセンターへ修理の実施及び現地修理要員の派遣を依頼する場合を含む。

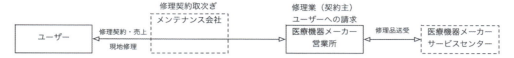

メンテナンス会社（修理業）が修理・保守契約を行う場合

❶ ユーザーとメンテナンス会社が契約を行う。医療機器メーカーに修理の実施及び現地修理要員の派遣を依頼する場合を含む。

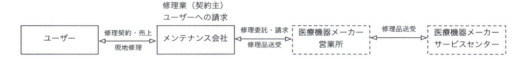

　医療機器の売り切りビジネスと異なり、機器の保守・修理ビジネスは、継続的に収益を生むだけでなく、顧客との関係性を維持できるため、競合他社へ切り替わるリスクが少なくなるなどのメリットがある。

　顧客獲得や新しい医療ニーズの情報獲得などの目的意識も持ちながら、顧客が満足する保守・修理体制を構築することが大切である。

2.3　経腸栄養ポンプの保守事例

　在宅用経腸栄養ポンプの場合、バッテリー交換や、駆動部の清掃などの保守が必要になる。多くは、取扱説明書の中で、保守手順が提供され、病院等のユーザーが自身で行える。しかし、破損部品の交換などについては、メーカー対応が必要になる場合がある。この対応を、販売店が実施するような場合、販売店が特管第三区分の修理業を持っていなければならない。ソフトウェアのバージョンアップについては、内容に応じて、販売店で対応できるものもあれば、修理業者またはメーカーに預けて対応しなければならない場合もある。この際、病院との保守契約を販売店で行うのか、それともメーカーで行うのか、それにより修理業の場所が異なってくるので注意が必要になる。また、ポンプを保守・修理のためメーカー等に預けてポンプ無しの状態になると、患者の生命に関わるため、代替え機の提供の仕組みなどを作っておく必要がある。

　医療機器の保守は、医療機器販売後の継続的な収益の仕組みにもなるため、製品実現計画の中でしっかり検討しておきたい内容である。

2.4 医療機器プログラムの保守・アップデート

　医療機器プログラムは、セキュリティ対応など含めバージョンアップが必須である。厚生労働省通知「医療機器プログラムの取扱いについて」(平成26年11月21日薬食機参発1121第33号・薬食安発1121第1号・薬食監麻発1121第29号)にバージョンアップの修理の定義への該当性についての規定があり、「医療機器プログラムのバージョンアップ等を行う行為は、プログラムの内容を変更するものであり、修理の定義(故障、破損、劣化等の箇所を本来の状態・機能に復帰させる)に該当しないため、修理業にはあたらないこと」と記載されている。

　しかし、修理には該当しないとしても、バージョンアップは改修に該当してしまうため、その理由がとても重要になる。厚生労働省事務連絡「医療機器プログラムの取扱いに関するQ＆Aについて(その2)」(平成27年9月30日事務連絡)において、以下の3つの行為に対する考え方が、「(1)、(2)及び(3)のいずれの場合においても他の医療機器と同様に扱い、製造販売業者の管理の下、販売業者及び貸与業者が提供すること。(1)については販売として取り扱い、(2)及び(3)については製造販売業者が作業を指示し、適切に作業が行われたか結果を確認すること」と示されている。

　　(1)承認(認証)範囲内のオプション機能を、後売りする場合
　　(2)バグフィックス版を提供する場合(法に係る回収扱い)
　　(3)同上(法に係る回収外扱い)

　(1)はソフトウェアの変更用のプログラムをユーザーに提供するということで、有償無償を問わず、修理ではなく販売として扱われるため、販売・貸与業者が提供しなければならない。

　(2)は法に係る回収扱いということで、事故もしくは事故になる恐れがあるものであるため、製造販売業者の責任の下で行う必要がある。ただし、このバージョンアップも販売として扱われるため、バージョンアップを製造販売業者が実施することはできず、販売・貸与業者が自ら実施するか、もしくは販売・貸与業者の管理の下で製造販売業者が実施する形となる。

　(3)は事故または事故になる恐れがないもので、電子カルテシステムやOSのバージョンアップなどユーザーの使用環境が変化したために行うバージョンアップ等が該当する。これらは製造販売業者に直接、話が来ることがあるが、バージョンアップする行為そのものは販売行為であることから、販売・貸与業者が対応しなければならない。

　医療機器プログラムは、高度管理または管理医療機器に該当しているため、販売・貸与業者は譲受譲渡に関する記録を残す必要がある(管理医療機器は努力義務)。そのため、バージョンアップを行った記録は、販売・貸与業者でも保管・管理する必要があり、その記録は、法に従った期間保管しなければならない。

医療機器プログラムのバージョンアップは、製造販売業者が勝手に行ってよいものではなく、販売・貸与業者とともに、行わなければならない。

　これは、医療機器に内蔵しているプログラムや、医療機器の一部となっているアプリケーションソフトウェアについても、同様に考える。

　例えば、医療機器プログラムや医療機器の一部になっているプログラムの、OSのアップグレードや、セキュリティパッチの更新など、前述の(2)に該当しないバージョンアップが、定期的に又は不定期に必要となるのであれば、このようなバージョンアップを含めた、定期保守契約を販売・貸与業者がユーザーと結ぶことが重要である。

3 保守・修理時の感染からの保護

3.1 保守・修理を行う機器からの感染

　保守・修理が必要な医療機器には様々な種類のものがある。小型のものであれば医療機器メーカーやサービスセンターに持ち込まれ修理されるが、CTやMRIのように大型のものであれば現地で修理を行うことになる。

　病院で使用していた医療機器には病原体等が付着していることがあり、それは目に見えない。そのため、サービスセンター等に持ち込まれてきた修理対象の医療機器は、しっかりとした感染対策をして取り扱う必要がある。

　また、保守や修理の受付時に、感染症患者に使用されたかどうかを確認することもとても重要である。表13-2に主な感染症と感染経路を示す。

3.2 保守・修理を行う機器の消毒

　保守・修理を行う医療機器は、必ず事前に消毒する。一般的には消毒用エタノールが使用されがちだが、エタノールをプラスチック部品に使用すると、細かい亀裂（ケミカルクラック）を発生させ、強度や防水機能、絶縁性能などを劣化させる恐れがある。メーカーが耐薬品性のある材料を使い、消毒用エタノールの使用を推奨していない限り、使用しないことが望ましい。

　アルコール以外で使用しやすいものとしては、哺乳瓶等の消毒に使用する次亜塩素酸ナトリウムや逆性石鹸のベンザルコニウム塩化物などが挙げられる。

　しかし、ここで注意しなければならないのは、消毒液が効果を発揮できる細菌・ウイルスとそうでないものがあるということ。これを抗菌スペクトルという。消毒液を選択する際には、使用された患者や環境、消毒の目的となる病原体等に対し、適切な消毒液を選択することが

表13-2 主な感染症と感染経路

空気感染	・微生物を含む5μm以下の飛沫核が、長時間空中を浮遊し空気の流れによって広範囲に拡散し、その飛沫核を感受性のある人が吸入することによって感染する。 ・感染している患者が咳やくしゃみ、会話などで放出した飛沫から水分が蒸発し、飛沫核となる。 ・医療機器に付着し乾燥した体液が、開梱時に飛散したりすると、空気感染の恐れがある。	・結核 ・麻疹 ・水痘
飛沫感染	・感染している患者が咳やくしゃみ、会話などで放出した微生物を含む5μmより大きい飛沫が、感受性のある人の口腔粘膜、鼻粘膜、結膜等の粘膜に付着することによって感染する。 ・医療機器に付着し乾燥した体液が、開梱時に飛散したとしても、それが直接人の粘膜に付着する恐れは少ないが、手に付着すると、感染の恐れが増えるため、手袋等をつけるか、手洗いをしっかり行う等の対応は必要。	・百日咳 ・喉頭ジフテリア ・髄膜炎菌肺炎 ・マイコプラズマ肺炎 ・インフルエンザ ・風疹 ・流行性耳下腺炎
接触感染	・微生物に汚染した物や人を介して伝播する。 ・医療機器に付着している体液等に直接触れることによって引き起こされる。	・薬剤耐性菌 MRSA MDRP など ・クロストリジオイデス（クロストリジウム）・ディフィシル ・ロタウイルスやノロウイルスなどによる感染性胃腸炎 ・疥癬 ・流行性角結膜炎

重要である。

　しかし、消毒液は医療機器に対して悪影響を与えないわけではない。先に挙げたエタノールはプラスチックに亀裂が入るリスクがあり、次亜塩素酸ナトリウムは長時間浸漬による金属部品の腐蝕の発生、そしてヨードは色が付いてしまうなどの悪影響がある。消毒の目的や費用、効果などを十分に考慮し、適切な消毒液を選択することが重要である。

　コストが見合うようであれば、場合によっては、消毒を行わずに廃棄・新品に交換することも重要な決断である。

　いずれにしても、保守・修理を行う人が安全に、そして安心して作業を行えるよう、消毒の手順を定めることは、医療機器のライフサイクルを考える上で、とても重要なことである。

　消毒液と細菌・ウイルスへの効果、医療機器への影響を表13-3に示す。

3.3 経腸栄養ポンプの消毒事例

　在宅用経腸栄養ポンプは、患者の手元から直接戻ってくる場合がある。患者は感染についての知識が少ないため、返却時に消毒されているケースは少ない。また、病院からの返却品にしても油断してはいけない。特に注意が必要なのは、患者や病院のスタッフから直接返却品を手渡される営業担当者などである。

　見た目に汚れが付いていなくても、分解時に触る場所に病原体等が付着している場合もあるため、手袋での作業と分解時の消毒は必須である。

表13-3 消毒液と細菌・ウイルスへの効果、医療機器への影響

水準	消毒液	グラム陽性菌	グラム陰性菌	真菌 酵母	真菌 糸状菌	結核菌	芽胞	ウイルス エンベロープ有	ウイルス エンベロープ無	HIV	HBV	医療機器への影響 金属	医療機器への影響 非金属
高	過酢酸	○	○	○	○	○	○	○	○	○	○	○	○
高	グルタラール	○	○	○	○	○	○	○	○	○	○	○	○
高	フタラール	○	○	○	○	○	△	○	○	○	○	○	○
中	次亜塩素酸ナトリウム	○	○	○	○	○	△	○	○	○	○	×	○
中	ポビドンヨード	○	○	○	○	○	△	○	○	○	○	×	×
中	ヨードチンキ	○	○	○	○	○	△	○	○	○	○	×	×
中	エタノール	○	○	△	○	○	×	○	○	○	○	○	△
中	イソプロパノール	○	○	△	○	○	×	○	○	○	○	○	△
中	0.5％クロルヘキシジンエタノール	○	○	△	○	○	×	○	○	○	○	○	△
中	フェノール	○	○	○	○	○	×	△	×			△	△
中	クレゾール	○	○	○	○	○	×	△	×			△	△
低	ベンザルコニウム塩化物	○	○	○	△	×	×	△	×			○	○
低	ベンゼトニウム塩化物	○	○	○	△	×	×	△	×			○	○
低	アルキルジアミノエチルグリシン塩酸塩	○	○	○	△	○	×	△	×			○	○
低	クロルヘキシジングルコン酸塩	○	○	○	△	×	×	△	×			○	○

○：有効　　△：十分な効果が得られない場合がある　　×：無効又は悪影響　　空欄：効果を確認した文献なし

　返却されたポンプは、まず外装を全て消毒剤で消毒する。医用電気機器は、消毒液に含浸させることはできないが、分解した後の外装部品などは、含浸させても問題ない。

　ポンプ部などの駆動部は、グリスなどの潤滑剤が塗布されていることがあるが、消毒によって流れ落ちてしまうこともある。そのため、組戻す際には、新規製造時と同じような潤滑剤の塗布を行う必要がある。

　修理を行った後は、できる限り製品出荷時に確認した内容と同等の内容であることを検査等で確認し、返却しなければならない。返却された製品は、新規購入した製品と同じ安全性、有効性、品質が担保されている必要がある。

第14章 上市後のマーケティング、市場情報の収集、次の開発へ

> **本章のポイント**
> - 承認取得後できるだけ早期に製品へのフィードバックを得るための情報収集を行う。
> - その情報は、自社製品の使い勝手や性能の評価、症例や使用場面による自社製品の強み・弱みなどであり、自社製品と他社製品との適切な「棲み分け」をするためのものでもある。
> - 販促活動は、カタログや自社ウェブサイト上での製品紹介、学会誌・学術誌等での広告、展示会への出展、使用事例集の作成等のほか医療従事者による学会発表等を活用する。
> - 医療機器の製造販売業者は、医療機器の適正使用のために必要となる品質、有効性、安全性等の情報（安全管理情報）を収集することがGVP省令で求められている。
> - 営業・販促活動を行う際は、薬機法、「医薬品等適正広告基準」に加え、「医療機器業プロモーションコード」、「医療機器業界における医療機関等との透明性ガイドライン」、「医療機器業における景品類の提供の制限に関する公正競争規約」などの業界自主規制を遵守する必要がある。

1 上市後のマーケティング

医療機器のマーケティング活動は図14-1に示すように多岐にわたる。製品の上市後、どのような活動に力を入れるのかは、製品の臨床的・技術的特性や、製品ライフサイクル（市場創生期、成長期、成熟期、衰退期）、ターゲット顧客のニーズ、予算等をもとに複合的に判断す

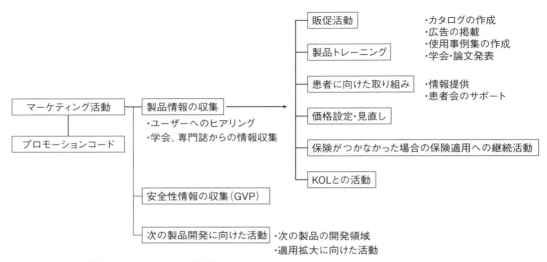

図14-1 医療機器のマーケティング活動例

る。なお、医療機器はクラス分類等により製造販売の認可形態が「承認」、「認証」、「届出」に分かれるが、本章では説明をシンプルにするために「承認」という用語で統一して説明を進める。また、マーケティング活動を行う際には、第12章「広告、表示、添付文書」で説明した広告に関する規制や本章の最後で説明する業界自主規制に留意することが重要である。

1.1 製品情報の収集活動

1) ユーザーへのヒアリング

　製品上市前にも、可能な範囲で競合情報の収集を行ったり、対象顧客を設定したりして自社製品のポジショニングを考えるが、上市前の情報は十分な臨床使用実績のない限られた条件下での情報となる。

　そこで承認取得後できるだけ早期に実際に製品を使用したユーザー(医療従事者)にヒアリングを行い、製品へのフィードバックを得るための情報(以下「フィードバック」という)を収集する。可能であれば製品が実際に患者に使用される現場を見学し、現場で発生しうる事象を把握する。しかし現場見学は、患者のプライバシー保護の観点から、回数や場面が限られる。そのため、現場見学の代替手段として、実際に製品を使用したユーザーに対して使い勝手や性能がどうであったかなどを尋ねるヒアリングを行うことも多い。なお、自社製品が実際の臨床の現場で使用されているところを見学することについては「立会い」という用語が一般的に用いられることもある。「立会い」については後述する「4.3公正競争規約」で説明する。

　ヒアリングでは自社製品の使い勝手や性能の評価のみならず、どのような症例や使用場面で自社製品に強みがある(患者にとってより良い結果となる)のか、あるいは他社製品に強みがあるのかといった、他社製品との適切な「棲み分け」をするための情報を収集する。すべての症例や使用場面において完全に有効な製品にするのは難しいことを理解しつつ、競合製品の方がより良い結果をもたらすことが予測される時には自社製品を勧めることを控えるということは、今やどの業界でも実践されていることであろう。症例や使用場面に応じて最適な製品が使用されることが医療上重要である。最適と考えられる選択肢を営業担当者が顧客にきちんと説明できると、自社製品や営業担当者への信頼につながる。

　製品のパフォーマンス評価等フィードバックの取得については、上市直後だけではなく、その後も定期不定期を問わず行い、現行製品の販売活動や製品改良、新たな製品開発のチャンスにつなげる。

2) 学会、学術誌からの情報収集

　ユーザー(医療従事者)からの専門的な情報を収集する上で、学会での発表や学術誌の論文等は非常に有用な情報源である。上述したユーザーへの直接のヒアリングは、必要な情報を詳細に収集できるメリットがある反面、目の前にいる質問者に対する遠慮等から、実際の評

価とは異なるコメントが返ってくる可能性もある。また、ユーザーの経験や職場の人員、設備等の環境の違いによってもコメントに違いが生じるため、それらの要因が与える影響を見極める必要がある。これには慣れも必要である。

　一方、学会や学術誌で発表された内容は、その性質上、医学的・科学的に分析された内容である上に、その分野の専門家による審査、査読を経て掲載されているものであることから信頼性が担保されているといえる。直接のヒアリングによるフィードバックを取得した後も、自社／他社製品、新しい技術や手技等に関する情報収集手段として積極的に利用したい。

1.2　販促活動

　家庭用の医療機器は医療従事者ではない一般人向けに開発された製品であるため、一般人への販促活動が可能である。一方で医家向けの医療機器は一部の限定された医療機器を除き、医療従事者以外の一般人への販促活動はできない。

　医家用・家庭用を問わず重要な点としては、承認書に書かれた範囲でしか広告、宣伝できないという点である。承認取得後に、当該製品が有するある臨床的効果や有用性に気づいたとしても、その効果や有用性が承認申請書に書かれていないものであれば、そうした効果や有用性を謳った販促活動を行うことはできない。以下、特に記載がない場合は、医療施設に向けた販促活動について記載する。

　医療施設に向けた医療機器の販促活動としては、カタログや自社ウェブサイト上での製品紹介、学会誌・学術誌等での広告、医療機器展示会や学会併設の機器展示会への出展、使用事例集の作成等の他、自社製品の臨床使用例を科学的に研究した医療従事者による学会発表や論文投稿を活用する等がある。

1) カタログ、製品説明書

　承認取得後、最初に用意する製品説明・販促ツールの1つにカタログ等の製品説明書(自社ウェブサイト上での製品紹介、動画による説明含む)がある。製品の特性・性能や製品規格を記載すると同時に、承認番号や一般的名称も記載する。新規性の高い医療機器や患者の予後に大きな影響を与えうる医療機器である場合や、市場に強力な競合が存在する場合は、自社製品の機械的な性能・仕様からどのような臨床的効果がもたらされるのかを説明するために、臨床データも提供することが望ましい。承認取得前に治験を行っていた場合、そのデータを利用することも可能である。公開された論文からの引用も、著作権法に適切に則った上での利用は可能である。臨床データを引用する場合、症例数は数例ではなく、ある程度科学的に有効性・安全性を示せる症例数のものが望まれる。いずれの場合でも、臨床データを示す際には、自社製品に都合の良さそうなデータだけを切り取った形で見せるのではなく、全体を示すことが必要である。

臨床データは自社製品の有効なプロモーション素材となり得るが、カタログ等でそのような臨床研究の結果を掲載する場合、著作権等の関係から論文全体を掲載することができない。結果的にデータの一部を切り取った形で掲載することになる。そのため、「自社にとって都合の良いデータだけを紹介している」、「恣意的だ」といった誤解を受けないよう、依頼があれば論文全文を紹介できるようにしておく必要がある。ただし、論文の著作権を侵害しないように、入手方法の紹介等にとどめる。

2) 学会併設展示会

医療機器展示会や学会併設の機器展示会での製品展示は、自社製品を紹介する場というだけでなく、自社製品の直接のユーザーである医療従事者と直接会って話し合える場でもある。特に学会は、自社製品のユーザーが一堂に会し臨床テーマを議論しあう。学会の開催費用は参加者から徴収する学会参加費の中で賄うのが原則ではあるが、学会開催には多額の運営コストがかかることから、併設の機器展示会への出展費用等を通じての関連医療機器メーカーによるサポートも期待されている。機器展示会への出展はそれなりのコストがかかるため、製品紹介の場として有効に利用するだけでなく、普段なかなか会えない顧客に一人でも多く会えるようアポイントを取っておくなど準備万端で臨みたい。

学会誌への広告掲載など医療機器の広告については法律により規制され、通知で基準も示されている。製品をアピールする上で使用できる表現に制限があり、運用上の注意もあるため、第12章を参照されたい。

3) 使用事例集

医療施設では、僅かな性能の差が患者の予後に大きく影響を及ぼす製品を除き、同じ目的で使用する製品の購入は1品種、多くても2〜3品種に制限されていることが多い。したがって多くの場合、自社製品を採用してもらうには、他社製品の採用を中止してもらうことが必要になる。そのためには、自社製品が医療現場でより役立つことを証明するデータや、他社製品でなく自社製品を導入することでもたらされる具体的なメリットを示すことが重要になる。カタログ等の製品説明書だけではこのような情報を伝えることは難しいため、臨床上の有効性情報の補足として、実際の臨床現場で製品を使用して治療等に成功した事例を集めた事例集（「ケースカード」という呼称が使われる場合もある）は有用である。

事例集は、自社製品を使って既存製品では達成できなかった有効な結果が得られた事例や、自社製品が有する特徴的な性能により難しい症例の治療に成功した事例などをユーザーに紹介することを目的に作成する。ユーザーの新規開拓時だけでなく、既に採用してくれているユーザーに配布することで、これまでユーザーが使用してこなかった症例や場面で使用してもらえる可能性が広がり、販売拡大が期待できる。

事例集は、必ずしも一度に複数の事例を掲載する必要はなく、1例ずつ紹介してもよい。定

期的に作成することで、日々の営業活動におけるユーザーとの会話のきっかけにも使える。

　事例集は、当該症例を担当した医療従事者に書いてもらうようにしたい。特に処置・手術等の患者に直接使用する製品の場合は、ユーザーである医療従事者に執筆をしてもらうことが適切である。なお事例集は、啓蒙活動的な意味合いも持ちながらも、プロモーション的に用いられるため、医療従事者が執筆をする際にも、「広告」同様に誇大な表現が使用されていないか等に注意する。

4）学会発表、論文発表

　医療機器を用いた症例についての医療従事者による学会や学術誌での発表は、自社製品の効果的な販促になる。学会や学術誌での発表は、医療従事者自身がテーマを設定し、将来に向けた継続的な医学の発展を目的に、新しい治療技術や臨床経験を報告することが一般的であるが、企業と共同企画したテーマに沿って製品を使用した症例や事例を「ランチョンセミナー」や「イブニングセミナー」で発表してもらうこともある。これらのセミナーは、学会との共催という形で行われ、大きな学会であればランチョンセミナーだけでも十数枠あることもある。そのため、数多くのランチョンセミナーの中から自社製品のセミナーに多数のターゲット層に来場してもらえるよう、発表テーマの設定に工夫が必要となる。また、座長や演者の選定は、後述するKOL（キーオピニオンリーダー）活動の一環としても重要な役割を果たす。

　学会発表や学術誌の論文は、学会による審査や査読を経て採用・掲載されるため、信頼性の高い情報とされ、有効に利用したい。著作権の関係から論文を配布することはできないが、掲載された雑誌名や論文のタイトル等を紹介することはできる。

　なお、いずれの場合も適応外症例の発表の際には、適応外症例であること、臨床研究法に則って適応されたことを発表資料で明確に示す必要がある。

　また、生命科学・医学系研究領域においては、研究発表時には研究に関わる企業との利益相反（Conflict of Interests：COI）の明示が求められている。研究者自身だけでなくその親族が研究に関わる企業から何らかの報酬を受けている、その企業の株を保有している等の場合、研究者は、当該企業の製品を対象とした研究発表時に、所属機関や発表する学会の規定に従い、その旨自己申告しなければならない。発表内容に関連する企業の社員や元社員が論文執筆に関わった場合も、謝辞としてその情報の記載が求められる。企業としてはこれらのことにも留意したい。

1.3　製品トレーニング

　より安全性や治療効果を高めた様々な製品が毎年医療現場に導入されているが、製品が正しく使用されないとその製品の性能が100％発揮されないだけでなく、手技時間の延長や好ましくない結果を招く恐れがある。

そのため、特に治療用に用いられる製品や煩雑な操作を伴う製品では、医療機関で自社製品の採用が決まったら、初回の使用までに速やかにその施設の当該製品に係る医療従事者に向けた製品説明会や製品トレーニングを計画することが推奨される。その際、製品の特徴や使用方法だけでなく、これまで当該施設で使用してきた製品と比較してどのような点がどのように異なるのかを説明するとともに、使用する上での留意点があればそれも伝える。営業活動の際にある程度の使用方法も含めた製品説明を行っている場合は、採用決定後のトレーニングでは、具体的な使用方法や取り扱い上の注意を中心に行うとよい。

症例の経験が豊富な医師でも、普段使用している製品と重さがほんの少し違う、握った感触がほんの少し異なるだけでも、これまでとは少し異なる手先の動きが必要となり、最初は戸惑うことがある。細かい手先の動きが必要とされる場面では、使用する医師にとっては、その製品の技術的な規格差以上の違いが感じられることがあるため、細心の注意が必要となる。また、大きさや重さの違いだけではなく、スイッチやボタンの位置や色、形状がそれまで使用していたものと異なると、迷いにより一瞬手技が止まってしまうことも考えられる。製品の添付文書や取扱説明書を確認すればよいことではあるが、そのような余裕がない状況もある。

近年、承認条件として、ユーザーに適切なトレーニングを実施することが義務づけられる医療機器が増えている。特にクラスⅣ等のリスクが高いと判断されている製品の場合、資料と製品見本を用いた口頭の説明だけでなく、臓器模型を用いた手技のトレーニングが有効である。循環器内科で使用されるインターベンション領域の製品や、整形外科や歯科のインプラント製品では、臓器模型やVRシミュレーション機器を用いた手術トレーニングを提供する企業もある。これらの模型やシミュレーション機器を用いたトレーニングは費用も嵩むため、昨今のコンプライアンスの浸透にも伴い、参加者である医療従事者にも一定のコスト負担を求めることが推奨される。

承認条件としてトレーニングの実施が義務づけられる医療機器の、トレーニングシステムの開発方針を示した下記ガイドラインが出されている。

- 「トレーニングシステム[改訂]開発ガイドライン2015（手引き）」（平成27年12月、経済産業省／国立研究開発法人日本医療研究開発機構）

1.4 患者に向けた取り組み（疾患に関する情報提供、患者会サポート等）

近年、患者やその家族がインターネットで病気や治療法に関する情報を積極的に収集することが増えてきている。医療機器メーカーは、非医療従事者向けに、医家向けの医療機器についてのプロモーションととられるような製品紹介はできないが、病気の原因・症状や、診断・治療方法等の情報提供を行うことで、自社製品が使用される場面（診断法や治療法）につ

いて紹介することはできる。そのため自社のウェブサイトで、患者向けに疾患についての知識や予防・診断・治療方法等の情報提供を行う企業が増えている。実際の運用にあたっては、従来法から最新法までの様々な診断・治療方法があることを述べ、中立性を保つようにする。また、患者自身への適応の可否等についてはかかりつけ医や専門医に尋ねるよう記載する。

　その他、提供する製品によっては患者会を通じて、直接患者と交流を図るケースもある。患者の声を直接聞ける貴重な機会となるが、患者やその家族のプライバシー保護のため、厳重な情報管理を徹底する必要がある。

関連法規

- 個人情報の保護に関する法律（平成15年法律第57号）
- 個人情報の保護に関する法律施行令（平成15年政令第507号）

1.5　販売価格の設定・見直し

　価格の設定においては、類似する競合製品、代替治療にかかる費用や医療機器販売業者（医療機器販売代理店）の利益等が考慮される。特に特定保険医療材料に該当する製品については、2年に1度の診療報酬の改定に伴い、医療機器メーカーは製品の取引価格を見直すことが多い。

　医療施設が、複数年にわたって使用する耐久性のある医療機器の購入を検討する場合、検討対象の医療機器の使用による生涯総収入と、当該医療機器の購入価格及び関連コスト（検査や手技の人件費やその他関連費用）の合計額とを比較・考慮する。医療機器の生涯総収入は、想定年間使用回数に当該医療機器を使って得られる診療報酬点数（検査や手技等の点数）の10倍（診療報酬の点数を円に換算するため）の数を乗じ、さらにその数に使用年数を乗じて算出する。そのため、自社製品に関連する診療報酬点数や、ターゲットとしている医療施設での自社製品が使われる症例数等を把握しておくことが重要である。

1.6　保険適用されなかった場合の保険適用への継続活動

　医療機器は、保険適用がされているかどうかが医療機関での採用に大きく影響する。その製品を用いた診療行為や自社製品（特定保険医療材料に該当する場合）に保険点数が付くというだけではなく、既存の類似製品・類似技術と比べてより高い保険点数が付けば、販売価格をその分高く設定する余地ができるため、自社の収益にも貢献する。一方で、新規区分の保険適用を希望しても認められなかったり、認められても低い点数に抑えられてしまうこともある。より条件の良い新規区分を狙っていくのか、あるいは早期に確実に販売することを優先して、後発品として製品設計、薬事申請を行い、既存区分を狙っていくのかは、実際に製品

を販売できる時期やその後の収益性にも影響を及ぼすため重要な判断事項である。

　新規区分の保険適用を希望する場合、通常は類似製品や類似技術の保険点数よりも高い点数を目指すことになるが、類似機能がない根拠を示すデータや医療経済的なメリットを示す資料等を準備しなければならず相当の時間がかかる。そのため、製品の開発時から薬事部門や保険申請を担当する部門と入念に保険戦略を練ることになる。

　晴れて開発品の薬事承認が下りたら保険適用の手続きを行い、問題がなければ一定の期間を経て保険適用となる。保険が付かない製品への需要はほぼないため、通常はこの「無保険」の間は当該製品の販売は行わず、販売に向けた準備期間となる。一方で、薬事承認が下りているため、潜在顧客に対する製品紹介活動は行える。そこで、営業チームに製品トレーニングを実施したり、販促資料等を準備する。また、実際に注文が来たら直ぐに販売できるよう販売予測に基づいて在庫の準備を行い、保険が適用されるのを待つ。

　新規区分では、医療経済性が明らかでありかつ臨床試験（治験）等を通じて臨床的な有用性が高いことが示されている場合には、希望に近い保険点数や条件が認められる可能性が高まる。

　保険適用希望書を提出している製品が、既に保険が適用されている既存品（自社製品・他社製品問わず）と同じ一般的名称を持ち、同じ目的で使用されるものであれば、基本的にはその既存品と同じ条件で保険適用されるため、比較的速やかに販売を開始することができる。

　一方、既存の類似製品よりも高い保険点数を付けてもらうために新規区分を希望しても、昨今の医療費高騰を抑制する政策からも認められるのは容易ではない。そのため、既存類似品よりも高い臨床的有用性や経済的なメリットを明示できない製品や、薬事承認取得時点では臨床実績が少なく有用性が定まっていない製品の場合、新規区分で認められても低い点数であったり、数年待っても保険が付かない場合もあり、当初の期待値より大幅に売上は低くなる。このように、保険区分の新設を狙えるような改良医療機器や新医療機器の場合、高い保険点数が認められると売上増に繋がる可能性がある反面、期待通りの保険点数が付かない場合も想定し、保険戦略を十分に検討する必要がある。

　新規区分の保険適用を狙う場合にとりわけ重要なのは、関連学会の強力な後押しである。一企業が製品の有用性を説明するよりも、実際のユーザーである医療従事者からの強い要望の方が保険適用の可否においても説得力を増す。特に画期性・新規性の高い製品の場合、新規区分の保険適用の支援者となりうる学会の理事らに製品の有用性を理解してもらい、新しい技術を信頼してもらうまでには時間が必要となる。そのような製品の場合、学会への相談・関係構築はできるだけ早期に始め、薬事申請書類を提出すると同時に関連学会からのロビー活動を始めてもらえるようにしたい。診療報酬の技術料の新設を希望する場合については更にこの傾向が強くなり、医療従事者側からの強い要望がカギとなる。

　学会にはこのような保険適用の相談が数多くの企業から入るが、保険適用に対する各学会からの推薦枠は限られている。そのような中で学会からの推薦を優先的に得るには、学会長や理事会に対して当該製品の認知度を高めるだけではなく、学会に所属するできるだけ多くの医

師からも後押ししてもらえるよう、当該製品の臨床的意義を紹介する活動も有用となる。国内で臨床試験を行った場合には臨床試験の責任医師に、また海外で先行して上市している場合には海外の著名な医師を招いて関連学会等で教育的・医学的観点からの症例発表や著名な医学雑誌での論文発表を行ってもらうのも有用である。なお、薬事承認取得前に行う場合は、口頭並びに発表資料にて国内未承認品であることを明確に伝えることが重要である。

薬事承認取得後にも一定の期間に保険が下りず、今後も相当の時間がかかることが見込まれる場合には、次の手続きの機会にはより強力なバックアップをもらえるよう、引き続き学会を通じた普及活動を続けることになる。なお、医療業界ではこのような普及活動のことを「啓蒙活動」とも呼称している。

1.7 KOLとの活動

医療業界では、大学病院や国立病院等に長年勤務し、臨床だけではなく研究や後続の教育で顕著な功績を残してきた実績を持つ医療従事者をKOLと称している。これには、研究・教育機関に所属している医療従事者だけでなく、症例数が卓越して多い施設での医療従事者も含まれる。

高度な専門性を必要とし、患者という人の命を預かる医療現場においては、何よりも安全性が重要視されるため、使用する製品の品質やエビデンスはもとより、ユーザーにも技術や実績が求められる。特に、新しい検査・手術手技に用いる新たな製品の販売にあたっては、その新しい検査・手術の市場自体を開拓する必要があるため、その分野の第一人者であるKOLに協力を仰ぐことが重要となる。KOLに新たな製品や新たな検査、新たな手術手技をよく知ってもらい、臨床症例を一定数経験してもらうことで、当該製品が持つ臨床上の有効性や安全性についての啓蒙を行ってもらうわけである。KOLによる臨床上の実績を示すことにより、他の医療従事者からの信頼を得て、製品採用につなげることができる。

一口にKOLと言っても、業界での現在のKOL、次世代のKOLと目されている層、自社にとってのKOL（自社製品のヘビーユーザー）、なかなか攻略できていない大規模ユーザーなど様々である。そうした中から自社として関係構築していきたいKOLを選定し、関係構築と関係性の維持向上を図っていくことになる。このようなKOLは、競合各社も重要視していることが多く、その中で、いかに自社のことを意識してもらい、より良い関係を保っていくかが重要となる。KOLは、専門家・教育者としてトップの立場にいることから、その地位を最大限生かして協力してもらいつつ、自社と組むことでKOL自身の価値も更に高めていけるような関係性を構築するよう心掛けることが重要である。

医療機器の事業化を進める上では、製品開発への助言、治験や臨床試験への参加、学会共催セミナーの座長や演者としての登壇、社内向け・医療従事者向け製品トレーニングの構築や実際の製品トレーニングでの指導等、KOLの力を借りなければならない様々な場面がある。

可能であれば、中長期的に複数のKOLの力を借りながら、スムーズに事業を発展していけるよう、自社や自社製品を理解してもらえる環境を維持できるようにしたい。

1.8 経腸栄養チューブとポンプのマーケティング事例

　在宅医療で使用するポンプ用経腸栄養注入セット（チューブ）および経腸栄養用輸液ポンプ（ポンプ）の上市後のマーケティングについて具体的に考える。経腸栄養管理に使用されるチューブやポンプの最終的な使用者は、まず医療機関に入院し、そこで何らかの理由で経腸栄養を施され、退院後も引き続き経腸栄養が必要となる患者である。

　使用場所は患者の自宅や高齢者施設等になるが、チューブはクラスⅡ、ポンプはクラスⅢの医家向けの医療機器であるため、医療機器メーカーは、患者やその家族に直接製品の説明や紹介・販売をすることはできない。ではどこに販売するのかというと、在宅医療を担う訪問看護ステーションや高齢者施設等の地域医療を担う施設に加え、経腸栄養が必要となった原因疾患やその他基礎疾患を診ている医療機関となる。以下、これを前提に考えていく。

1) 製品情報の収集活動

　入院期間中の患者の経腸栄養管理に一番関わるのは、入院患者のケアをする看護師である。よって医療機関内では病棟担当の看護師が、経腸栄養管理に使用される製品の一番のユーザーとなる。では在宅はというと、患者やその家族といった非医療従事者となる。しかし、経腸栄養管理に用いられるチューブやポンプのメーカーは、医療機関内で使用されるものも在宅で使用されるものも同一製品を提供するケースがほとんどである。つまり、同一の製品が、医療機関と患者宅という異なる場所で、医療従事者と非医療従事者という異なる人によって使用される。

　今回自社で開発した製品も医療機関内と在宅医療の両方のシーンで利用されるものであるため、製品販売後の自社製品に対するフィードバックは、医療機関や訪問看護ステーションに勤務する看護師から主に得ることになる。ポンプについては医療機関で日常の保守点検を行う臨床工学技士（ME）からもフィードバックをもらう必要がある。医療機関内で経腸栄養管理に関わるのは他に栄養科、経腸栄養の要因となった原因疾患の診療科等もあるが、これらの診療科は製品の直接のユーザーではない。そのため、製品に関する情報収集元としては在宅ケアを担う訪問看護ステーション、医療機関の看護部門とMEを中心にヒアリングを行うことにする。

　また関連学会、学術誌等からの情報収集活動は、在宅経腸栄養管理に関連する学会の中でも登録している医療従事者の数が多い日本臨床栄養代謝学会や日本静脈経腸栄養学会を中心に行うこととする。

2) 販促活動

　既に述べたとおり、在宅経腸栄養管理に使用されるチューブやポンプはそれぞれクラスⅡ、クラスⅢの医家向けの医療機器であるため、非医療従事者である患者に直接販売するわけではなく、医療機関を通じて販売する。同様に、販促活動も患者に直接行うことはできないため、訪問看護ステーションや在宅医療を提供する医療機関、加えて多くの患者が最初に経腸栄養を受けることになる医療機関に対して行う。医療機関ではチューブやポンプの採用に大きく関わる看護部を中心に、ポンプはMEにも販促活動を行っていく。用度課やSPD（Supply Processing and Distribution）と呼ばれる医療材料等の調達管理等を行う部門が採用に影響を持つ施設については、このような管理部門への製品説明も必要になるケースもあるため、そうした管理部門向けの製品説明書も作成することにする。

　製品カタログや製品説明書は文字ばかりではなく、製品のパーツごとに絵や写真を多用して視覚的にも分かりやすくなるよう作成した。看護師は女性が多いため、使用する絵図や文字、配色等も柔らかいイメージが感じられるように試みた。

　医学学会・学会誌での展示会や専門雑誌への広告出稿は、日本臨床栄養代謝学会や日本静脈経腸栄養学会を中心に計画する。

3) 製品トレーニング

　経腸栄養管理で使用されるチューブやポンプは、メーカーにより製品の仕様が異なるため、自社製品の採用が決まったら、誤操作を防ぐためにも自社製品の説明会を行うこととする。入院施設を持つ病院では看護師は2交代、3交代制を取っているため、製品説明会や採用時の製品トレーニングは数回行うことも想定している。また関連する他の診療科からの参加の希望の有無も確認する。特にポンプに関しては保守点検の説明もあるため、別途ME向けの説明会やトレーニングも計画することにした。

4) 患者に向けた取り組み（疾患に関する情報提供、患者会サポート等）

　経腸栄養管理領域での患者に向けた取り組みは競合企業も行っている様子がなく、自社も当面は不要と判断した。

5) 販売価格の設定・見直し

　販売準備活動を経て懇意となった医療機器卸業者を通じてチューブやポンプの競合製品の大まかな販売価格情報を得られたため、それを参考に自社製品の希望小売価格を設定した。今後は2年に1回の診療報酬の改定時や競合との競合環境の変化に合わせ、必要に応じて見直していく。

6) 保険適用されなかった場合の保険適用への継続活動

今回の製品は既に対象となる保険区分があるため、本活動は不要である。

7) KOLとの活動

製品開発に協力してくれた医療従事者の他、関連学会で在宅経腸栄養管理に関する発表回数が多い医療従事者をKOLとしてリストアップし、所属する診療科や地域性に少し幅を持たせた上で、ある程度の人数に絞り込んだ。今後、施設への直接訪問や学会等で挨拶する機会をうかがい、できるだけ直接会って感触等も得ながら、協力関係を深めていきたいKOLをさらに絞り込んでいく。

2 安全性情報の収集

医療機器は、疾病の予防や診断、治療などを行うものであるが、その一方で、期待しない不具合を発生する可能性を含んでいる。そのため、医療機器の製造販売業者は、市販後の医療機器に関して、適正に使用されているか等の安全性情報を収集することが求められている。また、医療機器により健康被害が発生したと疑われる症例や発生する恐れがある症例を知った際には、安全管理を適正に行い医療機器との因果関係が不明なものも含めてPMDAに対し不具合報告を行うことが義務づけられている。

医療機器の不具合に関する情報収集元としては、医療関係者からの情報、学会報告・論文報告その他研究報告に関する情報、国内外の政府・公的機関や製造販売業者（自社・他社問わず）等がある。特にマーケティング部門として関わることが多いのは、医療関係者からの情報と学会・論文等からの情報であると考えられる。

安全性に関する情報は、顧客を訪問した際の何気ない会話からも読み取ることができる。そのため、日常の営業・マーケティング活動の一環として医療現場から製品へのフィードバックをもらう際、医療機器が適正な症例、適正な使用環境において適正な方法で使用されているかどうか等にも注意を払うようにする。期待した効果が得られた場合であっても、適正使用がなされていたかどうかを確認したい。

日常の診療で医療機器を使用し、不具合が発生した場合、その不具合情報は、ユーザーである医療従事者から当該医療機器メーカーの営業担当者または当該医療機器を販売した医療機器販売業（ディーラーや医療機器卸業者とも呼称される医療機器販売代理店含む）の営業担当者に寄せられることが多い。

不具合に関する第一報が入った場合は、すみやかに営業担当者が不具合（「クレーム」と呼称する場合もある）報告書を持参して、医療従事者から不具合発生時の状況（患者の健康被害の

有無・状況、年齢・性別・既往症等の患者背景情報）や医療機器使用時の状況（併用機器、その他関連する周辺情報）、健康被害と不具合報告対象の医療機器との関連性の有無の判断等についてヒアリングを行う。当該施設において、国内の全ユーザーにおける平均よりも同様の不具合が多発している場合や、多数の施設で、ある特定の不具合が想定以上に高頻度で発生している場合は、その医療機器のマーケティング担当者や設計開発担当者が、より詳細な分析や現場対応を行う。また、収集した情報を元に安全管理部門で安全管理上の分析を行い、PMDA報告を含む必要な処置を行う。不具合の重篤度や当該医療機器との関連性により、PMDA報告の有無や報告期限が「医薬品、医薬部外品、化粧品、医療機器及び再生医療等製品の製造販売後安全管理の基準に関する省令」（GVP省令）に定められている。

　実際の安全管理業務は安全管理部門が行うが、マーケティング担当者は日常的に学会発表や論文に接するため、そこから製品に対する評価情報だけでなく、安全性に関する情報も読み取るようにしたい。

　安全性に関する情報から分析を行った結果、製品に関連する不具合の発生頻度が製品発売前に想定していたよりも高い場合は、製品の改良・改善の必要性が検討される。また、製品由来ではない不具合が想定以上に発生している場合、正しい使用方法が認識・徹底されているか、複数の製品規格が存在する場合、適正な規格の製品が選定されているか等を調査し、不具合の発生原因を究明する。その結果、特定の施設に対しては再度製品説明等を行ったり、添付文書やユーザーマニュアル等の記載内容やトレーニング内容等の改訂を行うこともある。不具合の対応いかんで、顧客との信頼関係の維持・向上につながる可能性があるのは医療機器業界でも同様である。

　なお、不具合情報に限らず、市販後に得た使い勝手等の改善に関する要望が、製品の改善・改良や新たな製品開発へとつながることがある。医療機器は「完成イコール完了」ではない。1つの製品から派生して更なる製品開発につながっていくのが、医薬品とは異なる医療機器の特性でもある。

関連法規

- 医薬品、医薬部外品、化粧品、医療機器及び再生医療等製品の製造販売後安全管理の基準に関する省令（平成16年厚生労働省令第135号）（GVP省令）

GVP省令

〈法規制への扉4〉業態規制3　製造販売業におけるGVP省令参照。

2.1 経腸栄養チューブとポンプの安全性情報の収集事例

営業担当者が顧客への定期訪問を行った際、過日チューブクレンメの操作時にいつもより抵抗を感じたとの情報をいただいた。使用上の問題は特になかったとのことであったが、同一ロットで2例あったとのこと。念のため、他の営業担当者へ同様の報告がないか確認するとともに、GVP担当者にも相談し、同様の報告に関連して不具合の要因となり得る可能性があったという報告を受けたら、不具合報告書を提出するよう営業部門へ依頼した。

3 次の製品開発へ

開発した製品を上市したらそれで終わり、ではない。折角参入した医療機器業界である。新製品のマーケティング活動が落ち着いたら、次の新たな製品開発に向けた活動を行いたい。営業担当者、マーケティング担当者は、次の製品開発につながる情報収集を行うことを常に意識したい。

3.1 次の製品の開発領域

次の新たな製品開発を考える場合、前の製品と異なる診療科向けのものよりも、同じ診療科向けのものを開発し市場投入する方が販売効率が良いと一般的には言われる。

新たに製品を開発し市場投入する際、販売効率が一番良いのは、既に上市している自社製品と同時に（同じ処置、同じ検査等）使用される製品である。同じ症例で使用されるため、現状の営業活動を維持したまま、より多くの製品・品目の販売ができる。医療は専門性が高いことから、診療科が変わると、求められる専門知識や営業スタイルも変わってくる。これまでとは異なる診療領域での営業は、市場分析、ユーザーの特定、販売ルート開拓等すべてにおいて一からの出発となり、これまでの経験・実績を活かしにくい。ある診療科向けの既存製品の営業担当者が、別の診療科もカバーするというのは容易ではないと考えた方がよい。また、一定規模の医療機関の場合、同じ診療科内でも様々な専門領域がある。そのため、どの専門領域で使用される製品なのか、誰がユーザーとなるのかといったことも考慮に入れたい。

次に販売効率が良いのは、同じ診療科、同じ専門領域のユーザーに対し、自社製品が使用されている症例とは別の症例で使用される製品を開発し販売する場合である。同じ診療科、同じ専門領域のユーザーに対する追加製品の投入は、販路構築にかかる時間を大幅に短縮できる。

この場合、販売面だけではなく、製品の開発においてもメリットを享受できる。新製品へのニーズ発掘、製品コンセプトの設定、試作品の評価等においても、現在自社製品が販売さ

れている市場であれば、製品開発担当者が現場の課題や市場の状況を把握する機会も多い。現在の自社製品の顧客が新規開発品の潜在ユーザーとなるため、製品開発時の顧客ヒアリングの際も当該開発品の潜在ユーザーへのアクセスも、ゼロベースでの開発に比べて実施が容易となり開発期間の短縮も期待できる。製品の追加投入によりユーザーとの接点も増えるため、顧客関係の維持・強化にもつながる。

3.2 適応拡大

1) 販売後の適応拡大

　製品開発を考える際、使用目的や効果の適応範囲が広い製品の方が、市場が広がりビジネスチャンスも増えることから、まずはできるだけ広い適応での薬事承認取得を考えるケースが多い。このようなケースでは、特に新規性が高く臨床試験（治験）の実施が承認の前提として求められる場合には注意が必要である。適応を広げると、要求される症例数も増え治験費用の増大につながるだけでなく、登録する症例数も増え治験にかかる期間も延びる可能性が高くなる。さらに、科学的に質の良い治験結果を得るために、治験の経過観察中に、治験機器による治療とは関係のない要因による治験結果への影響を低減する必要性から、患者背景（重症度、既往症、解剖学的条件、年齢等）を絞らざるを得ないこともある。質の良い治験結果を得られなければ審査当局からの問合せも増え、その対応に時間がかかる分、承認審査期間が長くなる。このような点を鑑み、治験費用の抑制や開発コストの早期回収、承認審査に耐えうる治験デザインとするためにも、結局は治験の対象となる適応はある程度狭められていくことになる。

　そのような限定された適応で行った治験結果しかなければ、たとえその範囲を超えた適応で薬事申請したとしても、実際に承認が下りるのは治験を実施した適応に限られる可能性があることを認識しておく必要がある。仮に希望に近い適応が承認されたとしても、保険は治験に組み入れた適応しか認められないという可能性もある。そうなると実際に製品を購入してもらえる市場が限られてしまう。そのため、薬事承認取得後に改めて臨床研究等を通じ科学的な臨床データを集め、適応拡大を検討する必要性も出てくる。

　疾患によっては、製品上市後に医療従事者から適応範囲を広げてほしいと要望が挙がることもある。臨床現場からの強い要望がある場合、必要な臨床データの取得後にスムーズに適応拡大が認められるよう、学会やKOLらと協力しながら薬事申請を進めることが望まれる。

2) 他疾患／他部位（臓器、血管）への適応拡大

　承認を受けた医療機器が広く医療現場に普及し、製品の臨床上のメリットが認知されると、他の症例でも使用したいというニーズ（＝適応外使用）が生まれてくる。

　その適応外使用が、海外で自社製品あるいは自社製品と同じ一般的名称の他社製品で既に

承認されている、権威ある医学雑誌で臨床的有効性が発表されているなどであれば、ヒトにおける臨床的安全性・有効性は確認されているということになるため、日本でその適応外の範囲を薬事申請した場合には比較的スムーズに承認が下りる可能性がある。

海外でも承認事例がない製品や臨床実績が少ない製品、あるいは人種差が考えられるような製品では、日本において安全性・有効性を臨床で確認することが必要となる場合もある。そのような場合でも、治験の代わりに臨床研究データが承認申請データとして認められたり、治験が求められる場合でも症例数が少数で済むこともある。どのようなデータが必要かの確認は、新製品の開発時同様、まずは自社でロジックを構築した後、PMDAへ相談することとなる。

もちろん適応拡大を検討する際は、薬事的なハードルだけではなく、そもそもの事業性の検討も必要となる。適応拡大となる対象症例の数が少ない場合、自社内でのビジネス上の優先順位が低くなり、適応拡大に必要なリソースを十分に割くことができないとの判断に至るケースもあるであろう。

そのようなケースでも、その適応外使用が医療現場において重要な意味を持つ場合には、医師主導の臨床研究や治験が実施され、その結果をもって製販企業に適応拡大の依頼がくることも考えられる。症例数が少なく、ビジネス上の採算が合わなくとも、医療現場からのニーズが高い場合、学会からの強い要望により、迅速審査や高い保険点数が実現する可能性もある。新規事業を検討する際に用いる評価基準に加え、学会等からのバックアップにより薬事承認や保険収載に要する審査がスムーズに進む可能性というインセンティブも、適応拡大を進めるかどうかの判断材料となる。

上市後にこのような企業主導ないし医師主導の治験等を行う際には、各種関連法規に従い実施することが求められる。

関連法規

- 医薬品、医療機器等の品質、有効性及び安全性の確保等に関する法律（昭和35年法律第145号）
- 医薬品、医療機器等の品質、有効性及び安全性の確保等に関する法律施行規則（昭和36年厚生省令第1号）
- 医療機器の製造販売後の調査及び試験の実施の基準に関する省令（平成17年厚生労働省令第38号）（医療機器GPSP省令）
- 臨床研究法（平成29年法律第16号）
- 臨床研究法施行規則（平成30年厚生労働省令第17号）
- 医薬品、医療機器等の品質、有効性及び安全性の確保等に関する法律施行規則及び臨床研究法施行規則の一部を改正する省令の施行について（令和4年9月30日薬生発0930第3号・産情発0930第1号）

なお、既存製品の適応拡大に向けた開発を進めると決定した場合は、「一物二価」とならないように注意が必要である。対象部位（適応）が変わると、製品の一般的名称も、適用される

保険点数も変わる可能性が高い。同一製品で異なる保険が適用されるとなると、医療機関において混乱を招きかねない。そのため、同一製品で異なる保険点数となる適応拡大を計画する際は、製品の色を変える等、誰が見ても一目で違う物であると判断できるようにし、製品名（販売名）も変えることが推奨される。

なお、適応外使用されることを認識した上で販売することは、規制当局からの通知等で注意喚起されている。販売後に、万が一適応外使用されていることを知ったときは、製造販売業者は、それが承認範囲外の使用であることを当該医療従事者に伝え注意を促すことが求められている。

3.3 経腸栄養チューブとポンプの適応拡大事例

チューブとポンプを上市して数か月経ち、ユーザーからのフィードバックも徐々に得られるようになった。今回の「ポンプ用経腸栄養注入セット」および「経腸栄養用輸液ポンプ」を開発・製品化した経験を活かし、新製品の開発を計画中である。特にチューブの射出成型技術は様々なカテーテル製品に応用ができそうである。まずは現在のユーザーや販売チャネルとの関係強化に加え自社の営業効率の向上を目指すため、経腸栄養管理に用いられる異なる一般的名称を持つ製品の開発を検討することとした。開発する製品の絞り込みに当たっては、ユーザーへのヒアリングを行い、経腸栄養チューブ関連での「お困りごと」を調査し、現状の課題を深掘りする予定である。そして、課題の重要度、自社技術で解決可能かに加え、市場規模も踏まえた検討を行うことにする。

4 販売活動における業界自主規制

過去、医薬品や医療機器の販売活動を巡りいろいろな不祥事があった。不祥事の主な原因として、業界における「不当な取引誘引行為」があるとされ、医薬品・医療機器の社会的な役割に鑑みても高度な倫理性に根差した事業活動が望まれる。このような背景から、まず市場規模の大きい医薬品業界において業界自主規制が制定された。その後医療機器業界にも同様の自主規制が導入された。医療機器に関する個別業界団体の連合会である一般社団法人日本医療機器産業連合会（医機連）では、企業倫理に関する自主規制として倫理綱領、企業行動憲章、医療機器業プロモーションコードなどを制定し、業界のコンプライアンス意識の向上に努めている。

営業・販促活動を行う際は、「医療機器業プロモーションコード」（以下「プロモーション

表14-1 業界自主規制と法的根拠等

自主規制の名称	運営管理組織	法的根拠	拘束力	罰則
倫理綱領	日本医療機器産業連合会	なし	なし	なし
企業行動憲章				
プロモーションコード				
透明性ガイドライン				
公正競争規約 （運用基準：立合い基準） （運用基準：貸出し基準）	医療機器業公正取引協議会	あり	あり	あり

コード」という）、「医療機器業界における医療機関等との透明性ガイドライン」（以下「透明性ガイドライン」という）並びに、「医療機器業における景品類の提供の制限に関する公正競争規約」（以下「公正競争規約」という）と呼ばれる業界自主規制を遵守する必要がある。

プロモーションコードと透明性ガイドラインは医機連企業倫理委員会により、公正競争規約は医療機器業公正取引協議会により運営管理されている。本項の説明にあたっては、これら運営管理組織から無料で公開されている情報を元に、特に注意が必要となる営業・販売活動について説明する。

業界自主規制と法的根拠等の関係を表14-1に示す。

4.1 プロモーションコード

プロモーションコードには、医療機器事業者として適正な事業活動を行うための企業の行動基準、経営トップの責務、販売活動等に関して遵守すべきこと、してはいけないことが具体的に定められている。販売・マーケティング活動に直結する内容としては、謝金、接待、セミナーや製品トレーニングでのお弁当、機器展示会等の来訪者向けに配るギミック等にかける費用の上限の目安が示されている。よって、これらに関わる活動を行う際には、適正範囲の目安とされている対象範囲や上限金額等の確認が必要である。医療従事者の間でも、特に国家公務員の医療従事者を中心に、コンプライアンスへの意識が高まっている。企業としてプロモーションコードに対する正しい認識を得ておくことは、医療従事者からも求められる時代になっている。

4.2 透明性ガイドライン

研究開発から上市後の臨床評価、プロモーション活動のための学会・論文発表等、医療機器のライフサイクル全般において、アカデミアである大学病院を含む医療施設との活動の機会は多い。特に近年は産学連携活動が活発になり、特定の医療施設や医療従事者との連携が深

まると、当該医療従事者による製品に対する公正な判断に何らかの影響を及ぼしているとの懸念を持たれる可能性が否定できなくなる。

このような背景から、コンプライアンスに対する考え方がより厳しい欧米での先行事例や日本製薬工業協会での自主規制を参考に、医療機関と協業する際の透明性を確保することを目的とし、透明性ガイドラインが策定された。医療機器に関する研究、開発や評価等を医療施設や医療従事者に依頼しその対価としての金銭の支払いが生じた際には、透明性ガイドラインにもとづき、支払の目的と金額を公表することが求められている。

自主規制とはいえ、プロモーションコードや公正競争規約、透明性ガイドラインの知識がないと、自社のレピュテーションリスクに発展するだけでなく、相手の医療従事者にも迷惑をかける場合もある。従ってこれらの内容については入社時や規制改定時にトレーニングするだけではなく、特に営業・マーケティング等の顧客接点の多い部門向けには、定期的に再トレーニングを行うことが推奨される。詳細は運営管理元から発行されている正式かつ最新の情報を参照されたい。

4.3 公正競争規約

公正競争規約とは景品類の提供に関する規則であり、不当な顧客誘引を防止するとともに公正な競争を確保することを目的とし、法的根拠を有する。主に営業活動に関わる規制であり、特に注意勧告されている営業・販売活動として、医療機器の貸出し、立会い、試用（サンプル提供）等がある。

1) 貸出し

事業者が所有権を留保したまま、一定の目的・用途のために医療機器を医療機関等に無償で貸出すことを「貸出し」という。すべての貸出しが不当な取引誘引行為とみなされているわけではない。貸出しの目的によっては、期間の制限付きで、貸出し行為自体は許容されている（無償で行える）というものもある。その例としては、

- 自社の取扱う医療機器の製品説明のためのデモンストレーションを目的とした貸出し
- 医療機関にて医療機器の購入検討に必要な評価（有効性、安全性の評価）のための臨床使用を目的とした貸出し
- 医療機関との購買契約締結後に発生した予定納期遅延への対策としての貸出し

等がある。いずれも、目的別に定められた貸出し期間を超える場合は、不当な取引誘引行為となるので注意が必要である。制限される貸出しと、目的・期間等の範囲内で許容される貸出しを表14-2に示す。

表14-2 制限される貸出しと目的・期間等の範囲内で許容される貸出し

制限される貸出し	目的・期間等の範囲内で許容される貸出し
1. 費用の肩代わりになる貸出し 2. 医療材料の販売を目的とした貸出し 3. 医療機関が既に購入している同一医療機器の貸出し 4. 自社の取扱う医療機関と直接関連のない医療機器の貸出し	1. デモのための貸出し：1か月以内 2. 試用のための貸出し：6か月以内 3. 研究目的のための貸出し：12か月以内 4. 事故・故障に対応するための貸出し：代替えの貸出し 　● 保証期間内：3か月以内 　● 関連法令遵守：修理完了まで 5. 緊急時対応のための貸出し：緊急事態解消・災害期間終了まで 6. 納期遅延対策のための貸出し：契約品の納入まで 7. 学会等の団体が行う公益目的の研修のための貸出し：1か月以内

2) 立会い

「立会い」とは、医療施設等において医療従事者(ユーザー)が医療機器を用いて患者に対し医療行為を行う際、当該製品の製造販売業者や販売業者等の事業者がその医療現場に立ち入り、使用する医療機器に関する情報提供や便益労務を行う行為のことをいう。

立会いの事例の一つに、手術の立会いがある。新たに医療機器を採用してもらった場合、当該製品の取扱いに関する説明や使用トレーニングは、実臨床で使用する前に行っているであろうが、一度や二度の説明やトレーニングで使用法等を完璧に把握してもらうことは難しい。このように製品導入直後の使い方に慣れていない時期に、ユーザーは、製品情報や使用方法、製品特性等について確認したいことが出てくると、当該製品を取り扱う事業者に立会いを求めることがある。医療機器を扱う企業側としても、自社の製品が適正に使用され、効果を発揮することが望ましい。こうした立会いへのニーズは一定の範囲で存在する。なお、立会いでは、患者のプライバシーに十分配慮することが必要である。

立会いが求められる他の代表例としては、特に安全の確保という目的で、修理後の動作確認のために行う立会いがある。修理後初めて臨床使用するときに立会いで確認するわけである。また、在宅治療用の医療機器を取扱う業者は、患者宅に出向いて、直接患者に当該医療機器の取扱方法等を説明することもある。

立会いもすべてが不当な取引誘引行為とみなされているわけではない。制限される立会いと、目的別に定められた回数や期間の範囲内であれば許容される(無償で行える)立会いがある。ただし、許容される立会いであっても、決められた期間や回数を超えると、無償で提供できる範囲を超えた不当な取引誘引行為とみなされる可能性があり、注意が必要である。制限される立会いと目的・期間・回数の範囲内で許容される立会いを表14-3に示す。

3) 試用

医療機関が医療機器を採用する際には、機器の説明用資材や形状等の外観のみならず、その機器が自施設の臨床現場で十分な有効性を得られるか、支障なく使用できるか、実際の操作上の問題はないかなどを慎重に総合的に評価・検討した上で決定する。このような、採用

表14-3 制限される立合いと目的・期間・回数の範囲内で許容される立会い

制限される立会い	目的・期間・回数の範囲内で許容される立会い
1. 医療機器の販売を目的とした立会い 2. 医療機関が負担すべき費用の肩代わりになる立会い	1. 適正使用の確保のための立会い 　①新規納入：4回／手技（1診療科当たり）　4か月 　②既納入品のバージョンアップ：同　4か月 　③試用のための貸出し：同　6か月（契約期間） 　④医療担当者の交代等：同　4か月 　⑤緊急時、災害時の対応：同　終了迄 2. 安全使用のための立会い 　①新規納入品の保証期間内：1①終了後1回／月　12か月 　②故障修理後の動作確認：1回　終了後 　③保守点検後の動作確認し：1回　終了後 3. 在宅医療での適正使用と安全使用のための立会い 　①使用・操作方法についての医療担当者への補足説明：4回／1機器（1診療科当たり） 　②保守管理の契約事項の履行：省令に基づく

　予定の医療機器の使用に先立って行う品質、有効性、安全性等の確認や評価のために臨床使用する試用医療機器（サンプル）の提供は可能とされている。

　なお、公正競争規約では、医療機関に購買決定前の製品評価のために無償で試用品を提供する際には、①実際の製品と判別ができるよう試作品であることを表示し、②提供量は確認・評価のために必要な最小限度とし、③あらかじめ医師等の書面による要請があった場合に限って提供するという基準が示されている。また、医療機関で誤って保険請求等されないようにするため、「臨床試用医療機器」及び「試用品につき保険請求はできません」と表示し、包装形態を販売品と区別することも求められている。

4.4 経腸栄養チューブとポンプの販売に関連する業界自主規制対応

　在宅医療で使用されるとはいえ、医家向けの製品である。業界自主規制や公正競争規約を遵守することには変わりない。ポンプについては貸出し、チューブについては試用に関する自主規制に注意しながら販売活動を行っている。もちろん立会いは必要最低限に抑えている。

　営業部門向けに、コンプライアンスに関するトレーニングも行った。企業活動に大きく影響する規制であるため、毎年必ずトレーニングが実施されるよう、社内でオンライントレーニングのシステム化を行った。既に2名は公正競争規約のインストラクター認定試験にも合格した。来年更に2名の合格を目指している。

法規制への扉1

■ 法規制の基本的事項 ■

　医療機器は、「医薬品、医療機器等の品質、有効性及び安全性の確保等に関する法律」で規制されている。この法律は、「医薬品医療機器等法」、「医薬品医療機器法」、「薬機法」と略称されるが、以下「薬機法」と略称する。

　法律を含む法令は、階層構造になっており、法律、政令、省令、告示、通知と、順に具体的・実務的な内容になっていく。これらを読み解くのはかなり大変なので、まずは、本書で概略を理解していただければと思う。

　以下、法令の体系、薬機法の目的と規制対象、また、医療機器の規制のベースとなる一般的名称とクラス分類の概要などについて説明する。

1. 法令の体系

　法令は「法律」と「命令」からなる。命令には内閣が定めた「政令」と、主管する省庁が定めた「省令」「告示」がある。さらに、行政機関である省庁が法令を運用するにあたっての留意事項などを示した「通知」がある。医療機器の規制等を読み解くには、これら全体を見る必要がある。

法令の具体例

(1) 法律：国会の議決を経て制定
　「医薬品、医療機器等の品質、有効性及び安全性の確保等に関する法律」（昭和35年法律第145号）

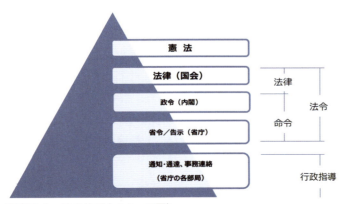

図表R-1　法の体系（イメージ図）

(2) 政令：内閣が定める命令

「医薬品、医療機器等の品質、有効性及び安全性の確保に関する法律施行令」(昭和36年政令第11号)

「医薬品、医療機器等の品質、有効性及び安全性の確保に関する法律関係手数料令」(平成17年政令第91号)

(3) 省令：担当省庁が定める命令

「医薬品、医療機器等の品質、有効性及び安全性の確保に関する法律施行規則」(昭和36年厚生省令第1号)

「医療機器医療機器及び体外診断用医薬品の製造管理及び品質管理の基準に関する省令」(平成16年厚生労働省令第169号)(略称：QMS省令)

「医療機器医療機器又は体外診断用医薬品の製造管理又は品質管理に係る業務を行う体制の基準に関する省令」(平成26年厚生労働省令第94号)(略称：QMS体制省令)

「医薬品、医薬部外品、化粧品、医療機器及び再生医療藤製品の製造販売後安全管理の基準に関する省令」(平成16年厚生労働省令第135号)(略称：GVP省令)

(4) 告示：大臣が定める命令等

「医薬品、医療機器等の品質、有効性及び安全性の確保等に関する法律第41条第3項の規定により厚生労働大臣が定める医療機器の基準」(平成17年厚生労働省告示第122号)(略称：基本要件基準)

2. 薬機法による規制

薬機法は、第1条でこの法律を定めた目的を規定している。次のとおりである。

「この法律は、医薬品、医薬部外品、化粧品、医療機器及び再生医療等製品(以下「医薬品等という。)の品質、有効性及び安全性の確保並びにこれらの使用による保健衛生上の危害の発生及び拡大の防止のために必要な規制を行うとともに、指定薬物の規制に関する措置を講ずるほか、医療上特にその必要性が高い医薬品、医療機器及び再生医療等製品の研究開発の促進のために必要な措置を講ずることにより、保健衛生の向上を図ることを目的とする。」

これを分解してみると、図表R-2のようになる(規制薬物等は省略)。

「品質、有効性及び安全性の確保」はこの法律のキーワードであるが、これは主として市販前の規制として行われ、「危害の発生及び拡大の防止」は主として市販後の規制として行われる。

また、研究開発の促進は、すべての規制対象物が対象となるのではなく、引用条文のとおり「医療上特にその必要性の高い医薬品、医療機器及び再生医療等製品」が対象となる。もともと希少疾病医療機器(オーファンデバイス)がその対象となっていたが、現在、先駆的医療機器や特定用途医療機器も対象となっている。

以上、薬機法の目的と規制対象物を示したが、目的達成のため、法では開発から市販後までを規

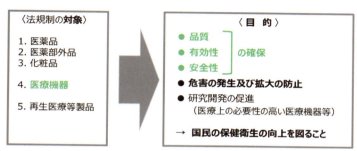

図表R-2 薬機法の目的と規制対象

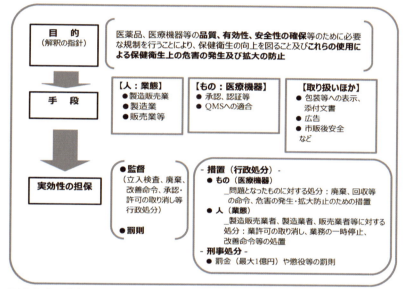

図表R-3 薬機法の構成内容

制している。この目的が法律解釈の指針になるところであるが、この目的の範囲内で法が運用されることになる。この目的を達成するための手段として、法律では、主として「人」と「もの」の側面から規制を行っていると見ることもできる。そして、この手段の実効性を担保するため、行政の監督権限や罰則を規定している。図表R-3にこれらの内容をイメージ図として示す。

3. 医療機器とは

　医療機器とは何かと問われれば、各自イメージするものは異なると思うが、薬機法では医療機器とはこういうものであると定義している。この中にはイメージと異なると思うものもあると思うし、グローバルと比べても異なるものもあると思うが、薬機法で規制する医療機器は、あくまで薬機法で定義されたものである。

　その定義は、①人若しくは動物の疾病の診断、治療若しくは予防に使用されること、又は人若し

くは動物の身体の構造若しくは機能に影響を及ぼすことが目的とされている、②機械器具等であって、③政令で定めるものをいう、である（法第2条第4項）。

　②の機械器具等というと、どちらかというと装置等をイメージされると思うが、これにはプラスチック製の器材・器具や衛生用品、ソフトウェア単体のプログラムも含まれる。法律条文では、「機械器具、歯科材料、医療用品、衛生用品並びにプログラム及びこれを記録した記録媒体」が機械器具等である。

　③の政令は薬機法施行令のことである。その政令で定めるものとは、「医療機器の範囲」として政令の別表第1に列挙されるもので、具体的には、先に挙げた機械器具、歯科材料、医療用品、衛生用品、プログラム、プログラムを記録した記録媒体、そして動物用医療機器という「類別」ごとに示されたもの（類別名称）である。この内容は法が昭和36年施行された当時の分類であり、現状ではしっくりこないが、これを変更すると医療機器の範囲が変わってしまうので、今までに大きな改正が行われたことはなく、カラーコンタクトレンズとプログラムが追加されたのみである。

　類別名称を、さらに具体的に示したものが「一般的名称」であり、現在それは医療機器の範囲を示したものとして使用されている。言い方を変えると、既承認の医療機器には一般的名称があるということ。一般的名称がない新たなものは、承認の際に新たな一般的名称が設定されることになる。

　また、日本では、医療機器は一般的名称ごとにクラス分類されている。したがって、一般的名称がわかるとクラス分類がわかり、規制の概略がわかる仕組みになっている。この一般的名称とクラス分類が医療機器規制の基本となるものである。

4. 一般的名称とクラス分類

　一般的名称は、平成17年施行の薬事法改正の際に、国際一般的名称（GMDN：Global Medical Device

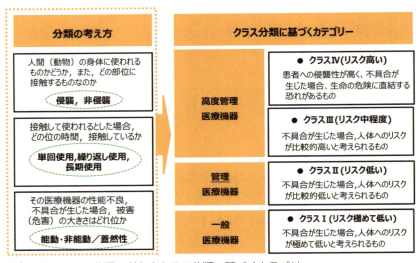

図表R-4　クラス分類の考え方クラス分類に基づくカテゴリー

Nomenclatur）をベースに作られた日本版一般的名称（JMDN：Japan Medical Device Nomenclature）である。

　クラス分類は、一般的名称ごとに医療機器規制国際整合化会議（GHTF：Global Harmonization Task Force）ルールに基づきリスクの高低で設定された分類である。その考え方は図表R-4のとおりである。

5. 特定保守管理医療機器と設置管理医療機器

　リスクの高低で分けるクラス分類とは別に、一定以上の知識・技術を要する者による保守管理が必要な「特定保守管理医療機器」と、そのうち設置にあたって組立て等が必要な「設置管理医療機器」という分類がある（図表R-5）。

　クラス分類とその他の分類をマトリックスとして図表R-6に示した。

図表R-5　特定保守と設置管理という分類

分　類	定　義
特定保守管理医療機器	○保守点検、修理その他の管理に専門的な知識・技能が必要 ○適正な管理が行わなければ疾病の診断、治療又は予防に重大な影響を与える恐れがあるもの
設置管理医療機器	○設置にあたって組立てが必要な特定保守管理医療機器 ○保健の危害の発生を防止するため組立てに係る管理が必要

● 高度管理医療機器
　クラスIV
　　ペースメーカ、除細動器、冠動脈ステント、人工血管、PTCAカテーテル　etc
　クラスIII
　　人工骨、人工透析器、輸液ポンプ、人工心肺装置、人工呼吸器、多人数用透析液供給装置　etc

● 管理医療機器　クラスII
　　X線撮影装置、心電計、超音波診断装置、注射針、フォーリーカテーテル、吸引カテーテル、補聴器、家庭用マッサージ器、コンドーム　etc

● 一般医療機器　クラスI
　　鋼製小物（メス、ピンセット等）、血液検査装置、手術用不織布　etc

● 特定保守管理医療機器
　輸液ポンプ
　　人工心肺装置、
　　人工呼吸器、
　　多人数用透析液
　　供給装置、

　X線撮影装置、
　心電計、
　超音波診断装置、

　血液検査装置
　etc

● 設置管理医療機器
　多人数用透析液供給装置

　X線撮影装置
　etc

図表R-6　クラス分類とその他の分類のマトリックス

法規制への扉2

業態規制1　製造販売業＆製造業

　医療機器の製造販売を業として行うには、製品に対する法規制（製造販売の承認・認証・届出）とともに組織・企業に対する法規制（製造販売業の許可）もクリアしなければならない。薬機法では、医療機器の品質・有効性・安全性を確保し、これらの使用による保健衛生上の危害の発生及び拡大を防止することを求めており、そのため、設計・開発・製造・製造販売・流通・製造販売後のそれぞれの段階における役割を担う者（組織・企業）を業態として規制している。その業態は、図表R-7に示すとおり、①製造販売業、②製造業、③販売・貸与業、④修理業の4つである。

　ここでは、4つの業態のうち、医療機器を製造販売するために必要な製造販売業の許可と、医療機器を製造するために必要な製造業の登録について説明する。

1. 製造販売業

　医療機器を製造販売するには、製造販売業の許可が必要である。
　「製造販売業」とは、医療機器を市場に出荷する者であって、医療機器の設計・開発、製造販売承認等の取得、製造・品質管理、販売、市販後の安全管理等を含めたすべての行為に対して責任を負う者をいう。ただし、この業態では販売業や貸与業、修理業を行うことはできないので、それを行うにはそれぞれの業許可を取得する必要がある。業許可は、都道府県知事宛に申請を行い取得する。

規制のまとめとポイント

☐　製造販売するには、
- 製造販売業の許可が必要。5年更新
- 製造販売業の許可は、1企業で1つの許可（事業所や部門単位ではない）

☐　製造販売業者は、

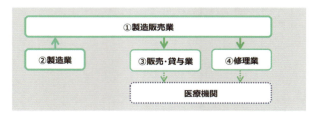

図表R-7　薬機法で規定される4つの業態

- 製品規制への対応、つまり、承認等の取得・維持を行う者
- 承認等に基づき、製品の「品質」(QMS)に責任を持つ
- 「市販後、流通・使用段階」での危害の防止、安全対策(GVP)に責任を持つ
- 品質や安全対策に伴う体制構築・維持(責任者の設置、手順書等文書による管理等)が必要

□ 製造販売業は、取扱う医療機器の種類(クラス分類)によって、次の3種ある。主な相違事項は、責任者の資格要件及び兼務の範囲、QMS及びGVPの要求事項が異なること(第1種が最も多く要求される)。
　①第1種製造販売業、②第2種製造販売業、③第3種製造販売業

──────〈法令条文〉＊体外診断薬の記述は省略。以下同じ。──────

法第23条の2（製造販売業の許可）

1　次の表の上欄〈左〉に掲げる医療機器の種類に応じ、それぞれ同表の下欄〈右〉に定める厚生労働大臣の許可を受けた者でなければ、それぞれ、業として、医療機器の製造販売をしてはならない。

医療機器又は体外診断用医薬品の種類	許可の種類
高度管理医療機器	第1種医療機器製造販売業許可
管理医療機器	第2種医療機器製造販売業許可
一般医療機器	第3種医療機器製造販売業許可

2～4〈略〉

法第23条の2の2（許可の基準）

1　次の各号のいずれかに該当するときは、医療機器の製造販売業の許可を与えないことができる。
　一　申請に係る医療機器の製造管理又は品質管理に係る業務を行う体制が、厚生労働省令で定める基準〈QMS体制省令〉に適合しないとき。
　二　申請に係る医療機器の製造販売後安全管理の方法が、厚生労働省令で定める基準〈GVP省令〉に適合しないとき。
2　法第5条(第3号に係る部分に限る)は、医療機器の製造販売業の許可について準用する。

法第5条第3号の規定（申請者の欠格条項）

1　次の各号のいずれかに該当するときは、医療機器の製造販売業の許可を与えないことができる。
　一、二〈略〉
　三　申請者(申請者が法人であるときは、薬事に関する業務に責任を有する役員を含む)が、次のイからトまでのいずれかに該当するとき。
　　イ　製造販売業等の許可を取り消され、取消しの日から3年を経過していない者
　　ロ　製造業の登録を取り消され、取消しの日から3年を経過していない者

ハ　禁錮以上の刑（令和7年6月1日から拘禁刑）に処せられ、その執行を終わり、又は執行を受けることがなくなった後、3年を経過していない者
ニ　イからハまでに該当する者を除くほか、薬機法、麻薬及び向精神薬取締法、毒物及び劇物取締法、その他大麻取締法、覚醒剤取締法、あへん法等又はこれに基づく処分に違反し、その違反行為があつた日から2年を経過していない者
ホ　麻薬、大麻、あへん又は覚醒剤の中毒者
ヘ　心身の障害により業務を適正に行うことができない者
ト　業務を適切に行うことができる知識及び経験を有すると認められない者

ここに注意！

　製造販売業の「申請者（申請者が法人であるときは、薬事に関する業務に責任を有する役員を含む）」とは、具体的には誰を指すのか。
　それは、取締役全員ではなく、代表権を有する取締役のほか、製造販売、製造・品質、あるいは市販後安全などの薬事に関する業務を担う役員（取締役）が該当する。

(1) 製造販売業の許可の種類

　製造販売業の許可には、前述のとおり、取り扱う医療機器のクラス分類に応じて、第1種製造販売業、第2種製造販売業、第3種製造販売業に分類されている。それぞれが扱える医療機器は、図表R-8に示すとおり。
　なお、製造業や販売業・貸与業及び修理業には製造等という実地の行為があるため、それぞれを行う事業所ごとに許可等を得ることが求められているが、製造販売業は、開発から市販後までの品質確保や安全確保等の全体をマネジメントする業態であり、1法人1許可とされ、主たる事務所で許可を得る。

(2) 製造販売業の許可要件

　製造販売業の許可要件（許可を取得するための条件）として、QMS体制省令とGVP省令の2省令（基準）に適合するほか、申請者の欠格条項非該当、総括製造販売責任者・国内品質業務運営責任者・

図表R-8　許可の種類ごとの取り扱える医療機器の区分

許可の種類	医療機器の区分		
	高度管理医療機器	管理医療機器	一般医療機器
第1種製造販売業	○	○	○
第2種製造販売業	−	○	○
第3種製造販売業	−	−	○

○：取り扱える医療機器の区分　　−：取り扱えない医療機器の区分

安全管理責任者の設置が求められている。製造販売業の許可の有効期間は5年であり、継続のためには更新の手続き(更新申請)が必要になる。

なお、製造販売業にあっては、他の業態のように構造設備(建物、製造用設備・機器、試験検査機器、保管設備等)に関する要求事項はなく、また許可の種類(第1種、2種、3種)によって、上記2基準において適用が求められる要求事項が異なっている。第1種の製造販売業にはすべての要求事項への適合が求められるが、第2種及び第3種の製造販売業では一部の要求事項への適合が除外されている。詳細については、〈法規制への扉3 業態規制2 製造販売業等におけるQMS省令〉を参照されたい。

(3) 製造販売業の体制と機能・役割

製造販売業者は、製品に対する責任を負う者であるので、製品の承認や認証を申請し、取得する者である。つまり製造販売業者は、「製品に責任を持つライセンスホルダー」ということになる。

したがって、製造販売業者は、承認を得た製品の品質から販売後の対応まで一連の行為に責任を負い、製造・品質に関しての一義的な責任を持つことになる。そのため、自ら製造しない場合であっても、製造業者に対して管理・監督の責任を持つ。

医療機器産業に参入する場合、自ら開発した製品を自らのブランドで製造販売する製造販売業者として参入するのか、製造販売業者の管理監督のもと製品を製造する企業として参入するのかによって、組織体制の作りも異なってくる。前者の場合は、製造販売業の許可を取得し、製品の承認等を取得することが必要になる。

製造販売業の体制・機能等のイメージを図表R-9に示す。図のとおり、製造販売業の業務を行うための責任者として総括製造販売責任者、国内品質業務運営責任者、安全管理責任者各1名の設置が求められている(これら責任者を「3役」ということがある)。また、管理監督者と管理責任者は、QMS上、その体制の構築・維持の役を担うために設置が求められているものである。

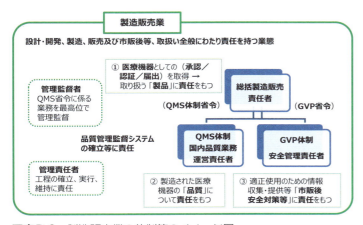

図表R-9 製造販売業の体制等のイメージ図

図表R-10　総括製造販売責任者等3役の資格要件

	第1種製造販売業	第2種製造販売業	第3種製造販売業
総括製造販売責任者	①大学等で物理学、化学、生物学、工学、情報学、金属学、電気学、機械学、薬学、医学又は歯学に関する専門の課程を修了した者 ②旧制中学若しくは高校で上記専門の課程を修了した後、医療機器等の品質管理又は製造販売後安全管理に関する業務に3年以上従事した者 ③医療機器等の品質管理又は製造販売後安全管理に関する業務に5年以上従事した後、指定講習を修了した者 ④厚生労働大臣が前3号に掲げる者と同等以上の知識経験を有すると認めた者		①上記2の専門課程を修了したもの、又は専門課程を修了し、3年以上従事経験のあるもの ②厚生労働大臣が前号に掲げる者と同等以上の知識経験を有すると認めた者
国内品質業務運営責任者	①品質保証部門の責任者であること ②品質保証業務その他これに類する業務に3年以上従事した者(注1) ③品質保証業務を適正かつ円滑に遂行しうる能力を有する者(注2) ④医療機器の販売部門に属する者でない等		
安全管理責任者	①安全管理統括部門の責任者であること ②安全確保業務その他これに類する業務に3年以上従事した者(注3) ③安全確保業務を適正かつ円滑に遂行しうる能力を有する者 ④医療機器の販売部門に属する者でない等		

(注1)「品質保証業務その他これに類する業務に3年以上従事した者」

ア．管理監督者

イ．管理責任者

ウ．医療機器等総括製造販売責任者

エ．旧法下における品質保証責任者、製造管理者及び責任技術者

オ．製造販売業者又は製造業の製造管理又は品質管理に係る業務に従事した者

カ．ISO 9001又はISO 13485の認証を受けた事業者等(製品の製造販売又は製造を行うものに限り、サービス提供等のみを行うものを除く)に係る品質マネジメントシステムの継続的改善又は維持に係る業務に従事した者(品質マネジメントシステムの維持等に係る責任及び権限を付与された管理責任者、その指示のもとこれらの実務を行う部門(品質保証部門等)に所属する者、内部監査員(単に社内資格を有するだけでなく、実際に品質マネジメントシステムを広く監査している者に限る)等)

第1種製造販売業についてはアからオまで、第2種及び第3種製造販売業についてはアからカまで。

(注2)「品質保証業務を適正かつ円滑に遂行しうる能力を有する者」
　　　上記カに掲げる者を国内品質業務運営責任者に任命しようとする場合、その者の法に関する知識の習得の必要性等を勘案し、都道府県、医療機器等関係団体が行う医療機器等の品質管理に係る講習会その他適切な教育訓練を受けさせることを考慮すること

(注3)「安全確保業務その他これに類する業務に3年以上従事した者」
　　　第1種製造販売業について限り要求され、第2及び3種には適用されない

(4) 製造販売業の業務を担う各責任者(3役)の資格要件

　製造販売業における各責任者(総括製造販売責任者、国内品質業務運営責任者、安全管理責任者)の資格要件は、図表R-10のとおりである。総括製造販売責任者は、同欄の①〜④の資格要件のうち、いずれかを満たすことが求められる。国内品質業務運営責任者と安全管理責任者は、それぞれの欄の①〜④のすべてを満たすことが求められる。

(5) 各責任者の兼務

　兼務にあたっては、次のことを踏まえること。

図表R-11 総括製造販売責任者が兼務できる範囲

	総括製造販売責任者	国内品質業務運営責任者	安全管理責任者
第1種製造販売業	○	○	×
第2種製造販売業	○	△	△
第3種製造販売業	○	○	○

○：兼務可能　　△：いずれか一方との兼務可能　　×：兼務不可

- 業務に支障のないこと
- 2又は3以上の役職を兼務する場合、それぞれの資格要件を満たすこと

　これらを前提のうえ、総括製造販売責任者が他の責任者を兼務できるのは、図表R-11のとおり。実際に兼務する際は、許可権者である所轄の都道府県の薬務担当課に確認を得ることが必要である。

　なお、総括製造販売責任者と国内品質業務運営責任者は、それぞれ次の場合に管理監督者（QMSに係る業務を最上位で管理監督する役員）と管理責任者（QMSの実施及び維持の責任者）等を兼務可能である。

○総括製造販売責任者
1. 管理監督者と兼務
2. 管理監督者、管理責任者と兼務
3. 管理監督者、管理責任者、国内品質業務運営責任者と兼務

○国内品質業務運営責任者
1. 管理責任者と兼務
2. 登録した製造業と同一所在地の場合、責任技術者と兼務

2. 製造業

規制のまとめとポイント

☐ 製造業を行うには、製造所ごとに都道府県知事の登録を受けることが必要。5年更新。
☐ 製造業の登録では、製造行為のみができる。製造した医療機器を販売業者に直接販売するなどの行為はできない。
☐ 登録の必要な製造工程は、次の4工程であり、この4工程のうち、いずれか1つでも行う場合は登録が必要。
　　①設計、②主な組立、③滅菌、④最終製品の保管（出荷判定待ちの保管施設）
　なお、設計のみを行う製造所が製造販売業の主たる事務所である場合や、包装・表示工程のみを行う製造所の場合は登録が不要。また、出荷判定後の製品の保管は、販売業の許可が必要である。
☐ 登録が必要な製造工程については登録申請書には規定しないが、承認申請書等で規定する。

□ 製造業にもQMSが適用されるが、除外項目あり。製品の製造販売承認・認証時等のQMS調査の対象にもなり、製造販売業の管理監督下に置かれる。

〈法令条文〉

法第23条の2の3（製造業の登録）

1 業として、医療機器又は体外診断用医薬品の製造（設計を含む）をしようとする者は、製造所（医療機器の製造工程のうち設計、組立て、滅菌その他の厚生労働省令で定めるものをするものに限る）ごとに、厚生労働省令で定めるところにより、厚生労働大臣の登録を受けなければならない。

2 前項の登録を受けようとする者は、厚生労働省令で定めるところにより、次の各号〈略〉に掲げる事項を記載した申請書を厚生労働大臣に提出しなければならない。

3 第一項の登録は、3年を下らない政令で定める期間ごとにその更新を受けなければ、その期間の経過によって、その効力を失う。

4 第5条（第3号に係る部分に限る）の規定は、第1項の登録について準用する。〈申請者の欠格条項〉

第23条の2の14（医療機器等総括製造販売責任者等の設置及び遵守事項）

1～4〈略〉

5 医療機器の製造業者は、厚生労働省令で定めるところにより、医療機器の製造を実地に管理させるために、製造所ごとに、責任技術者を置かなければならない。

6 前項の規定により医療機器の製造を管理する者として置かれる者（以下「医療機器責任技術者」という）は、次項及び第八項において準用する第8条第1項に規定する義務並びに第9項に規定する厚生労働省令で定める業務を遂行し、並びに同項に規定する厚生労働省令で定める事項を遵守するために必要な能力及び経験を有する者でなければならない。

7 医療機器責任技術者は、医療機器の製造の管理を公正かつ適正に行うために必要があるときは、製造業者に対し、意見を書面により述べなければならない。

8 医療機器責任技術者については、第8条第1項の規定〈保健衛生上支障を生ずるおそれがないように、勤務する従業者を監督し、製造設備及び医療機器その他の物品を管理し、その他の業務につき、必要な注意を行うこと〉を準用する。

9 医療機器責任技術者が行う医療機器の製造の管理のために必要な業務及び医療機器責任技術者が遵守すべき事項については、厚生労働省令で定める。

10～14〈略〉

(1) 登録の対象（必要な工程）

登録の対象は、全ての製造工程ではなく、①設計（設計プロセス全体をマネジメントしている組織）、②組立て、③滅菌（滅菌受託業者など）、④最終製品の保管（出荷判定待ちの保管施設）の4工程に限定されている。設計施設が製造販売業の主たる事務所や包装・表示工程については登録不要とされている。

> **ここに注意！**
> 包装や表示のみを行う製造所は、登録は不要であるが、製造工程の一部ではあるので、製品の品質保持のため、製造販売業が管理監督を行う必要がある。また、組立等を行う製造所で包装・表示も併せて行う場合は、それらの工程を含めて手順書等を定めておくことが必要である。

なお、工程に関係なく製造所としては一つの登録の手続きを行えばよく、構造設備に関する基準である薬局等構造設備規則は適用除外で、QMSのなかで管理される。

製造工程から見た登録の範囲を図表R-12に示す。

医療機器の分類別の登録対象範囲を図表R-13に示す。なお、ここでは再製造単回使用医療機器の場合の対象工程については、省略する。

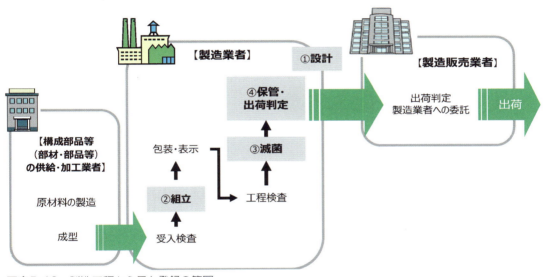

図表R-12 製造工程から見た登録の範囲

図表R-13 医療機器の分類（法律上の分類）別の登録対象範囲

医療機器分類（法律上の分類）	①設計	②組立て	③滅菌	④最終製品の保管
高度管理医療機器	○	○	○	○
管理医療機器	○	○	○	○
一般医療機器	−	○	○	○
プログラム	○	−	−	−
プログラムを記録した記録媒体	○	−	−	○

○：登録が必要な工程、　−：登録が不要な工程

(2) 登録の単位

　製造業の登録対象となるのは、上述のとおり、4つの製造工程を行うところであるが、製造業の登録手続きは、製造工程ごとではなく、製造所単位、つまり製造所ごとに「医療機器製造業」として1つの登録を行うことになる。

　例えば、製造業として登録していた製造所で設計、組立を行っていたが、その後、併せて滅菌も行うことになった場合でも、あらためての登録は不要である。

　すなわち、製造業の登録は、製造所として1つの業を取得し、具体的な工程は製品ごとの手続きである承認・認証申請書等において規定することになる。業と製品の両方から規定することになることに留意されたい。

(3) 製造業の登録に関する主なポイント

　登録の対象となる設計や組み立て等について、どこまでを対象とすべきか、そのポイントをまとめた。

- 「設計」について

　例えば、本体と付属品（構成品）からなるシステム品で、設計が別々に行われ、システム品及び付属品の設計検証等の記録が管理され、当該施設でQMS省令の設計開発に係る調査を受けることが可能な場合 → QMS省令の設計開発に係る調査を受けることが可能な施設のみ製造業の登録を受けることでよい。

- 「組み立て（組合せ品を含む）」について

① 「主たる組立」を行う登録すべき製造所

　製造実態がある施設のうち、製品実現の責任体制等を踏まえて登録対象を決めること。ただし、製品に対する責任を有するものの、製造実態がなく本社機能のみを有する事務所は、「主たる組立」の製造所には該当せず、製造実態を有する別の施設が登録対象となる。

② 組みあわせた製品

　それぞれを別々の製造所で組立てるが、同一の製品実現に責任を有する組織（QMS組織）内にて複数の製造所が関わって製品を組み立てる場合、原則として、製品実現について実質的に責任を有する施設として代表的と考えられる製造所を1カ所特定して登録することでよい。

　なお、各構成品を単独の医療機器として別途製造販売する場合は、当該医療機器は承認等が必要になることから、当該品の製造所は、「主たる組立」等を行う施設として製造所の登録が必要。

- 「滅菌施設」について

　最終製品の責任の有無にかかわらず、無菌性を保証する滅菌を施す施設が該当。委託先であっても「滅菌」の製造所として登録が必要。

- 「製造の再委託」について

　製造販売業者Aから別の法人B工場に対して製造委託されている品目において、B工場では一部

の製造工程をC工場に委託する。ただし、最終製品自体の出荷判定はB工場で実施し、製品実現についての実質的な責任はB工場が有している場合は、B工場のみ登録し、C工場は登録不要。

● 製造業の登録（まとめ）

登録については、一律に考えるのではなく、製造実態等を踏まえ、製造（設計、組立）について、実質的に責任を有し、QMS調査に対応出来る施設であることを念頭において、製造業者と協議のうえ製造販売業者が決めること。

ただし、QMS調査等において、適切に対応できなければ、その製造業者でよいのか問題になる可能性があるので、留意のこと。

※添付文書の製造業者欄には、「主たる設計を行った製造所」を記載する。（平成26年10月31日事務連絡「医療機器の添付文書の記載要領に関するQ＆A」）

(4) 製造業の登録要件

製造業の登録は、申請者の欠格条項非該当が定められているほか、責任技術者の設置が求められている。登録の有効期間は5年であり、継続のためには登録の更新の手続き（更新申請）が必要になる。

(5) 責任技術者の資格要件

製造所に置くことが求められている責任技術者の資格要件は、図表R-14のとおりである。各資格要件は、記載されている一～四のいずれかに該当することが必要である。

図表R-14 責任技術者の資格要件

	①設計、②組立、③滅菌、④保管を製造する製造所 責任技術者の資格要件	設計のみを行う製造所 責任技術者の資格要件
高度管理医療機器 及び管理医療機器	一　大学等で、物理学、化学、生物学、工学、情報学、金属学、電気学、機械学、薬学、医学又は歯学に関する専門の課程を修了した者 二　旧制中学若しくは高校又はこれと同等以上の学校で、物理学、化学、生物学、工学、情報学、金属学、電気学、機械学、薬学、医学又は歯学に関する専門の課程を修了した後、医療機器の製造に関する業務に3年以上従事した者 三　医療機器の製造に関する業務に5年以上従事した後、別に厚生労働省令で定めるところにより厚生労働大臣の登録を受けた者が行う講習を修了した者 四　厚生労働大臣が前三号に掲げる者と同等以上の知識経験を有すると認めた者	製造業者が設計に係る部門の責任者として指定する者を責任技術者とすることができる
一般医療機器	一　旧制中学若しくは高校又はこれと同等以上の学校で、物理学、化学、生物学、工学、情報学、金属学、電気学、機械学、薬学、医学又は歯学に関する専門の課程を修了した者 二　旧制中学若しくは高校又はこれと同等以上の学校で、物理学、化学、生物学、工学、情報学、金属学、電気学、機械学、薬学、医学又は歯学に関する科目を修得した後、医療機器の製造に関する業務に3年以上従事した者 三　厚生労働大臣が前二号に掲げる者と同等以上の知識経験を有すると認めた者	

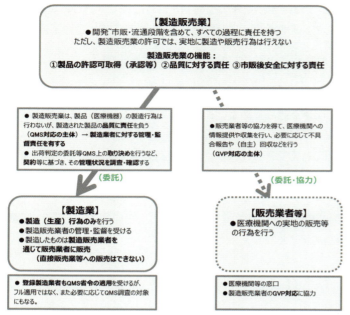

図表R-15 製造販売業と製造業及び販売業等との法的な位置づけ

(6) 製造販売業と製造業・販売業等との法的な関係

製造販売業と製造業や販売業等との関係は、現実の場ではいろいろあると思われるが、法的な関係を図表R-15に示した。基本的には、製造販売業が、製造や販売等を委託するという考え方である。

なお、製造販売業等におけるQMSやGVPの活動については、〈法規制への扉3、4 製造販売業等におけるQMS省令及び製造販売業等におけるGVP省令〉を併せて参照いただきたい。

3. 製造販売業者・製造業者の法令遵守体制

令和元年12月4日に改正・公布され、令和3年8月1日より施行されている薬機法において、法律違反を未然に防ぐため、製造販売業者等に大使、次のような法令遵守体制等の整備が求められることとなった。

- ○ 製造販売業者・製造業者の法令遵守に責任を有する者を明確にするため、薬事に関する業務に責任を有する役員(責任役員)を法律上位置づけ、許可申請書に記載する。
- ○ 製造販売業者・製造業者の遵守事項として、以下を規定する。
  ・従業者に対して法令遵守のための指針を示すこと。
  ・法令遵守上の問題点を把握し解決のための措置を行うことができる体制を含めた、法令遵守のための体制を整備する。また、上記の法令遵守のための体制整備に係る改善命令を求めることができる。
  ・許可業者の業務が法令を遵守して適正に行われるために、必要な能力及び経験を有する総

括製造販売責任者・製造管理者を選任する。
・総括製造販売責任者・製造管理者により述べられた意見を尊重し、法令遵守のために措置を講じる必要があるときは、当該 措置を講じる。
○ 総括製造販売責任者・製造管理者による、製造販売業者・製造業者に対する意見申述義務を法律上規定する。

なお、これらをイメージ図にすると、図表R-16のようになる。

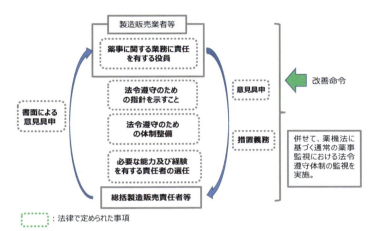

図表R-16 製造販売業者・製造業者における法令遵守体制の整備

法規制への扉３

業態規制２
製造販売業等におけるQMS省令

　医療機器の製造管理・品質管理に係る規制は、次の２つの省令に基づいて行われている。QMS体制省令は、医療機器の製造管理・品質管理体制を規定するもので、製造販売業の許可要件となっている。QMS省令は、医療機器の製造管理・品質管理システムを規定するもので、医療機器の承認、認証の要件となっている。

　① 医療機器又は体外診断用医薬品の製造管理又は品質管理に係る業務を行う体制の基準に関する省令（平成26年厚生労働省令第94号：QMS体制省令）
　② 医療機器及び体外診断用医薬品の製造管理及び品質管理の基準に関する省令（平成16年厚生労働省令第169号：QMS省令）

1. 製造販売業の許可要件としてのQMS体制省令

　QMS体制省令は、QMS省令のうち、必要な組織体制と人員の配置に関する規定を省令として定めたもので、これに適合していることが製造販売業の許可要件の一つとされている。QMS体制省令の

●QMS体制省令
- 第1条　趣旨
- 第2条　定義
- 第3条　製造管理及び品質管理に係る業務に必要な体制
  - 第1項　必要な組織体制の整備
    - ①品質管理監督システムの確立、文書化及び実施並びにその実効性の維持
    - ②品質管理監督文書の管理及び保管
    - ③記録の管理及び保管
    - ④QMS体制省令の規定を遵守するために必要な組織の体制
  - 第2項　必要な人員の配置
    - ①総括製造販売責任者がQMS省令に掲げる業務を適正に行うことができるよう適切に配置すること
    - ②管理監督者がQMS省令を遵守することができるよう適切に配置すること
    - ③その他QMS省令の規定を遵守するために必要な人員の配置
- 第4条　準用
  - 第1項　選任外国製造医療機器機等製造販売業者
  - 第2項　選任外国製造指定高度管理医療機器機等製造販売業者

●QMS省令
- ・第5条：品質管理監督システムに係る要求事項
- ・第6条：品質管理監督システムの文書化
- ・第7条：品質管理監督システム基準書
- ・第8条、第67条：文書の管理、保存期限
- ・第9条、第68条：記録の管理、保存期限

●QMS省令
- ・第2条第16項：管理監督者の定義
- ・第10条：管理監督者の関与
- ・第15条：責任と権限
- ・第16条：管理責任者
- ●法第23条の2の14＆則114条の49：総括製造販売責任者の設置・基準（資格要件）
- ●則114条の50＆省第71条：総括製造販売責任者の遵守事項・業務

図表R-17　QMS体制省令とQMS省令等との紐付け

基本は、主として次の2点である。
① 組織体制を整備すること：文書・記録の管理体制（文書・記録の管理に係る文書化された手順、保管期限の明確化など）
② 人員配置を適切に行うこと：管理監督者、管理責任者、総括製造販売責任者、国内品質業務運営責任者など各責任者の権限、業務分掌など

これらは、具体的にはQMS省令に紐付く。その関係を図表R-17に示す。

2. QMS体制における各責任者の役割

製造販売業は、その業務を行うための責任者として3役（総括製造販売責任者、国内品質業務運営責任者、安全管理責任者）とQMS体制の構築・維持の役を担う2役（管理監督者、管理責任者）の設置が求められている。それら責任者の役割等を図表R-18に示した。

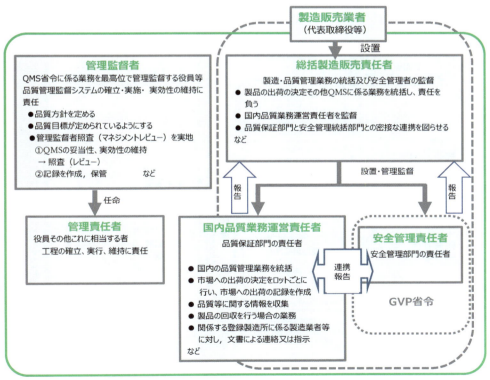

図表R-18 製造販売業における各責任者の役割と関係

3. QMS体制省令への適合状況の確認

QMS体制省令への適合は、製造販売業の許可を受ける際の要件であり、製造販売業の許可あるいは更新申請の際に、都道府県が調査等を行う。その主な内容の次のとおり。

- QMS体制の整備状況（QMS組織の明確化、品質管理監督システム基準書など品質文書の制定状況）
- 文書／記録の管理体制（文書／記録の管理に係る文書化された手順、保管期限の明確化など）
- 各責任者の権限、業務分掌など（管理監督者、管理責任者、総括製造販売責任者、国内品質業務 運営責任者など）

なお、製品実現プロセス等に関する調査等は、承認・認証申請時及び定期調査でのQMS適合性調査として行われる。

4. 製造業におけるQMS

工程の外部委託先又は購買物品の供給者が登録製造所の場合は、次のことが必要となる。

- 当該委託登録製造所等もQMS省令を遵守すること（QMS省令第83条）
- 製造販売業者等は、その管理状況等を確認すること（QMS省令第65条）

製造販売業者と登録製造業者のQMS上の関係を示すと次の図表R-19のようになる。

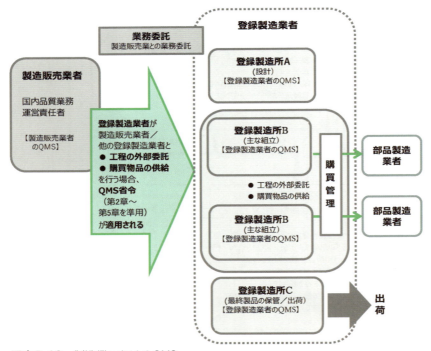

図表R-19 製造業におけるQMS

ただし、登録製造業では、次の条項は適用外である。
- 特定医療機器関連（法第49条第2項・3項）
- 不具合等報告（第69条）
- 製造販売後安全管理基準との関係（第70条）
- 総括製造販売責任者の業務（第71条）
- 国内品質業務運営責任者（第72条）
- その他、修理症、販売・貸与業、中古品に係る遵守事項（第72条の2）
- 選任外国製造医療機器製造販売業者等の業務（第72条の3）

また、自らの製造所が行う工程から、品質管理監督システムの適用が適当でない（不要）と考えられる規定（項目）は、適用しないことができる。この場合、品質管理監督システム基準書にその旨を規定しておくこと。

なお、登録製造業者以外の製造業者は、QMS省令の直接的な適用は受けないが、製造販売業者と他の登録製造業者との取り決め（契約等）が重要となる。

5. 品質マニュアル等のQMS文書

(1) 品質マニュアル等

製造販売業及び製造業における品質管理監督システム基準書（品質マニュアル）等の主なQMS文書を図表R-20に示す。

(2) 製造販売業者と登録製造所との取決め例

目的

本取決めは、QMS省令（平成16年厚生労働省令第169号）に基づき、登録製造所における医療機器の製造管理及び品質管理の適切な実施を確保するため、製造販売業者の委託等により登録製造所において設計・製造する医療機器（以下「製品」という）に関し、次の事項を取り決めるものである。なお、本取決めを適用する製品については、付属書Aに定める。

1. 委託の範囲

製造業者に委託する製造の範囲は、当該製品の設計、主な製造、出荷に係る保管及びその業務に付帯する設計・製造に関する業務全般である。登録製造所は、製造販売業者に対する供給者として、その責務を負う。本取決めにおいて、製造販売業者及び登録製造所のQMS省令に基づく責任関係を下記2～9項に加えて、付属書Bに示す。

2. 製造管理及び品質管理の方法

(1) 製造業者は、QMS省令及び本覚書に基づいて当該製品の製造管理・品質管理を厳格に行う。

(2) 製造業者は、QMS省令に基づいて作成された製品標準書及び関連する手順書等の製造方法に従って当該製品を製造するとともに、製品標準書の規格及び試験検査方法に適合した当該製品を出荷する。

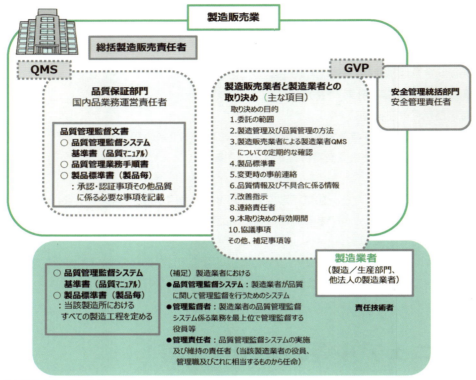

図表 R-20 QMS文書

3. 製造販売業者による製造業者QMSについての定期的な確認
　(1)　当該製品が登録を受けた製造所において、適切な製造管理及び品質管理の下で製造され、また出荷されていることについて、製造販売業者による定期的な確認を受ける。
　(2)　定期的な確認は、以下の方法による。
　　①　国内品質業務運営責任者又はあらかじめ指定した（外部委託を含む）者が実地に確認する。
　　②　製造業者から関連する書類を入手し、当該書類により確認する。
　　③　第3者機関によるISO13485等の証明書あるいは相手先国の規制当局の査察レポートにより確認する
　　《注1》第3者機関によるISO13485等の証明書あるいは相手先国の規制当局の査察レポートにより確認する。とあるが、ISO13485ではQMS省令の全要求事項をカバーしていない（例えば、文書の保存期間等）ため、この部分についての追加の確認が必要になる。
　　《注2》定期的な確認は、両者で取り決め実施する。ただし、新たな品目の製造を開始する場合の確認、又は当該製造所において製造工程等の変更や品質管理上の問題が発生した場合などには随時行う。なお、製造販売業者による実施監査の権利については明記しておく必要がある。

4. 製品標準書
　　製造販売業者は、製品標準書をQMS省令に基づいて作成する。製造業者は委託の範囲において

製品標準書を作成する。製品標準書及びそれらに基づく製造記録は、QMS省令で本製品に求められる期間保管されなければならない。

5. 変更時の事前連絡

　　製造業者は、設計、製造方法及び試験検査方法などを変更する場合で、品質への影響が否定できないと判断される場合は、事前に国内品質業務運営責任者に連絡し、許可を得た後に変更を実施する。

6. 品質情報及び不具合に係る情報

　　製造業者は、品質不良もしくはその恐れに係る情報又は施行規則228条の20第2項各号に係る不具合に係る情報を知り得た場合、速やかに国内品質業務運営責任者に報告を行い、その指示に従い適切な措置を講じるものとする。

7. 改善指示

　　国内品質業務運営責任者は、当該製品の製造管理及び品質管理に関して改善の必要を認めた場合、所要の措置を講じるよう製造業者に指示することができる。製造業者はその指示に対して、改善（措置）を速やかにかつ適切に実施し、文書により国内品質業務運営責任者に連絡する。製造販売業者はこの内容を確認する。

8. 連絡責任者

9. 本取り決めの有効期間

10. 協議事項

付属書A

付属書B

引用：平成26年11月13日開催第28回医療機器・体外診断用医薬品QMS講習会説明資料　日本医療機器産業連合
　　　会、日本臨床検査薬協会共催

法規制への扉4

業態規制3
製造販売業におけるGVP省令

　製造販売業の許可を取得するには、2つの基準に適合することが必要である。QMS体制とGVPに関する基準（省令）である。QMS体制に関する基準（省令）については、前項業態規制2で説明した。ここでは、GVP省令が求める体制等について説明する。

　GVP省令とは、「医薬品、医薬部外品、化粧品、医療機器及び再生医療等製品の製造販売後安全管理の基準に関する省令」（平成16年厚生労働省令第135号）のことで、薬機法第23条の2の2第2号（許可の基準）に基づき定められた基準（省令）である。ちなみに、GVPとは「Good Vigilance Practice」の略である。

1. GVP体制について

　GVP体制、すなわち市販後の安全管理体制の概念図（イメージ図）を図表R-21に示す。なお、この概念図は第1種製造販売業を想定したものである。

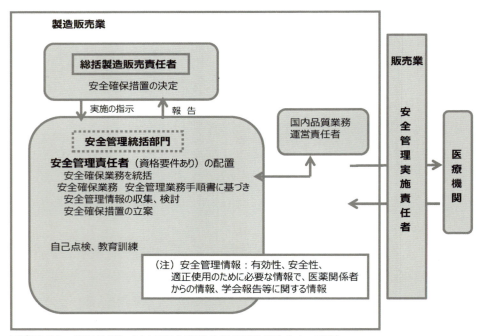

図表R-21　GVP体制における安全管理体制の概念図（イメージ図）

2. GVP省令の概要

2.1 要求事項と適用項目

　図表R-21に第1種製造販売業を想定したGVP体制における安全管理体制の概念図を示したが、第2種及び第3種製造販売業では、GVP省令の適用項目が異なる。図表R-22にそれぞれの適用項目を比較して示した。

　GVP省令第4条で規定する第1種製造販売業者の「安全確保業務に係る組織及び職員」と、第13条で規定する第2種及び第3種製造販売業の「安全確保業務に係る組織及び職員」の相違は、次のとおりである(左が第1種／右が第2種及び第3種)。

①　安全管理統括部門の設置／設置の規定なし
②　安全管理責任者の資格要件(3年以上の実務経験)／実務経験の規定なし
③　安全管理実施責任者の設置／設置の規定なし

図表R-22　GVP省令の要求事項と適用項目

要求事項	第1種	第2種	第3種
●趣旨(第1条)、定義(第2条)	○	○	○
●総括製造販売責任者の業務(第3条)	○	○[※1]	○[※2]
●安全確保業務に係る組織及び職員:安全管理統括部門の設置、経験ある安全管理責任者の設置、販売部門等からの独立、場合により安全管理実施責任者の設置(第4条)	○	―	―
●製造販売後安全管理業務手順書等(第5条)	○	△[※1]	―
●安全管理責任者の業務(第6条)	○	○[※1]	○[※2]
●安全管理情報の収集(第7条)	○	△[※1]	△[※2]
●安全管理情報の検討及びその結果に基づく安全確保措置の立案(第8条)	○	△[※1]	△[※2]
●安全確保措置の実施(第9条)	○	△[※1]	△[※2]
●自己点検(第11条)	○	○[※1]	―
●製造販売後安全管理に関する業務に従事する者に対する教育訓練(第12条)	○	○[※1]	―
●安全確保業務に係る組織及び職員:安全確保業の人員を十分に有すること、安全管理責任者の設置、販売部門等からの独立(第13条)	―	○	○[※2]
●安全確保業務に係る記録の保存(第16条)	○	○	○

○:適用　△:一部除外　―:非適用／
※1:GVP省令第14条準用　※2:GVP省令第15条準用

2.2 個別要求事項の概要

第1種製造販売業者の製造販売後安全管理の基準であるGVP省令第2章(第3条～第12条)の要求事項を中心に以下概要説明する。

(1) 総括製造販売責任者及び安全管理責任者の業務(第3条及び第6条)

総括製造販売責任者及び安全管理責任者が行う業務について規定されており、その内容を図表R-23に示した。

(2) 安全確保業務に係る組織及び職員(第4条)

第1種製造販売業者には、安全確保業務に係る組織・職員として、安全管理統括部門と経験ある安全管理責任者の設置が求められている。また、安全管理情報の収集、解析、その検討の結果に基づく必要な措置の実施及び収集した安全管理情報の保存業務の全部又は一部を安全管理責任者以外

図表R-23 総括製造販売責任者及び安全管理責任者の業務

総括製造販売責任者の業務(第3条)	安全管理責任者の業務(第6条)
①安全管理責任者を監督すること。	①安全確保業務を統括すること。
②安全管理責任者の意見を尊重すること。	②安全確保業務が適正かつ円滑に行われているか確認し、その記録を作成・保存すること。
③安全管理責任者国内品質業務運営責任者その他の製造販売に係る業務の責任者との密接な連携を図らせること。	③安全確保業務について必要があると認めるときは、総括製造販売責任者に対し文書により意見を述べ、その写しを保存すること。

図表R-24 安全確保業務に係る組織等に係る種別要求事項

要 求 事 項	第一種	第二種	第三種
〈安全管理統括部門を設置すること〉	○	−	−
① 総括製造販売責任者の監督下にあること	○	−	−
②安全確保業務を適正かつ円滑に遂行しうる能力を有する人員を十分に有すること	○	−	−
② 販売部門等から独立していること	○	−	−
〈安全管理責任者の設置〉	○	○	○
① 安全管理統括部門の責任者であること	○	−	−
② 安全確保業務等の業務に3年以上従事した者であること	○	−	−
③安全確保業務を適正かつ円滑に遂行しうる能力を有する者であること	○	○	○
③ 医療機器の販売に係る部門に属する者でないこと	○	○	○

○：適用　　−：非適用

の者に行わせる場合は、当該業務を適正かつ円滑に遂行しうる能力を有する者（安全管理実施責任者）を配置することも求めている。

　GVP省令第4条で規定する第1種製造販売業者の「安全確保業務に係る組織及び職員」と、第13条で規定する第2種及び第3種製造販売業の「安全確保業務に係る組織及び職員」の相違は、繰り返しになるが、次のとおりである（左が第1種／右が第2種及び第3種）。また、図表R-24にも第1種、第2種、第3種製造販売業の安全確保業務に係る要求事項の違いを示した。

　　① 　安全管理統括部門の設置／設置の規定なし
　　② 　安全管理責任者の資格要件（3年以上の実務経験）／実務経験の規定なし
　　③ 　安全管理実施責任者の設置／設置の規定なし

(3) 製造販売後安全管理業務手順書等

　安全管理業務を適正・円滑に行うために、図表R-25に掲げる手順を記載した製造販売後安全管理業務手順書を作成することが求められている（第5条第1項）。また、製造販売後安全管理業務に従事する者の責務、管理体制を文書化することも求められている（第5条第2項）。

　なお、手順書は、企業の体制や扱う製品等によって必要な内容も異なるので、自社に合った、かつ対応できる内容に置き換えるなど留意する。

　東京都のホームページ「東京都健康安全研究センター ≫ 医療機器監視課のページ」に手順書のモデルが示されているので、参考にされたい。

(4) 安全管理情報の収集・検討及び安全確保措置の立案、実施

　情報の収集・検討及び安全確保措置の立案、実施に関する業務の流れを図表R-26に示す。

(5) 安全管理情報と安全管理責任者・安全管理実施責任者について

　安全管理情報と安全管理責任者・安全管理実施責任者との関係を図表R-27に示す。

(6) GVP体制における課題について

　東京都健康安全研究センター広域監視部医療機器監視課が実施した平成30年度GVP調査からみた課題（GVP調査での指摘項目とコメント）を図表R-28に示す。

図表R-25　手順書に記載しなければならない手順

項　目	手　順　書
イ．情報の収集等	安全管理情報の収集・検討及びその結果に基づく安全確保措置の立案・実施に関する手順
ロ．報告	安全管理責任者から総括製造販売責任者への報告・安全管理実施責任者から安全管理責任者への報告に関する手順
ハ．点検	自己点検・教育訓練・業務に係る記録の保存に関する手順
ニ．その他	国内品質業務運営責任者その他の製造販売業務の責任者との相互連携に関する手順・製造販売後安全管理に関する業務を適正かつ円滑に行うために必要な手順等

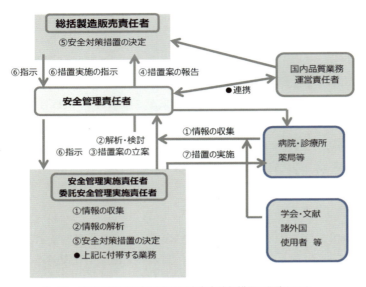

①～⑦：GVP省令に基づく製造販売後安全確保措置の業務を示す。
●：製造販売後安全確保措置に関連する規定事項を示す

図表R-26 安全確保措置の業務の流れ

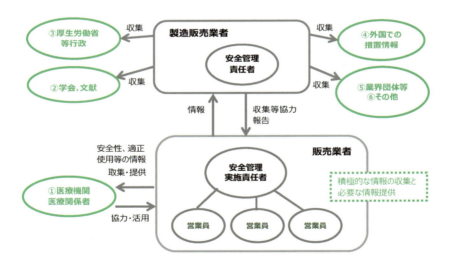

（注）①～⑥は、GVP省令第7条で求める安全管理情報をいう。

図表R-27 安全管理情報と安全管理責任者・安全管理実施責任者との関係

図表R-28 GVP調査での指摘項目とコメント

指摘項目	指摘に対するコメント
①製造販売後安全管理業務手順書(5条関連)	●製造販売業者(代表者等)が適切に制定する。 ●手順書に安全管理情報の収集に関する手順について自社に必要な手順書をもれなく作成する。
②情報収集(7条関連)	●手順に従い、記録を作成・保存する。 ●該当する情報がなくても、「該当情報なし」の旨、記録を作成する。
③自己点検(11条関連)	●第1・2種製造販売業は必須。頻度を定めて実施し、その記録を作成する。 ●点検の結果を製造販売業者(代表者等)及び総括製造販売責任者に報告することを手順書に規定し、報告したことが記録から分かるようにする。
④情報の検討及び措置の立案(8条関連)	●収集した安全管理情報に関して調査の進捗管理について、情報集から措置に至るまでのスケジュール管理を行う。例えば、①情報の収集〜安責への報告　入手日〜〇日まで、②情報の検討〜措置案の検討〇〜×日目で、③…
⑤教育訓練(12条関連)	●教育訓練の計画は総括が作成もしくは承認(総括以外が作成した場合)する。 ●教育訓練の結果は総括が確認し、その記録を残す。
⑥記録の保存	●記録の保存の起算日は利用しなくなった日から」、自己点検、教育訓練に関する記録は「作成した日から」。

法規制への扉 5

QMS省令とは

1. QMS省令の法的位置づけ

QMSはQuality Management Systemの略。QMS省令は、平成16年12月17日に制定された厚生労働省令第169号「医療機器及び対外診断用医薬品の製造管理及び品質管理の基準に関する省令」のことをいう。同省令はその後、平成26年に改正され、製造販売業者を主体とした品質管理が要求され、さらに平成29年に改正され、再製造単回医療機器に関する要求が追加された。そして令和3年3月26日に改正され、従来のQMS省令にリスクに基づくアプローチ、ソフトウェアのバリデーション、統計学的手法を用いたサンプルサイズの考え方などが追加され、医療機器の品質マネジメントシステムの国際規格であるISO 13485：2016に整合された。

QMS省令の概要

QMS省令：医療機器及び体外診断用医薬品の製造管理及び品質管理の基準に関する省令（平成16年厚生労働省令第169号）

QMS省令の適用対象：QMS省令の適用医療機器の製造販売業者（第2、3章）及び製造業者（第6章）
- 第2章　基本的事項：ISO13485相当
- 第3章　追加的事項：文書・記録保管等国内独自の要求事項
- 第6章　登録製造所等の品質管理システム等

QMS省令の適用医療機器：
- クラスⅠ～Ⅳの製品。ただし、クラスⅠ製品（一般医療機器）は、設計管理の条文（第30条～第36条の2）が適用除外。また、
- 製造管理及び品質管理に注意を要するものとして指定された一般医療機器（平成26年厚労省告示第316号QMSの適用を求められる一般医療機器：X線関連・分析装置等、製造工程において滅菌されるもの）以外の一般医療機器（限定一般医療機器）は一部適用除外となる（限定一般医療機器のみを扱う製造販売業者を限定第三種製造販売業者という）。

図表R-29　QMS体制省令の主なポイント

管理者の設置	各種責任者を設置する。各責任者には資格要件がある。資格要件を満たす人が必要。
文書化	品質管理監督システム基準書（品質マニュアル）、各種手順書、リスクマネジメントの実施にする報告書、製品標準書等 これらの業務手順書等が適正に運用されているか、随時チェック、直して、必要に応じて改訂する。いわゆる、PDCA（Plan、Do、Check、Action）サイクルを回す。

QMS省令の考え方

○　QMSは製品開発から市販後の観点を踏まえて作成されたものであり、単に製造及び品質の管理を求めているものではない。
　　→ QMSは、マネジメントプロセス、顧客の要求事項等を踏まえた製品実現プロセス及びこれらの実効性を監視・担保するためのサポートプロセス、さらに文書・記録の管理を求めている。
○　製造販売業は、品質管理監督システム（品質マネジメントシステム）を確立し、文書化し、実施し、それを維持することが必要。そのために管理者の設置や文書管理を求めている。
　　→ QMS体制省令（平成26年厚生労働省令第94号：医療機器又は体外診断用医薬品の製造管理又は品質管理に係る業務を行う体制の基準に関する省令）：製造販売業の許可要件（製造販売業の許可の取得・維持のための条件）
　　　QMS体制省令の主なポイントは、図表R-29のとおり。
○　QMS省令は、医療機器の承認・認証の要件（QMSに適合することが承認・認証を得るための条件）であり、かつ、承認・認証取得企業（製造販売業の許可を有する法人）にQMS適合を維持、担保することを求めている。

2. QMS省令の構成

　QMS省令で定める体制は、製造販売業の許可要件（QMS体制省令）であると同時に、製品の製造から市販後までに関わる品質管理の体制である。承認の要件として承認申請する品目がQMSに則って品質・製造管理を行うことが求められている。図表R-30にQMS省令の構成（章立て）を示す。

　QMS省令は、第1章から第6章までであり、第1章が省令の趣旨や定義等の総則、第2章がISO 13485：2016の要求事項に整合させた製造管理・品質管理に係る基本的要求事項、第3章が追加的要求事項である。第4章、第5章は、生物由来医療機器や体外診断薬の要求事項。第5章の2は、単回使用医療機器の再製造に関する追加要求。第6章は、輸出用医療機器、登録製造所に対する要求事項である。
　QMS省令は、製造販売業に適用されるが、登録製造所に対しては、QMS省令の第2章から第5章の規定が適用される。

図表R-30　QMS省令の構成

章	内容	備考
第1章	総則（第1条～第3条）	製造販売業者等の遵守事項
第2章	医療機器等の製造管理及び品質管理に係る基本的要求事項 （第4条～第64条） 　第1節　通則（第4条） 　第2節　品質管理監督システム（第5条～第9条） 　第3節　管理監督者の責任（第10条～第20条） 　第4節　資源の管理監督（第21条～第25条） 　第5節　製品実現（第26条～第53条） 　第6節　測定、分析及び改善（第54条～第64条）	ISO13485相当
第3章	医療機器等の製造管理及び品質管理に係る追加的要求事項 （第65条～第72条の3） 　●文書・記録の保管等（第65条～第70条） 　●責任者等の業務（第71条～第72条の2）	文書・記録保管 （旧GQP関係等）
第4章	生物由来医療機器等の製造管理及び品質管理 （第73条～第79条）	構造設備規則の内容を追加
第5章	放射線体外診断用医薬品の製造管理及び品質管理 （第80条～第81条）	構造設備規則関係
第5章の2	再製造単回使用医療機器の製造管理及び品質管理 （第81条の2～第81条の2の6）	再製造関係
第6章	医療機器等の製造業者等への準用等（第82条～第84条） 　●輸出用の医療機器等の製造業者の製造管理及び品質管理（第82条） 　●登録製造所に係る製造業者等の製造管理及び品質管理（第83条） 　●製造販売業者等による確認（第84条）	輸出先QMS 委託先等QMS

　また、製造業者等が自社の品質管理監督システムの規定により必要な確認を行う場合については、当該確認が適切に行われていることを製造販売業者は確認しなければならないとされている（QMS省令第83条、第84条）。

　QMS省令の第2章、第3章及び第6章の規定を図表R-31に示す。

第2章 基本的事項（ISO13485相当）

第2節 品質管理監督システム
- 品質管理監督システム要求事項（第5条）
- 品質管理監督システムの文書化（第6条）
- 品質管理監督システム基準書（第7条）
- 文書／記録の管理（第8,9条）

第3節 管理監督者の責任
- 管理監督者の関与（第10条）
- 製品受領者の重視（第11条）
- 品質方針／品質目標（第12,13条）
- 品質管理監督システムの計画の策定（第14条）
- 責任及び権限／管理責任者（第15,16条）
- 管理監督者照査（マネジメントレビュー）（第18条）

第4節 資源の管理監督
- 資源の確保／品質業務従事者の能力／能力、認識及び教育訓練等（第21〜23条）
- 業務運営基盤／作業環境（第24,25条）

第5節 製品実現
- 製品実現計画／製品要求事項の明確化（第26,27条）
- 設計開発計画／工程入力・出力情報／設計開発計画・照査・検証・バリデーション／変更管理（第30〜36条）
- 購買管理／購買情報／購買物品の検証（第37〜39条）
- 製造及びサービス提供の管理（第40条）
- 滅菌製品の製造管理（第44条）
- 製造工程等／滅菌工程のバリデーション（第45,46条）
- 設備及び器具の管理（第53条）

第6節 測定、分析及び改善
- 製品受領者の意見（第55条）
- 内部監査（第56条）
- 工程／製品の監視測定（第57,58条）
- 不適合品の製品の管理（第60条）
- データの分析／改善／是正措置／予防措置（第61〜64条）

第3章 追加的要求事項（文章・記録保管等）

- 製造所の品質管理監督システム（第65条）
- 品質管理監督システムに係る追加的要求事項（第66条）
- 品質管理監督文書の保管期限（第67条）
- 記録の保管期限（第68条）
- 不具合等報告（第69条）
- 製造販売業後安全管理基準との関係（第70条）
- 医療機器等総括製造販売責任者の業務（第71条）
- 国内品質業務運営責任者（第72条）
- その他の遵守事項（第72条の2）
- 選任外国製造医療機器等製造販売業者等の業務（第72条の3）

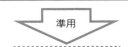
準用

第6章 製造業等

- 輸出用の医療機器等の製造業者の製造管理及び品質管理（第82条）
- **登録製造所に係る製造業者等の製造管理及び品質管理（第83条）**
- 製造販売業者等による確認（第84条）

（他の章）
第1章：総則；趣旨、定義、適用範囲（第1〜3条）
第4章：生物由来医療機器等（第73〜79条）
第5章：放射性体外医薬品（第80〜81条）

図表R-31 QMS省令 第2章、第3章及び第6章の規定

法規制への扉6

■ QMS省令と製品実現 ■

1. 製品実現プロセスの位置づけ

医療機器の開発から市販後におけるQMS省令の製品実現プロセスの位置づけを図表R-32に示す。

2. 製品実現プロセス

QMS省令第2章第5節「製品実現」（第26条～第53条）は、QMSの中でも重要な一連の工程を規定したものであり、設計開発に係る規定（第30条～第36条の2）の要求事項に対応して製品やサービスを生み出す一連のプロセスである。

QMS省令の製品実現の基本的な流れや項目を図表R-33に示す。また、QMS省令に沿った製品実現プロセスにおける製品実現計画や設計開発計画等の基本的事項を2.1以下に示す。

2.1 製品実現計画と製品要求事項の明確化等

製造販売業者は、製品実現に必要な工程についての計画（製品実現計画）を策定・確立し、製品実現計画と製品実現に必要な工程以外の工程に係る要求事項との整合性を確保しなければならない（QMS省令第26条第1項、2項）。また、製品実現計画の策定にあたっては、次の事項を明確にしなければならない（同条第5項、3項）。

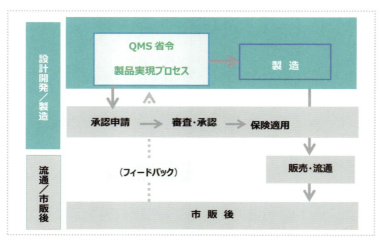

図表R-32 開発から市販後における製品実現プロセスの位置づけ

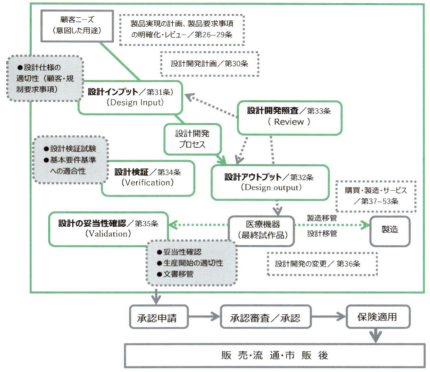

図表R-33 製品実現プロセス

① 製品の品質目標、製品要求事項
② 製品に固有の製造プロセス、文書、資源
③ 製品固有のバリデーション・試験検査等等の業務、次の工程に進むことを許可するための基準、製品の出荷可否決定をするための基準(製造出荷可否決定基準)
④ 製品が製品要求事項に適合していることを実証するために必要な記録類
⑤ 製品実現に係る全ての工程における製品のリスクマネジメントに係る要求事項を明確にし、適切な運用を確立・文書化する。

　また、製造販売業者は、法令の規定等を含む当該製品の製品受領者要求事項等を製品要求事項として明確にし(第27条)、製品供給の契約等をする前にこれを照査(レビュー)し(第28条)、さらに、製品受領者との間の相互の情報又は意見の交換のための実施要領を策定し、文書化しなければならない(第29条)。

2.2　設計開発

2.2.1　設計開発計画

1)設計開発計画の策定

　製造販売業者は、製品の設計開発手順を文書化する。また、次の事項を規定した設計開発計画を策定・管理する。設計開発計画は、下記の内容を含め、進行に応じて適切に更新する(第30条)。

① 設計開発の各段階の計画
② 各段階における照査(レビュー),検証,バリデーション,設計移管業務の計画
③ 設計開発に係る部門又は構成員の責任及び権限(インプットに対するアウトプットのトレサビリティを確実とし、メンバーの力量を含む資源)

2)計画書に一緒に含める項目－幅広い計画を検討する。

○ 技術的検討

- 機器の使用、意図する用途
- 開発方法、リソース、日程
- 機器の試験・評価方法
- 製品のライフサイクル
- 物理的な特性(性能、仕様)
- 規格試験
- 操作性・ユーザービリティ
- リスクマネジメント
- 安全性／信頼性
- 臨床試験等の評価

○ 適用される規制・規格

- 適用される法規制
- 適用される規格(認証基準、JIS他)
- 製造販売承認・認証申請の方法

○ サプライチェーン・輸入・販売・保守・設置

- 製造・生産形態(アウトソース)
- 販売ルート
- 事業性(経済性／投資)

2.2.2 設計インプット(Design input)

製造販売業者は、次のような設計(製品)要求事項を設定し、記録し、保管する(第31条)。この場合、技術的な内容として合否判定可能な表現に変換することが大切。

① コンセプト、意図した用途(intended use)に関連した動作原理、機能、性能、安全性、使用性等に係る要求事項・情報
② リスクマネジメントのアウトプット情報(リスクアセスメント、リスクコントロール)
③ 法令・規格に関する情報
・医療機器の該当性、クラス分類
・基本要件基準

2.2.3 設計工程

要求仕様等を具現化し、次の「設計アウトプット」として、形状・構造の確定、原材料の選定などを設計結果として出力し、試作機の製造が行われる。

製品受領者(ユーザー)が明示していないもの、法令の規定等を含む当該製品の製品受領者要求事項を明確にし、あらかじめ、製品要求事項及び設計インプットの照査(レビュー)を実施する。また、製品受領者との間の相互の情報又は意見の交換のための実効性のある方法を明確にして実施する。

2.2.4　設計アウトプット(Design output)

　製造販売業者は、設計開発からの設計アウトプット情報を、設計開発への設計インプットの要求事項に適合しているか、対比形式で確認し、記録し、検証できる形式にする。また、購買、製造及びサービスの提供のために適切な情報を提供するとともに、製品の安全かつ適正な使用方法・操作方法に不可欠な当該製品の特性等を規定する(第32条)。
　設計アウトプットとしては、例えば、ステージに応じて、次のようなものが挙げられる。
　　① 試作品・包装
　　② 製品標準書(購買仕様書、製造仕様書(生産図面、試験検査仕様等)、出荷判定の　基準)、添付文書・取扱説明書・ラベリングなどの文書・検証等の記録文書

2.2.5　設計開発照査(Review：レビュー)

　製造販売業者は、設計開発の適切な段階で、設計開発の結果が全ての要求事項に適合できているかどうか評価する(第33条)。問題がある場合は、必要な措置を提案することを目的とした体系的な照査(レビュー)を実施する。このレビューには、設計開発照査(レビュー)の対象となっている設計開発段階に関連する部門の代表者や当該設計開発に係る専門家を参加させる。
　レビューの項目例として、以下の事項が相当する。
　　① 意図した用途に応じた機能、性能又は安全性、使用性に係る製品要求事項
　　② 従前の類似した設計開発から得られた情報であって、当該設計開発へのインプット情報として適用可能なもの
　　③ リスクマネジメントに関するアウトプット情報
　　④ 法令の規定に基づく要求事項
　　⑤ その他設計開発に必須の要求事項
　また、レビューの記録としては、対象とした設計、参加者の識別、日付、レビュー結果、すべての必要な措置について記録する。

2.2.6　設計開発の検証(Verification：ベリフィケーション)

　製造販売業者は、アウトプット情報(設計開発結果)がインプット情報(設計開発要求事項)に適合している状態を確保するために、設計開発計画に従い、検証を実施する(第34条)。

1)評価項目及び方法

　　試作品(試験用サンプル)を製造し、設計開発計画に従って、試験を実施し、データ収集する。試験にあたっては、信頼性基準に準拠して行う。信頼性基準とは、薬機法施行規則第43条に記載される申請書に添付する試験の基準である。申請書に添付する試験成績書は、下記の3点に従って収集され作成されたものでなければならないとされている。なお、試験結果等は記録し、保管することが求められる。後の承認審査の段階において、信頼性調査の対象になることもある。

① 正確性：試験結果が正確に記載されていること。
② 完全性、網羅性：試験で得られたすべての結果が記載されていること。都合の良いデータだけ提出されていないか。再現性があるか。
③ 保存性：根拠となった資料が保存されていること。トレース可能であること。

2)非臨床試験として、次のホリゾンタル試験や個別規格に基づく試験を行う、試験を行うにあたっては、各種基準等を活用する。
　① 電気的安全性／電磁両立性（電磁妨害）（EMC）
　② 生物学的試験（GLPに準拠）
　③ 滅菌バリデーション基準
　④ EO滅菌残留物の許容限度
　⑤ その他、製品の機能・性能、安全性等に関する試験

2.2.7　設計開発バリデーション（Validation：バリデーション）

　製造販売業者は、設計開発された製品（検証された最終試作品等）を、あらかじめ規定された機能、性能あるいは意図した用途（顧客ニーズ）に係る要求事項に適合するものとするため、設計開発バリデーション（設計の妥当性確認）を実施する（第35条）。「設計開発バリデーション」は、設計開発された製品が臨床の場で臨床使用可能かを判断するものである。
　つまり、設計開発の検証に合格した後、実際の製造工程あるいはそれに相当する工程で製造された最終製品あるいはその形態となっている試作品に対して、実際の使用条件又はシミュレートされた使用条件の下で行う。出荷はバリデーション完了後となる。
　設計アウトプットとしての試作品・包装や添付文書・取扱説明書などが、臨床での性能使用目的、効果、使用方法を治験あるいは後発品（類似品）本質的同等性評価や文献調査等で満足することを確認する。
　非臨床試験で性能及び一定の安全性が確保されていることが確認されたなら、必要に応じて治験（臨床試験）に進む。開発した機器の特性にあわせ、ヒトを用いて何を検証すべきかエンドポイントを定め、プロトコールを作成し、PMDAへの治験計画届の提出、医療機関における治験審査委員会（Institutional Review Board；IRB）の審査などを経て治験を開始する。治験は妥当性確認の一つでもある。治験はGCP省令に準拠することが必要。
　なお、医療機器の場合、開発した機器のリスク、新規性の程度、改良の内容によっても異なるが、臨床評価（臨床試験）としての治験までは行わないことが多い。

2.2.8　設計移管

　製造販売業者は、設計段階における設計開発のアウトプットを製造側に移管するための手順書を作成し、それに基づき、製造工程の能力が製品要求事項を満たす製品を製造できることを確認する（第35条の2）。

2.2.9　設計開発の変更の管理

「設計開発照査」「設計開発の検証」「設計開発バリデーション」において、要求事項を満たしていない場合には、設計変更を行い、要求事項を満たすまで試行錯誤を繰り返す(第36条)。

なお、設計開発の変更にあたって、レビュー、検証、バリデーションを行い、併せて、当該変更の内容を識別できるように当該変更に関する記録を作成し、保管する。

2.2.10　設計開発に係る記録簿

製造販売業者は、製品または類似製品グループごとに、①設計開発に係る要求事項への適合を証明する記録、②設計開発の変更の記録、③設計開発において参照した資料に係る記録簿——を作成し、これを保管しなければならない(第36条の2)。

2.3　購買工程

1) 製造販売業者は、購買物品が、「購買物品要求事項」に適合するようにするために、次の内容を含めた手順を確立する。購買物品とは、構成部品等、製造用物質、設備、器具、工程の外部委託及びサービス等を示す。

　①　購買物品の供給者の評価・選定する手順(判定基準を設定する必要あり)
　②　購買物品の供給者の明記
　③　購買物品に適用される管理の方法及び程度
　④　「購買情報」として、購買物品の供給者の事業所における手順、工程
　⑤　購買物品の供給者の事業所における設備及び器具に係る要求事項

また、購買物品が、購買物品要求事項に適合している状態を確保するため、試験検査その他の検証に必要な手順を確立する。(第37条～第39条)

2.4　製造・サービス提供の管理

製造販売業者は、製品の製造及びサービスの提供について計画を策定し、①製品の特性を記述した情報や手順書・要求事項を記載した文書・作業指図書を利用できる、②当該製造に見合う設備及び器具が使用できる、などの条件の下で製品製造・サービス提供を実施し、監視・管理しなければならない(第40条)。

実施した製品の製造・サービスの提供に係る工程について、それ以降の監視又は測定では当該工程の結果たる設計アウトプット情報が検証できない場合は、当該工程のバリデーションを行う。ここでいう「監視」は、製品の検査,仕事の進捗検査など何らかの結果が出てからの検証にかぎらず,計画に対応する進捗を含めて考えるのが実用的である。また、「測定」は必ずしも物理・化学・電気的などの工学・科学的な測定だけを意味していない。計画の進行状況・進捗度・達成度・出来映え・状態変化などを具体的に確認し,客観的に判断することを意味している。

QMS省令第2章第6節「測定、分析及び改善」(第54条～第64条)では、下記の項目につい、測定、

分析、改善するように記載されている。
- ○ 製品受領者の意見、
- ○ 内部監査、
- ○ 工程／製品の監視測定、
- ○ 不適合製品の管理及びデータの分析／改善／是正措置／予防措置

　なお、製品実現に係る全ての工程において、適切な手段により、①完成品だけでなく、構成部品等、製造用物質を含めて製品を識別する、②監視及び測定に係る要求事項に照らして製品の状態を識別する必要がある。
　これは、試験検査に合格した製品のみが出荷され、使用・操作され、又は設置されるようにするために、製品の製造・保管・設置及び附帯サービス業務に係る全ての工程において混同しないように区別（＝識別）し、要求事項に適合していないものを適合したものから避け、製品の状態を維持するということである。

2.5　清浄管理、滅菌工程のバリデーション、設備・器具の管理

1) 当該製品が、当該製造販売業者等が清浄を行った後に、以下に該当するものは、使用・操作中の必要清浄度によって、清浄及び汚染管理に関する要求事項を文書にまとめ、適切な運用を行わなければならない（第41条）。
   - ○ 滅菌又は使用・操作がなされるもの、
   - ○ 未滅菌のまま供給し、その後、清浄化の工程を経て、滅菌又は使用・操作がなされるもの、
   - ○ 未滅菌で使用・操作がなされるもの

として供給するもの。

2) 滅菌製品を取り扱う製造販売業者等は、各滅菌ロットについて、その滅菌工程の工程指標値を記録する。また、滅菌工程のバリデーションに係る手順を確立し、これを文書化する（第46条）。

3) 製品要求事項への適合性の実証に必要な測定及び測定機器を明確にする（第53条）。これらの機器については、校正又は検証を行う。校正は、予め、機器のリスト、頻度、方法を定め、手順書で規定しておく。

法規制への扉 7

■ リスクマネジメントと基本要件基準 ■

1. リスクマネジメントと基本要件基準

　リスクマネジメントは、どの業界においても重要な活動であるが、医療機器の開発にあたっては、必須であり、開発のベースとなる活動であるといえる。そのため、どうリスクマネジメントするかによって開発の方向も変わってくる。

　リスクマネジメントに関しては、QMS省令第26条(製品実現計画)第3項で、「製造販売業者等は、製品実現に係る全ての工程における製品のリスクマネジメントに係る要求事項を明確にし、適切な運用を確立するとともに、これを文書化しなければならない」と記述されている。つまり、法令でも、開発する製品に関しリスクマネジメントを行うことが求められているのである。リスクマネジメントは、通常、JIS T14971(ISO14971)に基づいて行われる。

　一方、すべての医療機器が備えるべき品質等の基準を定めた基本要件基準というものがある。これは、もともと品質や性能、安全性を確保するため、設計・製造の基本的な要求事項(EUのMDDで運用されていたEssential Requirementがベース)を定めたものであり、IMDRFの前身であるGHTFにより国際的に運用するためのガイドラインとして制定されたものである。日本では、"薬機法第41条第3項の規定により厚生労働大臣が定める医療機器の基準"(平成17年厚生労働省告示第122号)(いわゆる基本要件基準)として法制化され、全ての医療機器に適用されている。

　リスクマネジメントと基本要件基準は、それぞれ別のものとして定められおり、それぞれ対応する

```
■ 医療機器の評価は、定められた方法論がない（医薬品と比較して）。
        ↓
    個別にリスクアセスメントをしていくしかない。
      ↓
    ハザードを特定し、─────────┐
      ↓                            │
    リスクを評価する。               │
        受け入れ可能なリスクの程度まで低減
                    これにも「敷かれたレール」はない

    ハザードの特定には、素技術の知識・経験と想像力が必要。

    そのよりどころ一つは、「基本要件基準」。
    この基準の各項目に沿ってハザードを特定する。
            第9回レギュラトリーサイエンス学会シンポジウム（H25.11.28）
              PMDA 俵木上席審議役の講演資料より引用（抜粋）
```

図表R-34　リスクマネジメントと基本要件基準との関係

必要があるが、リスクマネジメントと基本要件基準との関係における基本要件基準の位置づけを図表R-34に示す。当該基準は法の要求事項であるが、開発の指針であるともいえる。

2. リスクマネジメント

2.1 リスクマネジメントの基本

リスクマネジメントは、リスクアセスメントし、リスクコントロールすることをいう（図表R-35）。

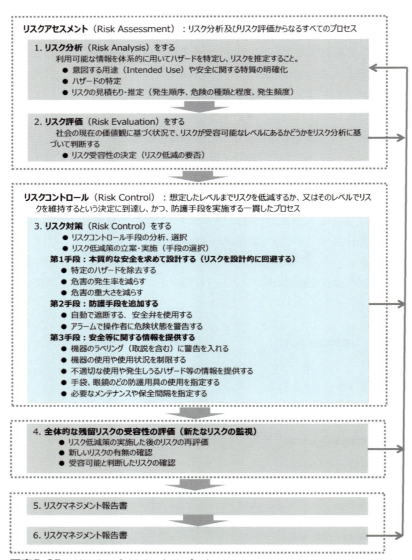

図表R-35 リスクマネジメントのプロセス

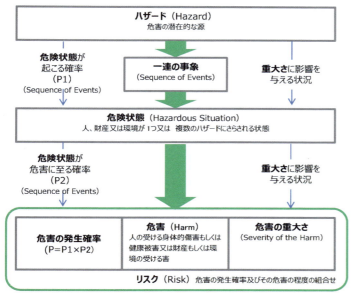

図表R-36 リスク評価の考え方

2.2 リスクとは

リスクは、JIS T14971：2020 (ISO14971)では、「危害の発生確率及びその危害の重大さとの組合せ」と定義されている。図表R-36にリスク評価の考え方を示す。

なお、セーフティ（安全）は、「受容できないリスクがないこと」と定義されている。

ただし、安全は相対的な概念であるため、絶対的な安全を定義することはできない。また、リスクが許容できるかできないかは、絶対的な基準で決められるわけではなく、「使用者の利便性」、「目的への適合性」、「費用対効果」など諸要因のバランスで決定される。さらに、世の中の技術開発が進んだら、リスクの許容可能性の見直しも必要になる。

2.3 リスクマネジメントと添付文書

添付文書は、医療現場に有効性、安全性及び適正使用に関する情報提供のための媒体であるが、一方、開発・リスクマネジメントのアウトプット先でもあることに留意したい。

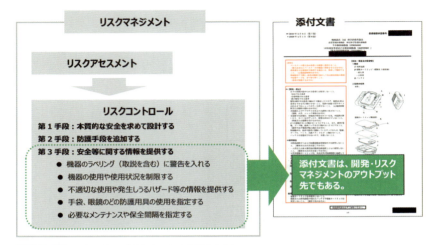

図表R-37 リスクマネジメントと添付文書

3. 基本要件基準

3.1 基本要件基準の概要

　基本要件基準は、図表R-38のとおり、第1章一般的要求事項(第1条〜第6条)と第2章設計及び製造要求事項(第7条〜第18条)からなる。

　第1章は、医療機器としてのあり方について証明を行う部分であり、全ての医療機器に適用される。ここでは、健康や安全の確保が可能な設計であること、リスクマネジメントが実施されていること、意図する性能が発揮できる用に設計されていることなどについて、その製品に関わる品質マネジメントシステムにおける製品実現計画に示される文書と記録をもって示す。

　第2章は、医療機器の特性について証明を行う部分であり、医療機器ごとに適用・不適用を判断して、適用される項目について評価を行うが、具体的には、安全規格を用いて証明する。安全性を証明する方法は、安全性を証明したい製品(ここでいう製品とは、カテゴリーとしての製品ではなく、具体的に承認等を取得し、市場に販売したい製品)の設計仕様書及び検証手順と記録、リスクマネジメント報告書の中に示されている根拠データを用いて証明する。

3.2 基本要件基準への適合性

　適合性の評価は、はじめに、項目ごとに適合していることを確認し、次に基本要件基準に適合していることを確認する。

　項目ごとの確認では、適用する技術文書(設計仕様書や検証手順と記録、リスクマネジメント報告書の中に示されている根拠データ)を参照し、適合していることを確認する。また、基本要件基準への適合については、承認申請書等に添付する基本要件適合性チェックリストを用いて、基本要件基準への「適合の方法」と「適合を示す特定文書」が揃っていることを確認する。

　特定文書には、JIS規格の要求事項、ISOやIEC規格の要求事項、厚生労働省令や通知、基準、ガ

図表R-38　基本要件基準

第1章　一般的要求事項	
第1条	設計
第2条	リスクマネジメント
第3条	医療機器の性能及び機能
第4条	製品の有効期間又は耐用期間
第5条	輸送及び保管等
第6条	医療機器の有効性

第2章　設計及び製造要求事項	
第7条	医療機器の化学的特性等
第8条	微生物汚染等の防止
第9条	使用環境に対する配慮
第10条	測定又は診断機能に対する配慮
第11条	放射線に対する防護
第12条	プログラムを用いた医療機器
第13条	能動型医療機器及び当該能動型医療機器に接続された医療機器に対する配慮
第14条	機械的危険性に対する配慮
第15条	エネルギー又は物質を供給する医療機器に対する配慮
第16条	一般使用者が使用することを意図した医療機器に対する配慮
第17条	添付文書等による使用者への情報提供
第18条	性能評価及び臨床試験

イダンス等が参照されているので、それらを引用して規格の番号や作成した文書番号を用いて説明するが、単純に規格の番号や作成した文書番号を引用するだけではない。裏付けとして適合していることを正確に示すデータを保持していることが必要である。

　第三者認証機関などの国内外で認定されている試験機関で実施されるものは、試験報告書自体が適切に照査されているため、証拠資料として認定されやすい。自社で仕様を設定し、その検証データを根拠とするものは、仕様の正しさとその検証方法及び結果が、適切かどうかが評価の鍵となる。

　基本要件の要求事項を正しく理解していないと、矛盾や不正確さ、不足などが発生しやすい。基本要件の要求事項をしっかり理解し、解釈と説明が出来るようにすることが重要である。

　輸液ポンプ用輸液セットの基本要件適合性チェックリストの記載例を図表R-39に示した。

図表R-39 基本要件適合性チェックリストの例

基本要件適合性チェックリスト（輸液ポンプ用輸液セット）
第1章　一般的要求事項

基本要件	当該機器への適用・不適用	適合の方法	特定文書の確認
（設計） 第1条　医療機器（専ら動物のために使用されることが目的とされているものを除く。以下同じ。）は、当該医療機器の意図された使用条件及び用途に従い、また、必要に応じ、技術知識及び経験を有し、並びに教育及び訓練を受けた意図された使用者によって適正に使用された場合において、（略）設計及び製造されていなければならない。	適用	要求項目を包含する認知された基準に適合することを示す。 認知された規格に従ってリスク管理が計画・実施されていることを示す。	医療機器及び体外診断用医薬品の製造管理及び品質管理の基準に関する省令（平成16年厚生労働省令第169号） JIS T14971:「医療機器－リスクマネジメントの医療機器への適用」
（リスクマネジメント） 第2条　医療機器の設計及び製造に係る製造販売業者又は製造業者（以下「製造販売業者等」という。）は、最新の技術に立脚して医療機器の安全性を確保しなければならない。（略）	適用	認知された規格に従ってリスク管理が計画・実施されていることを示す。	JIS T14971:「医療機器－リスクマネジメントの医療機器への適用」
（医療機器の性能及び機能） 第3条　医療機器は、製造販売業者等の意図する性能を発揮できなければならず、医療機器としての機能を発揮できるよう設計及び製造（略）。	適用	要求項目を包含する認知された基準に適合することを示す。	医療機器及び（略）品質管理の基準に関する省令（平成16年厚生労働省令第169号） （略）
第4条　～　第5条　（略）			
（医療機器の有効性） 第6条　医療機器の既知又は予測することができる全ての危険性及び不具合は、通常の使用条件の下で、合理的に実行可能な限り低減され、当該医療機器の意図された有効性と比較した場合に受容できるものでなければならない。	適用	リスク分析を行い、便益性を検証する。 便益性を検証するために、認知された規格の該当する項目に適合することを示す JIS T 14971:「医療機器－リスクマネジメントの医療機器への適用」	次の評価項目について厚生労働省医薬・生活衛生局長が定める基準により評価すること。 1. 気密性 2. 引張強さ 3. （略）

第2章　設計及び製造要求事項

（医療機器の化学的特性等）			
第7条　医療機器は、使用材料の選定について、（略）設計及び製造されていなければならない。 一　毒性及び可燃性	適用	認知された規格に従ってリスク管理が計画・実施されていることを示す。 認知された規格の該当する項目に適合することを示す。	JIS T14971:「医療機器－リスクマネジメントの医療機器への適用」 JIS T3211-4:2019「滅菌済み輸液セット－第4部：自然落下式単回使用滅菌済み輸液セット」 8 生物学的安全性

> **コラム** 安全性の証明
>
> 　医療機器の承認等を取得するためには、安全性の証明が必要である。電気安全性試験とEMC試験に出すことが、承認等を取得することだと思っている人がたまにいると聞く。これらの試験はあくまでも、電気的な安全性とEMCが確保されていることの根拠資料を整えることにすぎない。
>
> 　承認等を取得するために資料を作るのではなく、医療機器として安全性・有効性を証明するためにデータを取得し、それをまとめ・要約したものが承認申請書等の添付資料である。

法規制への扉8

■規格・基準■

1. 承認等で用いられる規格・基準の概要

　ここでは、医療機器の承認等で用いられる規格・基準の概要を説明する。各規格・基準の詳細については、個々の規格等を参照いただきたい。

承認等で用いられる規格・基準

■JIS（日本産業規格）／国際規格（ISO、IEC）等のホリゾンタル規格
　○医用電気機器の安全要求事項：JIS T0601-1：2023/IEC 60601-1-2：2005 + Amendment：2012 + Amendment：2020
　○電磁両立性／電磁妨害（EMD：Electromagnetic disturbances）：JIS T0601-1-2：2023/IEC 60601-1-2：2014 + Amendment 1：2020
　○ソフトウェアのプロセス規格：JIS T2304：2017／IEC62304：2006医療機器ソフトウェア-ソフトウェアライフサイクルプロセス／Medical Device software-Software life cycle processes
　○生物学的安全性評価：JIS T0993-1：2020/ISO10993-1：2018
　○滅菌バリデーション基準：薬食監麻発0330第5号（H23.3.30）
　○EO滅菌残留物の許容限度：JIS T0993-7／ISO10993-7：2008
■その他の規格
　○日本：承認基準、認証基準、基本要件基準、42条基準
　○米国：Recognized Consensus Standard, FDA各種ガイダンス
　○欧州：Harmonized Standard

2. 医用電気機器の安全要求事項

1）医用電気機器の安全規格IECの体系

　医用電気機器（ME機器）の規格IEC60601-1は、図表R-40のよう通則、副通則及び個別規格で構成・体系化されている。

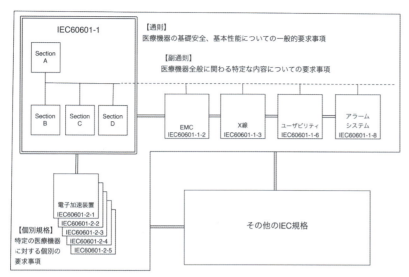

- 通則(基本規格)：全ての機器が共通に担保しなければならない、特に安全に関する事項を定められたもの(すべてのME機器に共通の要求事項)
- 副通則：どの機器にも該当するわけではないが、該当するものを共通に決めておきたい事項を定められたもの(ME機器の一部のグループにおける要求事項)
- 個別規格：それぞれ、基本規格と該当する副規格を引用・参照し、かつ、機器固有の要求事項を定められたもの(特定のME機器における要求事項)

図表R-40　医用電気機器の規格IEC60601-1の体系図

2) 医用電気機器の安全規格IECとJISの関係

医用電気機器の安全規格については、現在JIS T0601-1：2023が適用されている。このJISは、国際規格であるIEC 0606-1をベースにしている。JISとIECの関係を図表R-41に示す。

3) JIS T 0601-1：2023の概要(基礎安全と基本性能)

(1) 適用範囲

医用電気機器(ME機器)と医用電気システム(MEシステム)の基礎安全と基本性能について適用。

(2) 定義

基礎安全 (Basic Safety)	ME機器を正常状態及び単一故障状態で使用するとき、物理的ハザードに直接起因する受容できないリスクがないこと。
基本性能 (Essential Performance)	基礎安全に関連する以外の臨床機能の性能において、製造業者の指定した限界を超えた低下又は欠如が生じたときに受容できないリスクを生じる性能。

(3) 一般指針

基礎安全の要求事項については、医療で使われるME機器でも一般の電気機器でもほぼ同じであるが、基本性能の要求事項については、ME機器用は、次のような点で一般の電気機器と異なっている。

① 電離・高周波放射のような、危害を与える恐れがある状態を、患者・操作者が認識することができない。

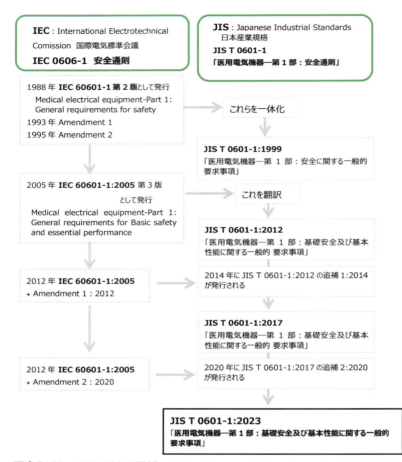

図表R-41 JISとIECの関係

　X線検査装置や超音波診断装置、赤外線による乳幼児保温器や紫外線レーザーなど、人が視認できないエネルギーを用いて、診断、治療などを行うME機器はとても多い。そのため、意図しない放射があっても視認できず、過剰なエネルギーという危害を与えてしまう恐れがある。

② 患者が、昏睡、麻酔下、不動状態にあり、正常な反応を取れない状態である。

　患者は手術時の全身麻酔、もしくは疾患や外傷などにより、意識不明の状態で治療・検査を受けることがある。その場合、ME機器の使用によって過度の力や熱等が加えられても反応できず、使用の継続等によっては予想できない危害を与えてしまう恐れがある。特に、周産期の女性や超未熟児を含む乳幼児は成人と比べて許容量が低くなるため、そうした患者に使用する機器の場合は、患者の状態についてもしっかり考慮する必要がある。

③ 皮膚のようなインピーダンスを有していない組織に使用する。

　人間の健常皮膚は、電気に対し1000Ω程度のインピーダンスを持っているため、ちょっとした電撃を受けても特に危害はない。ところが、開腹・開胸手術やカテーテルや内視鏡監視下検査・手術などの場合、ME機器が内蔵臓器、血管やリンパ節などの脈管系並びに中枢・末梢神経に直接触れることになる。これらの組織は皮膚のようなインピーダンスを有していない

ため、微弱な電位でも全身にわたり導通する恐れがあり、脳であればてんかんや組織破壊、心臓であれば心室細動を引き起こし、生命の危険に繋がってしまう。
④ 体機能の補助・代行機器は埋め込み手術を伴う。

　ペースメーカーや人工内耳、補助人工心臓などの医療機器を使用するには、埋め込み手術が必要となる。また、そうした機器に故障や異常があった場合にも、故障品を取り出し、正常品を埋め込む手術が必要となる。このような使用にあたり手術という危険を伴う機器は、特に、できるだけ長い間故障しない、高い信頼性が求められる。
⑤ 複数の装置を同時に患者に接続する状況がある。

　手術室やICU、CCUでは、患者に対して患者モニターと尿路メーター、輸液ポンプが複数台と人工呼吸器など、様々な機器を同時に複数個、使用することがある。また、在宅環境では、ペースメーカーを着けながら糖尿病用PCAポンプを使用したり、人工呼吸器を使いながら血中酸素濃度計を使うなどという状況もある。1人の患者に1つ以上の医療機器を使用することの方が多いため、使用している医療機器の相互作用が、患者を危険にさらしてはならない。
⑥ 高出力医療機器と低い電圧レベルの信号を扱う装置を同時に使用しなければならない、特別な状況がある。

　手術中、心電や筋電などの数mVの電圧をμV精度で測定する患者モニターは、1000V以上の電圧を出力するAEDや電気メスと共に使用される。通常状態において、患者を通して機器に様々な電圧が印可・負荷されるが、その際に機器の意図する用途を損なってはいけない。患者モニターは患者のバイタル信号を検知し続けなければならないし、AEDは心室・心房細動を除去できる大きなエネルギーを心臓に加えられなければならない。また、電気メスは組織を切開する一方で、同時に止血も出来なければならない。
⑦ 電気回路を人体に直接接続する場合がある。

　ME機器の患者や操作者を感電から保護するには、電気の流れている部分を皮膚に接触させないことが一番であるが、機器には意図的に患者に電気を流さなければならない低周波治療器や高周波電気メスがある。これらの機器は、意図する治療・検査が出来るように電気を流しても、命に影響するような電気を流さないようにしなければならない。また、口腔、外耳道、鼻腔、肛門、尿道、膣など、及びこれらの部位からアクセスできる内臓組織は電気抵抗が非常に低いため、これらの部位・組織に直接挿入して使用する内視鏡や超音波プローブなどの機器は感電を起こさない構造でなければならない。
⑧ 湿度や湿気、空気や酸素、麻酔剤やニトロ化合物などによる火災や爆発の可能性がある環境条件で使用することがある。

　医療環境は、特殊な環境がいくつかある。呼吸器疾患のある患者は人工呼吸器や酸素ボンベ等により、高酸素濃度下にある。また、心臓疾患のある患者は、強心剤のニトログリセリンを携帯・投与されていたりする。これらにメカニカルリレーのような火花がでる構造があったりすると、引火・爆発する恐れがある。また、手術室などは、生理食塩液で処置部を洗浄し、血液を洗い流しながら、処置が行われるため、そこで使用される機器は、これらの液体、体液等に浸る場合もあり、それにより、患者だけでなく医師・看護師を含む処置を行ってい

る医療従事者が感電する恐れもある。

(4) 基礎安全

基礎安全は、多くの場合、受動的な保護（放射線遮蔽又は電気的な接地のような）であり、一般に、製品固有ではないもの（例えば、漏れ電流、耐電圧、温度）をいう。

(5) 基本性能

一般に危険状態を発生させないで意図するように作動するME機器に関係がある。基本性能の不良は、性能（生命維持性能のような）の欠如又は不正確な性能（患者への不正確な量の投与のような）のいずれかである。

一般要求事項において、「リスク分析中に、製造業者は、ME機器又はMEシステムの臨床機能の性能（基礎安全に関するもの以外）を特定する。（中略）製造業者は、特定した性能の喪失又は低下によるリスクを、受容できるレベルまで低減するために、リスクコントロール手段を実施する」とあり、リスク分析を自ら行わないと、基本性能が明確にならない仕組みになっている。

これの意味するところは、
① 自社の機器の意図する用途に関わる臨床上の機能・性能について、自らがリスクがあると判断すれば基本性能になるし、リスクが無いと判断すれば基本性能にならない。
② この根拠はリスク分析結果によって示される。

性能が欠如又は低下したことによって、受容できないリスクが生じるかどうかを考えてみると、基本性能を最も容易に理解できる。

IECやISO、JIS等に個別規格がない製品については、基本性能の有無は自己判断であるということになる。逆に言えば、個別規格を設けて安全性を確保し、患者や操作者を保護しなければならないようなリスクがある機器以外の機器については、全く技術的に新しいか、規格を設けなくてもリスクがほとんどない機器であることが多い。

ME機器の性能が適切でないと患者、操作者又は他の人に受容できないリスクが生じる可能性があることは、長い間認識されてきた。したがって、従前の追補第1版及び第2版における基礎安全の考慮から、"安全性"の概念を拡張して基本性能に含められた。

基本性能の例は、次のとおりである。
- シリンジポンプにおける薬剤の正確な投与。
  正確に投与されないと受容できないリスクを患者に引き起こす可能性がある。
- 心電計又はモニタが除細動器の放電の影響から復帰する能力。
  復帰できないと医療従事者が正しく対応できず、受容できないリスクが患者に生じる可能性がある。
- 集中治療室又は手術室のモニタシステムのアラームシステムの正確な作動。
  アラーム信号が不正確又は欠如していると医療従事者が正しく対応できず、受容できないリスクが患者に生じる可能性がある。
- 治療を決定する上で依存度が高いME機器からの正しい診断情報出力。
  その情報出力が不正確であると治療が不適切になり、受容できないリスクが患者に生じる可

能性がある。

4) 電磁波障害とEMC

電磁波障害とは、電磁波を発生する機器が他の電子機器に誤作動などの障害を及ぼすことである。「電磁波障害」、「電磁障害」、「電磁妨害」（EMI：Electro-Magnetic Interference）」などともいわれる。ME機器に限らず電子機器は、外部からの電磁波によって、さまざまな障害を受ける。また、自分自身が発生する同様の電磁波が、逆に、他の機器に影響を及ぼすこともある。このような電磁的な環境で使用される電子機器に要求される条件として、外に対して放出する電磁波を問題がないレベル以下に抑える能力、つまりエミッション（Emission：妨害抑制能力）を持つと同時に、ある程度の強さの電磁波を外から受けてもそれに耐え得る能力、つまりイミュニティ（Immunity：妨害排除能力）を持つことが求められる。このように、複数の電子機器が使用される環境において、機器同士が電磁的に共存することをEMC（Electro-Magnetic Compatibility：電磁両立性）という。なお、2018年3月1日改正、施行されたJIS T0601-1-2：2018から、電磁両立性が「電磁妨害」（EMD：Electromagnetic disturbances）となっている。

5) 電磁両立性の改正経緯

IEC：International Electrotechnical Comission 国際電気標準会議
IEC 0606-1-2 電磁両立性

JIS：Japanese Industrial Standards 日本産業規格
JIS T 0601-1-2
「医用電気機器-第 1-2 部電磁両立性（電磁妨害）」

1993年 **IEC 60601-1-2 Ed1**として発行
エミッション及びイミュニティに対する要求事項が含まれている

→ **JIS T 0601-1-2：2002**
「医用電気機器-第 1 部：安全に関する一般的要求事項-第 2 節：副通則 -電磁両立性- 要求事項」

2001年 **IEC 60601-1-2 Ed2**として発行
2004年 Amendment 1 が発行
※高いイミュニティ試験を課した生命維持装置と非生命維持装置に分類して規制

2002年 EMCに関する通知発出
2007年 4.1 経過措置を踏まえ完全実施

→ **JIS T 0601-1-2：2012**
「医用電気機器-第 1-2 部：安全に関する一般的要求事項 -電磁両立性- 要求事項」

2007年 **IEC 60601-1-2 Ed3**として発行
● 予見可能な電磁妨害によるリスクによるリスクマネジメントプランで考慮
● イミュニティの合否判定基準を事前に決定
● 使用環境による分類に変更

→ **JIS T 0601-1-2：2018**
「医用電気機器 - 第 1-2 部：基礎安全及び基本性能に関する一般要求事項 – 副通則：電磁妨害 – 要求事項及び試験」

2014年 **IEC 60601-1-2 Ed4**として発行

2020年 **IEC 60601-1-2 Ed4**
+ Amendment 1：2020

→ **JIS T 0601-1-2：2023**
「医用電気機器 - 第 1-2 部：基礎安全及び基本性能に関する一般要求事項 – 副通則：電磁妨害 – 要求事項及び試験」

※**電磁両立性**（EMC：Electro-Magnetic Compatibility）：機器同士が電磁的に仲よく共存すること

（機器の使用環境）
● **イミュニティ**（Immunity：耐性）
　：ある程度の強さの電磁波を外から受けてもそれに耐えうる力
● **エミッション**（Emission：放出抑制）
　：他の機器に対して放出する電磁波を問題ないレベル以下に抑える力

当該機器　他機器

※**電磁波妨害**（EMI：Electro-Magnetic Interference）
　：電磁波を発生機器が他の機器に誤動作などの障害を及ぼすこと。

図表R-42　電磁両立性（電磁妨害）に関する改正の経緯

6) 医療機器ソフトウェアーソフトウェアライフサイクルプロセス規格

医療機器の高度化が進み、医療機器ソフトウェアの増化・複雑化が進んだことにより、ソフトウェアによる新たなリスクも増加することになった。ME機器の安全要求事項規格IEC6060-1と医療機器ソフトウェアのライフサイクル規格IEC 62304の改正経緯を図表R-43に示す。図表中のPEMSはprogrammable electric medical systems（プログラマブル医用電気システム）の略である。

IEC62304は医療機器ソフトウェアの安全性の向上を目的として、ソフトウェア開発及び保守に関する要求項目を規定した規格で、IEC62304：2006の特徴としては、次の点があげられる。

① リスク分析の結果を考慮してソフトウェアのアーキテクチャ（機能構造の分割）の設計を行い、検証はリスク評価に基づき実施する「リスクベースアプローチ」で行うこと。
「リスクベースアプローチ」：医療機器にあっては、患者の診断、治療の効果とその医療機器によるリスクのバランスで許容されるレベルを決定することが重要である。そのため、リスクアセスメントの結果にもとづいて意思決定し、対策を実施するプロセスを取り入れたのが、リスクベースアプローチである。市場で発生した事象に特化した是正措置と予防措置に最適なアプローチでもある。

② ライフサイクルの設計変更に伴う安全性の劣化を見逃さないために、「リスクマネジメントの繰り返し適用」を行うこと。

また、IEC 62304：2006 Amd 1：2015での主な変更点は次のとおり。

① ハードウェアと国際規格が扱う医療機器ソフトウェアとの境界を示したこと。
② ソフトウェア安全クラス分類の考え方を、リスクベースアプローチを含む考え方からより明確にし、ソフトウェア安全クラス分類Aで実施すべきアクティビティやタスクの範囲を修正したこと。
「ソフトウェアの安全性分類」：ソフトウェアシステムが起因となって患者、操作者または

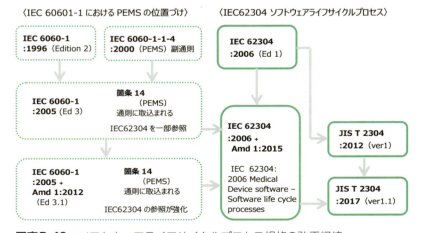

図表R-43　ソフトウェアライフサイクルプロセス規格の改正経緯

その他の人たちにもたらす危害のリスクに応じて、ソフトウェアシステムをソフトウェア安全クラス(安全クラスの低い順にクラスA,B,C)に分類する。ソフトウェア安全クラスが高くなるほど、要求されるプロセス、アクティビティが多くなる。
③　レガシーソフトウェアの概念を導入したこと。
「レガシーソフトウェア」：過去の法規制に適合して市場に出荷され、現在も市販されている古いソフトウェアのこと。現行版の規格に適合しているという客観的な証拠は不十分である。

医療機器の規制という観点では、IEC62304への適用は、薬機法第41条に基づく基本要件基準第2章「設計及び製造要求事項」の第12条「プログラムを用いた医療機器に対する配慮」第2項で規定されている。次のとおりである。

「プログラムを用いた医療機器については、最新の技術に基づく開発のライフサイクル、リスクマネジメント並びに当該医療機器を適切に動作させるための確認及び検証の方法を考慮し、その品質及び性能についての検証が実施されていなければならない。」

開発段階等での対応状況について承認申請等において説明が必要になる。具体的な書類の作成については、平成29年5月25日薬生機審発0517第1号「医療機器の基本要件基準第12条第2項の適用について」を参照されたい。
より具体的な内容については、一般社団法人日本医療機器産業連合会法制委員会医療機器プログラム対応WGが取りまとめた「医療機器の基本要件基準第12条第2項の適用に関するQ&A(業界版)」(平成29年7月25日)にまとめられているので参照されたい。

3. 生物学的安全性評価

「医療機器の製造販売承認申請等に必要な生物学的安全性評価の基本的考え方について」が改正され、令和2年1月6日に医療機器審査管理課長通知(薬生機審発0106第1号「医療機器の製造販売承認申請等に必要な生物学的安全性評価の基本的考え方についての改正について」)として発出された。この基本的考え方は、製造販売承認申請等に際しての生物学的安全性評価の基本的考え方を示したものである。「製造販売承認申請等」には、認証申請及び届出、一部変更承認申請、一部変更認証申請及び届出事項変更届出が含まれる。

1) 生物学的安全性評価の基本的考え方2020のポイント

(1) 2020年の生物学的安全性評価の基本的考え方では、ISO 10993-1：2018 及び対応するJIS T0993-1との調和を考慮し、主として以下の改正が行われた。

※ JIS T0993-1：2020 医療機器の生物学的評価—第1部：リスクマネジメントプロセスにおける評価及び試験　Biological evaluation of medical devices -- Part 1 : Evaluation and testing within a risk management process（ISO10993-1：2018）

① 医療機器の生物学的安全性評価がJIS T14971又はISO 14971のリスクマネジメント プロセスにおける検証作業の一環として行われるものであることを追記した[1項、4項の1）、10項の1)]

② ISO 10993-1及びJIS T0993-1に規定された定義、用語及び評価の進め方との整合を図った[2項の2)、2項の5)、4項の2)、4項の3)、5項、図1、表1]

③ 再使用可能な医療機器[2項の4)]、ナノマテリアル[5項の1)]、Transitory-contacting medical device [10項の2)]、生分解性評価[10項の4)]、生殖発生毒性[10項の5)]及びがん原性[10項の6)]の評価における注意事項を記載した

④ 試験は原則GLP に従って実施することを追記した[8項]

(2) 留意事項

① 個々の試験方法が改正後の基本的考え方に示された試験方法に合致しないものであっても、判断根拠を明らかにした上であれば、原則、改正後の基本的考え方に基づく試験と見なして差し支えない。

② 化学的分析の結果に基づき生物学的安全性評価に係る試験の一部を省略しようとする場合には、製造販売承認申請等の前にPMDAの行う対面助言（医療機器評価相談（安全性）等）を利用することが望ましい。

2) 生物学的安全性評価の基本的考え方

(1) 目的

医療機器の生物学的安全性評価は、医療機器の使用によって生じる潜在的な生物学的リスクからヒトを保護するために実施するものであり、JIS T14971「医療機器―リスクマネジメントの医療機器への適用」（以下、JIS T14971）又は国際規格であるISO 14971, Medical devices -- Application of risk management to medical devices（以下、ISO 14971）に規定されるリスクマネジメントプロセスの検証作業の一つとして位置づけられる。

(2) 公的規格の活用

医療機器の生物学的安全性評価は、原則として、JIS T0993-1「医療機器の生物学的評価―第1部：リスクマネジメントプロセスにおける評価及び試験」（以下、JIS T0993-1)あるいは国際規格である最新のISO 10993 シリーズ（医療機器の生物学的評価関連の規格群）に準拠して行うこととする。すなわち、JIS T0993-1 及びISO 10993-1, Biological evaluation of medical devices − Part 1：Evaluation and testing within a risk management process（以下ISO 10993-1）に準拠して、個々の

医療機器の接触部位と接触期間に応じて必要な評価項目を選定する。ただし、各試験法については、医療機器の安全性評価を適切に実施できるのであれば、他の公的規格に準拠した試験法による評価で代替することができる。

(3) 評価の原則

- 医療機器及び原材料の生物学的安全性評価は、JIS T14971又はISO 14971に示されたリスク分析手法により実施されなければならない。意図する使用又は意図する目的及び医療機器の安全性に関する特質を明確化し、既知又は予見できるハザードを特定し、各ハザードによる不利益のリスクを推定する必要がある。このようなリスク分析手法のアプローチにおいては、「陽性」の結果は、ハザードが検出・特定できたことを意味するものであって、それが直ちに医療機器としての不適格性を意味するものではなく、該医療機器の安全性は、引き続き行われるリスク評価により判断される。上市後の医療機器もJIS T14971又はISO14971により管理されるべきであり、本ガイダンス及びISO 10993シリーズの改訂ごとに、生物学的安全性の再評価を必ずしも求めるものではない。
- 生物学的安全性評価は、別途示す情報及び本文書に準拠して実施された安全性試験結果、当該医療機器に特有の安全性評価項目の試験結果、関連の最新科学文献、非臨床試験、臨床使用経験（市販後調査を含む）などを踏まえて、リスク・ベネフィットを考慮しつつ、総合的に行う。
- 生物学的安全性評価を目的とした試験はGLPに準拠した実施が求められる。性能試験等その他の目的で実施する場合は、必ずしもGLP準拠が求められるものではないことに留意する。
- その他、薬生機審発0106第1号 令和2年1月6日「医療機器の製造販売承認申請等に必要な生物学的安全性評価の基本的考え方についての改正について」を参照のこと。

3) 各試験の概要

各試験の項目等は図表R-44のとおり。また、図表R-45に生物学的安全性評価実施の選択項目を示す。

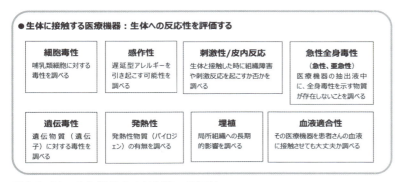

図表R-44 生物学的安全性試験の項目等

医療機器の分類	接触期間	生物学的試験
		細胞毒性 / 感作性 / 刺激性／皮内反応 / 急性全身毒性 / 亜急性毒性 / 遺伝毒性 / 発熱性 / 埋植試験 / 血液適合性
接触部位	A：一時的接触（24時間以内） B：短・中期的接触（1〜30日） C：長期的接触（30日を越えるもの）	

非接触機器											
表面接触機器	皮膚	A	○	○	○						
		B	○	○	○						
		C	○	○	○						
	粘膜	A	○	○	○						
		B	○	○	○	☆	☆		☆	☆	
		C	○	○	○	☆	○	○	☆	☆	
	損傷表面	A	○	○	○	☆		☆			
		B	○	○	○	☆	☆		☆	☆	
		C	○	○	○	☆	○	○	☆	☆	
体内と体外を連結する機器	血液流路間接的	A	○	○	○	○		○	○		○
		B	○	○	○	○	☆	○			○
		C	○	○	○	☆	○	○		○	○
	組織／骨／歯質	A	○	○	○	☆		☆			
		B	○	○	○		○	○	☆	○	
		C	○	○	○		○	○	☆	○	
	循環血液	A	○	○	○	○		☆	○		○
		B	○	○	○	○	○	○	○		○
		C	○	○	○	○	○	○	○	○	○
体内植込み機器	組織／骨	A	○	○	○	☆		☆			
		B	○	○	○		○	○	☆	○	
		C	○	○	○		○	○	☆	○	
	血液	A	○	○	○	○		☆	○		○
		B	○	○	○	○	○	○	○		○
		C	○	○	○	○	○	○	○	○	○

図表R-45 生物学的安全性評価項目の選択テーブル

☆：FDA Guidance ＆ 改正通知「薬生機審発0106第1号」

4. 滅菌に係る基準

1) 滅菌バリデーション基準

　製造販売業者又は製造業者による滅菌バリデーションが適切に実施されることを通じ、QMS省令に基づく滅菌医療機器の適切な製造管理及び品質管理の実施を図ることを目的としたもの。

　　※滅菌バリデーション：製造所の滅菌に係る構造設備並びに手順、工程その他の製造管理及び品質管理の方法が無菌性を保証することを検証し、これを文書とすることによって、要求事項 に 適合する製品の無菌性を恒常的に保証できるようにすることをいう。（平成29年2月15日薬食監麻発0215第13号通知より）

(1) 目的及び適用範囲

　　目的：滅菌バリデーションを適切に実施することにより、QMS省令に基づく滅菌医療機器の適切な製造管理及び品質管理の実施を図る。

　　適用範囲：医療機器の滅菌プロセスの開発、バリデーション及び日常管理

(2) 規格との関係（下記JISまたは同等以上の規格）

- エチレンオキサイド滅菌

　　JIS T0801：2016（ISO 11135：2014） ヘルスケア製品の滅菌—エチレンオキサイド—医療機器の滅菌プロセスの開発、バリデーション及び日常管理の要求事項

- 放射線滅菌

　　JIS T0806-1：2015（ISO 11137-1：2006, Amd. 1：2013） ヘルスケア製品の滅菌—放

射線—第1部：医療機器の滅菌プロセスの開発、バリデーション及び日常管理の要求事項
JIS T0806-2：2014（ISO 11137-2：2013及びISO／TS 13004：2013）　ヘルスケア製品の滅菌—放射線—第2部：滅菌線量の確立
- 湿熱滅菌
JIS T0816-1：2010（ISO 17665-1：2006）　ヘルスケア製品の滅菌—湿熱—第1部：医療機器の滅菌プロセスの開発、バリデーション及び日常管理の要求事項

2) エチレンオキサイド（EO）滅菌における滅菌残留物の許容限度

EO滅菌を行った医療機器中に残留する滅菌残留物の許容限度［EOの最大許容用量及びエチレンクロロヒドリン（ECH）の存在が明らかになったときは、ECHの最大許容用量］に関する考え方が定められた。また、分析方法等の詳細については、JIS T0993-7：2012 を参照すること。

〈エチレンオキサイド滅菌における残留物の許容限度に関する考え方〉
1. EO滅菌以外の滅菌法が適用可能な場合は、当該滅菌法を用いることが望ましい。
2. EO滅菌を行う場合は、図表R-46の規定に適合すること。ただし、当該医療機器が直接的又は間接的に患者に接触しないものである場合には、特段の限度値は設けない。

図表R-46　EO 及び ECH に対する許容限度値の概要（1医療機器当たりの限度値）

医療機器の種類	EO	ECH
一時的接触医療機器（≦24時間）	4 mg	9 mg
短・中期的接触医療機器（＞24時間，≦30日）	4 mg/24 時間 かつ60 mg/30 日	9 mg/24 時間 かつ60 mg/30 日
長期的接触医療機器（＞30日）	4 mg/24時間 かつ 60 mg/30 日 かつ2.5 g/生涯	9 mg/24 時間 かつ60 mg/30 日 かつ 10 g/生涯
表面接触医療機器及び埋植医療機器耐容接触限度（TCL）	10 μg/cm^2 又は低刺激性	5 mg/cm^2 又は低刺激性
眼内レンズ	0.5 μg/レンズ/日 又は 1.25 μg/レンズ	EO 限度値の約 4 倍
血球分離装置	10 mg	22 mg
人工肺	60 mg	45 mg
心肺バイパス機器	20 mg	9 mg
体外循環血液浄化機器	4.6 mg	4.6 mg
健常皮膚に接するドレープ	10 μg/cm^2 又は低刺激性	5 mg/cm^2 又は低刺激性

平成22年10月12日薬食機発 1012第２号「エチレンオキサイド滅菌における滅菌残留物の許容限度の取扱いについて」より

法規制への扉9

■業態規制4　販売業・貸与業■

　図表R-47に示す4つの業態のうち、①製造販売業と②製造業については、〈法規制への扉2 業態規制1 製造販売業＆製造業〉で説明した。ここでは③販売・貸与業（販売業と貸与業）について説明する。

法規制上のポイント

- 医療機器を販売等する場合、原則、都道府県知事の許可が必要。
- 取り扱う医療機器の種類（クラス分類）によって、規制上の取り扱いが異なる。
- 医療機器プログラムは、無体物であるため、販売等の形態が異なる。

1. 販売・貸与等について

　医療機器を販売等するにあたっては、販売・貸与業の許可等を有する販売業者（店舗）を通じて行うことが必要である。販売等には、下記のとおり販売、授与、貸与、これらの目的で陳列・展示、あるいは電気通信回線を通じての提供が含まれる。

- 販売・貸与契約により製品を販売・貸与（受発注業務を含む）
- 受注前製品（形状・臨床使用サンプルを含む）の保管管理
- 販売等の目的で行う陳列・展示
- 医療機器プログラムの電気通信回線を通じた提供

　なお、販売は、ある物を対価を得てその物の所有権を他人に移転することであるのに対して、授与は、ある物を対価を得ないでその物の所有権を他人に移転することである（ぎょうせい「逐条解説医薬品医療機器法」）。

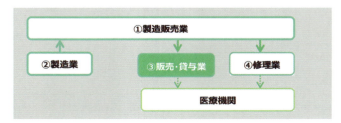

図表R-47　4つの業態

また、陳列は、ある物を人に見せるために並べることをいい、高度管理医療機器等を陳列することが一般的に禁止されるのは、業として販売、授与又は貸与する目的で陳列する場合に限られる（同前）。
　貸与業は、対価を得ずに行う貸与と、対価を得て行う賃貸を合わせて行う業態である（平成26年11月21日薬食機参発1121第51号「医療機器の貸与業の取扱いに関する質疑応答集（Q&A）について」）。

2. 販売業等の許可・届出等

1）医療機器のクラス分類により異なる手続き

　製造及び製造販売から販売等に至る流れを図表R-48に示す。また、製造から販売・流通の規制の

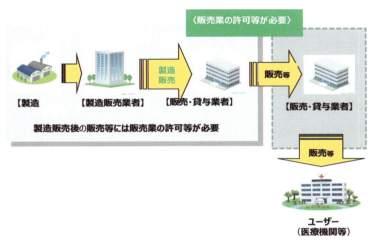

図表R-48 製造及び製造販売から販売等に至る流れ

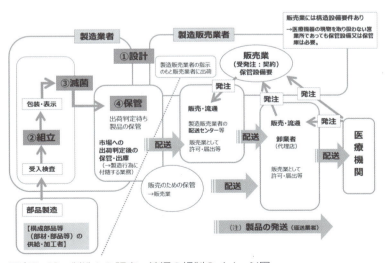

図表R-49 製造から販売・流通の規制のイメージ図

377

イメージを図表R-49に示す。

　高度管理医療機器、特定保守管理医療機器を販売、授与、貸与、若しくは販売・授与・貸与の目的で陳列し、又は高度管理医療機器プログラムを、電気通信回線を通じて提供する場合は図表R-50に示す販売業又は貸与業の許可等が必要となる。ここで注意が必要なのは、医療機器のクラス分類等により必要な手続きが異なることである。特に、特定保守管理医療機器に指定されている医療機器は、当該機器に定められたクラス分類とは別に、販売・授与・貸与を行うには全て販売・貸与業の許可が必要になる。また、一般医療機器の場合は、届出などの手続きは不要であるが、販売・貸与業の遵守事項がある点に注意したい。

　なお、次の場合は、販売業、賃貸業の許可・届出の対象からは除外される。

- 製造販売業者がその製造等をし、又は輸入をした高度管理医療機器等を
  → 他の高度管理医療機器等の製造販売業者、製造業者、販売業者又は貸与業者に提供する（仲介業者）とき
- 高度管理医療機器等の製造業者がその製造した高度管理医療機器等を
  → 他の製造販売業者又は製造業者に、それぞれ販売し、授与し、貸与し、若しくは販売、授与、貸与の目的で陳列するとき、又は高度管理医療機器プログラムを、電気通信回線を通じて提供するとき

　注意すべきは、製造業者は、販売業者や医療機関には医療機器を直接販売できないということ。また、販売業者（店舗）が医療機関に直接医療機器を販売（直販）等する場合や、複数の店舗を経由して販売等する場合も、それぞれの店舗で許可等を取得する必要がある。出荷判定後の製品の保管は、販売業しかできない点にも注意が必要。なお、製造販売業の配送センターは販売業が必要であるが、製品の配送業者等の一時保管については販売業は不要となっている。

2） 販売業等の許可要件と遵守事項

(1) 高度管理医療機器、特定保守管理医療機器

- 許可申請：営業所ごと、事前申請
- 許可の有効期間：6年

図表R-50　クラス分類等による販売・貸与業の手続きの相違

クラス分類等	必要な手続き
● 高度管理医療機器（クラスⅢ、Ⅳ）及び 特定保守管理医療機器（クラスⅠ～Ⅳ）	許可
● 管理医療機器（クラスⅡ）	届出
● 一般医療機器（クラスⅠ）	手続き不要（遵守事項あり）

図表R-51　許可要件／遵守事項一覧

許可要件／遵守事項	項　目	高度[※1]	管理	一般
許可要件	許可等	許可	届出	—
	構造設備基準	○	○	×
	責任役員の欠格要件	○	×	×
	管理者の設置	○	○[※2]	×
遵守事項	管理者の意見尊重	○	○[※2]	×
	営業所の管理に関する帳簿の作成・保管	○	○	○
	品質の確保	○	○	○
	苦情処理	○	○	○
	回収	○	○	○
	管理者の継続的研修受講の義務	○	△[※3]	×
	従業員の教育訓練	○	○	○
	中古品販売時の製造販売業者からの指示の遵守	○	○	○
	譲受・譲渡に関する記録の作成・保管	○	△	△
	不具合報告への協力	○	○	○

注）○：義務あり　△：努力義務　×：義務なし　—：手続き不要
[※1] 特定保守管理医療機器を含む
[※2] 特定管理医療機器：○、特定管理医療機器以外の管理医療機器：×
[※3] 特定管理医療機器：△、特定管理医療機器以外の管理医療機器：×

(2) 管理医療機器（特定保守管理医療機器を除く）
- 届出：営業所ごと、事前届出

(3) 高度管理医療機器、特定保守管理医療機器、特定管理医療機器等の営業所
- 営業所管理者の設置

販売業等の許可要件及び遵守事項を図表R-51に示す。

3. 営業所管理者の設置とその資格要件

　特定管理医療機器を販売等する販売・貸与業の営業所には、営業所ごとに特定管理医療機器の販売等を実地に管理させるために管理者（営業所管理者）を置かなければならない。
　特定管理医療機器とは、管理医療機器のうち、指定家庭用管理医療機器を除いたものをいう。指定家庭用管理医療機器とは、専ら家庭で使用されるものであって、家庭用電気マッサージ器、家庭用エア式指圧代用器、家庭用永久磁石磁気治療器など、厚生労働大臣が指定する管理医療機器をい

分類	医療機器の分類	許可・届出	管理者 設置要否	管理者 名称	営業所管理者の要件 従事年数	営業所管理者の要件 基礎講習	その他 継続研修
高度管理医療機器	① 次の②、③以外の高度管理医療機器	許可	要	高度管理医療機器等営業所管理者	3年	要	要
	② 指定視力補正用レンズ等			コンタクトレンズ営業所管理者	1年		
	③ プログラム高度管理医療機器			プログラム高度管理医療機器営業所管理者	—		
管理医療機器 特定管理医療機器	④ 次の⑤～⑧以外の管理医療機器	届出	要	特定管理医療機器営業所管理者	3年	要	努力
	⑤ 補聴器			補聴器営業所管理者	1年		
	⑥ 家庭用電気治療器			家庭用電気治療器営業所管理者	1年		
	⑦ プログラム特定管理医療機器			プログラム特定管理医療機器営業所管理者	—		
	⑧ 指定家庭用管理医療機器			—	—	—	—
一般医療機器（特定保守管理医療機器を除く）		不要	—	—	—	—	—

図表R-52 営業所の管理者とその資格要件

う（平成27年4月10日薬食機参発0410第1号）。

　営業所の管理者とその資格要件を図表R-52に示す。

　なお、高度管理医療機器等の営業所管理者の資格を有する者は、コンタクトレンズ営業所管理者や特定管理医療機器営業所管理者などになることも可能である。このような例は他にもあるので、必要に応じて、都道府県のホームページなどを利用して確認していただきたい。

4. 販売業者等の遵守事項と記録

　販売・貸与業者の遵守事項と記録の作成・保管について、図表R-53に示す。遵守事項は、販売・貸与業者として守らなければならない事項として規定されており、管理者は、自ら毎年継続的研修を受講し、苦情や回収を含めた営業所の管理に関する帳簿の作成／記録の保管などを行うこととされている。

5. 責任役員

　従前より、薬事業務に係る役員（取締役）の欠格条項非該当は許可の要件となっているが、次のような背景から法令遵守体制等の整備の一環として薬機法の改正において「責任役員」という呼称で整理・対応が求められることになった（令和3年8月1日施行）。

　　○違法状態にあることを役員として認識しながら、その改善を怠り、漫然と違法行為を継続した事例があった。
　　○適切な業務運営体制や監督体制が構築されていないことにより、違法行為を発見又は改善できない事例があった。

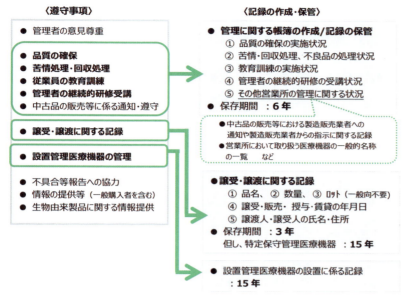

図表R-53 遵守事項と記録の作成・保管

　法令遵守体制等の整備の一環として、責任役員が有する権限や責任範囲を明確にし、当該役員が製造販売業者の法令遵守の徹底に向けて主導的な役割を果たすことが求められるようになった。
　責任役員の規制上の概略を以下に示す。詳細は通知（令和3年6月1日 薬生発0601第1号「医療機器の販売・貸与業者及び修理業者の法令遵守に関するガイドライン」について）を参照されたい。

【薬事に関する業務に責任を有する役員：責任役員】
- 製造販売業や販売・貸与業の許可申請書の記載事項である。
- 代表取締役及び薬事に関する法令に関する業務を担当する取締役が対象。
　（注1）薬事に関する法令に関する業務を担当しない取締役は責任役員に該当しない。
　（注2）執行役員は、会社法上の役員ではないため、責任役員に該当しない。

〈考え方〉
　○責任役員は、製造販売業者等の法令遵守のために行動する責任があり、法令違反があったときにはその責任を負わなければならない。
　○薬事業務のすべてはいずれかの役員の責任のもとで行われており、薬事業務を管掌する役員はすべて責任役員として記載が必要。

6. 医療機器プログラム等の販売等

　医療機器プログラムは、無体物であるが故にその販売等は装置類などと異なるところがある。そこで、プログラムに特徴的は販売等の方法である、①ダウンロードによる提供、②CD-ROMやUSBなどの記録媒体に入れての提供、③クラウドによる提供——について以下にその要点を説明する。

1) ダウンロードにより提供する場合

ダウンロードにより提供する場合、無体物で移動するので、どこが販売業の対象になるのか、分かりづらい。

製造販売業者からデータの提供を受け、インターネットモールを経由し、使用者にダウンロードしてもらう場合、インターネットモールの特定のサイトを販売業とする（許可・届出）。つまり、既存の装置等の販売形態と異なり、営業所単位ではなく、特定のサイトで許可等を取得する。

2) 記録媒体に入れて提供する場合

プログラムをダウンロードにより提供する場合とCD-ROMやUSBなどの記録媒体に入れて提供する場合のイメージを図表R-54に示す。

3) クラウドにより提供する場合

クラウドによるサービス提供、つまり、プログラムのコンピューター処理の一部又はほぼ全てをネットワーク上で行い、使用者は当該プログラムの使用権をライセンス購入する等して使用する形態の場合、基本的にはダウンロードにより提供する場合と同様である。なお、不具合が発生したときの対応に必要な情報など、プログラムの提供画面に法定表示が必要とされている（図表R-55）

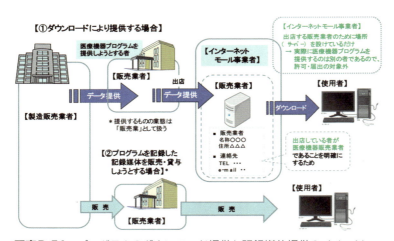

図表R-54 プログラムのダウンロード提供と記録媒体提供のイメージ

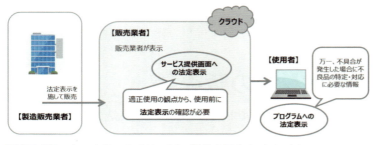

図表R-55 クラウドによるサービス提供の場合のイメージ

なお、クラウドによる提供の場合、次のことに留意すること。
- 医療機器プログラムの所有権は移転せずに使用権を認める形態となる。
- 使用者が提供するデータから自動的に診断等の結果が提供される場合も電気通信回線を通じた医療機器プログラムの提供と解される場合がある。

個別の事例を見ての判断になるため、疑義がある場合は厚生労働省医薬局監視指導・麻薬対策課に確認されたい。

法規制への扉10

■ 業態規制5　修理業 ■

　図表R-56に示す4つの業態のうち、修理業について説明する。修理業の業務については、本文第13章保守管理及び修理に記載したので、そちらを参照されたい。

1. 修理業の法規制上のポイント

1) 修理業の許可

　医療機器を修理するには、「修理業」の許可が必要である。

　修理業の許可は、修理する医療機器とその修理方法に応じた修理区分（図表R-57）に従い、事業所ごとに厚生労働大臣が与える。5年ごとに更新。

　修理業の許可要件は、①責任役員が欠格条項に該当していないこと、②事業所の構造設備が基準に適合していること、③医療機器修理責任技術者を置いていること。

　ただし、医療機器の登録製造業者（設計、最終製品の保管は除外）が自社で製造した医療機器を修理するときは、修理業の許可は不要である。

　なお、修理は勝手にできない。製造販売業者の事前確認が必要。製造販売業者は製品に関する情報をもち、また責任も有する。

2) 修理と保守点検、薬機法と医療法

　薬機法では、特定保守管理医療機器や添付文書への保守点検に関する事項の記載や情報提供などの規定はあるが、業として保守点検を行う者（業態）に関する規定はない。

　一方、医療法において、保守点検は医療機関（病院等）の業務であり、自ら適切に実施しなければならないと定められている。病院等が管理する医療機器の全てに安全管理のための体制を確保することが必要とされている。その一つとして保守点検が必要と考えられる医療機器（特定保守管理医療機器）に、保守点検計画の策定と適正な実施が求められている。

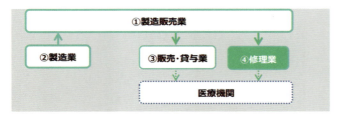

図表R-56　4つの業態

図表R-57 修理区分と対象分野

修理区分	対象分野
特管／非特管 第1区分	画像診断システム関連
特管／非特管 第2区分	生体現象計測・監視システム関連
特管／非特管 第3区分	治療用・施設用機器関連
特管／非特管 第4区分	人工臓器関連
特管／非特管 第5区分	光学機器関連
特管／非特管 第6区分	理学療法用機器関連
特管／非特管 第7区分	歯科用機器関連
特管／非特管 第8区分	検体検査用機器関連
特管／非特管 第9区分	鋼製器具・家庭用医療機器関連

(注) 18区分：特定保守管理医療機器9区分、非特定保守管理医療機器9区分

図表R-58 修理と保守点検と改造の違い

● 修理	故障、破損、劣化等の箇所を本来の状態・機能に復帰させること。故障等の箇所の交換やオーバーホールを含む。
（オーバーホール）	清掃、校正（キャリブレーション）、消耗部品の交換等の保守点検は修理に含まれない →　修理業の許可は必要としない
● 保守点検	治療用・施設用機器関連
● 改造	医療機器の仕様の変更のような改造は修理の範囲を超える製造行為 →　製造業の登録が必要

　この保守点検は病院等が企業に業務を委託することがある。特定保守管理医療機器の修理業者は、業務委託基準に適合するものとしてこの業務の受託先になることが可能である。保守点検（業）は、薬機法上は業態規制の対象ではないが、医療法上の保守点検の受託先となるには、特定保守管理医療機器の修理業の許可を得ていることが必要となる。

　つまり、法規制上、修理は薬機法、保守点検は医療法の扱いとなるということである。

　「修理」と「保守点検」と「改造」の違いを図表R-58に示す。

3) 改造とバージョンアップ

□〈改造の例〉
- 不具合等に基づく、改善・改良品
- モデルチェンジに伴う、バージョンアップ、アップグレード 等

□〈バージョンアップに対する基本的な考え方〉
- 承認事項等の変更を伴うもの（性能の向上、新たな機能の追加等）→変更手続き（一部変更承認等申請、軽微変更届）後に対応可能
- 承認事項等の変更を伴うなわないもの（バグ修正等）→随時対応可能

〈医療機関等でのバージョンアップ行為〉

医療機器等でのバージョンアップ行為については、以下のＱ＆Ａが通知（H26.10.20薬食機参発1020第4号「医療機器及び体外診断用医薬品の製造業の取扱いに関する質疑応答集（Ｑ＆Ａ）について」（Q30））に示されている。

Q.既に製造販売されて医療機関等で使用されている医療機器について、承認（認証）事項の変更に伴い、当該医療機器を変更された内容にバージョンアップする行為（当該行為に伴う内部部品の交換等を含む）を医療機関等で行うことは可能か。

A.可能である。

ただし、医療機関等で業務を行う際の具体的な手続き及び作業を行う者の要件等を製造販売業者が定め、承認（認証）事項どおりの内容にバージョンアップされたことを製造販売業者の管理のもと、出荷判定を行うこと。

なお、これらの手続きや出荷判定の記録などの文書については、QMS調査等の際に調査実施者等の求めがあった場合には、直ちに提出できるようにしておくことが必要。

2. 修理の流れ

修理の流れを図表R-59に示す。修理は自社の工場や販売拠点あるいは修理専門業者（独立した修理事業者や卸・代理店など）で行われるなど、修理する形態は様々である。医療機関からの修理依頼は、図の①のように販売業者を経由して行われる場合や、②のように修理業者に直接行う場合などが

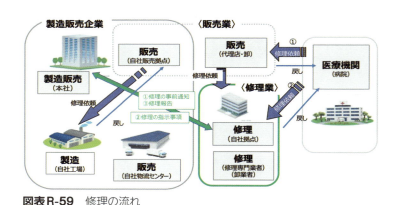

図表R-59 修理の流れ

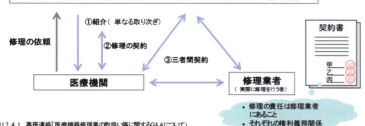

図表R-60　修理における販売業者に係る法規制上の取り扱い

ある。

　修理をしようとする医療機器を製造した工場以外は、当然、その医療機器が該当する区分の修理業の許可を得ていることが必要である。

　図表R-59①のように販売業者を経由して受注する場合は注意が必要である。販売業者が修理業者を紹介する行為のみを行う場合と、契約をして取り次ぐ場合では法的な扱いが異なるからである。その辺の契約と業許可の要不要の関係について図表R-60に示した。

3. 修理業者の遵守事項と記録

　修理業者は、図表R-61に示す事項を遵守して業務を遂行する必要がある。
　修理業の遵守事項のうち、修理、試験に関する記録の作成と保存について、図表R-62に示す。

4. 責任技術者の資格要件と責務

1) 責任技術者の資格要件等

　責任技術者は、実務経験3年のち、基礎講習及び専門講習（特定保守管理医療機器のみ）を受講することが必要（資格要件）である。

　なお、責任技術者は、区分ごとに分担することや、一人が複数の修理区分を管理することも可能である。

　責任技術者の兼務などについては以下のようなQ＆Aが事務連絡（平成17年3月31日事務連絡「医療機器の販売業及び賃貸業の取扱等に関するQ＆Aについて（その1）、平成17年4月1日事務連絡「医療機器の修理業の取扱い等に関するQ＆Aについて」」で示されている（Q＆A番号は変えてあります）。

図表R-61　修理業者の遵守事項

特管：特定保守管理医療機器　　非特管：非特定保守管理医療機器

修理業者の遵守事項（修理業者の責務）			特管	非特管
責任技術者の意見の尊重			○	○
修理、試験等に関する記録			○	○
作業管理及び品質管理	文書の作成	業務の内容に関する文書	○	○
		修理手順、修理作業に関する文書	○	○
	手順書等に基づき適正な修理の実施		○	―
	苦情処理	原因究明、改善措置の実施	○	○
		記録の作成・保存	○	―
	回収処理	原因究明、改善措置の実施	○	○
		回収品の保管、処理	○	○
		記録の作成・保存	○	―
	作業員への教育訓練の実施及び記録		○	―
	製造販売業者への修理の内容の通知		○	○
	製造販売業者からの指示		○	○
	医療機器又は直接の容器・被包への表示		○	○
	修理を依頼した者への通知		○	―
	製造販売業者等への不具合等の通知		○	○
責任技術者の継続研修の受講			○	○

〈遵守事項〉
- 責任技術者の意見尊重
- 品質の確保
- 苦情処理・回収処理
- 従業員の教育訓練
- 責任技術者の継続的研修受講
- 中古品の修理に係る通知・遵守
- 修理、試験に関する記録の作成
- 設置管理医療機器の管理
- 不具合等報告への協力
- 製造販売業者・修理を依頼した者に対する修理の通知

〈記録の作成・保存〉
- 修理、試験に関する記録の作成
  【項目】
  - 継続的研修の受講状況
  - 品質確保の実施の状況
  - 苦情処理、回収処理その他不良品の処理の状況
  - 従業者の教育訓練の実施の状況
  - 中古品の修理における製造販売業者への通知および製造販売業者からの指示に関する記録
  - 設置管理医療機器に関する記録
  【記録の保存】
  ：3年間
  （注1）有効期間記載が義務付けられている医療機器：有効期間＋1年間
  （注2）設置管理医療機器：15年間

（非特定保守管理医療機器は対象外）

図表R-62　修理業の遵守事項と記録の作成・保管

図表R-63　責任技術者の資格要件

	従事年数	基礎講習	専門講習	備　考
特定保守管理医療機器	3年	必要	必要	左記と同等以上と厚生労働大臣が認める者
非特定保守管理医療機器	3年	必要	—	

Q1. 同一の営業所において医療機器販売・貸与業と医療機器修理業を行う営業所において、医療機器営業所の管理者と医療機器修理業の責任技術者が兼務しても差し支えないか。
A1. それぞれの業務において、支障がない範囲において、差し支えない。

Q2. 出向者は、出向先の責任技術者になれるか？
A2. 出向者は、出向先の修理業者の責任技術者となることは可能。この場合、各法人間における当該者の出向の事実を確認できる覚書（使用関係の証明など）を、申請書等に添付する必要がある。

Q3. 派遣社員は、派遣先の責任技術者になれるか？
A3. 派遣社員は、修理業者との使用関係はないため、派遣先修理業者の責任技術者になれない。

2）責任技術者の責務

① 事業所における修理業務全般の管理
　・修理業務に従事する従業員（修理担当者）の監督
　・事業所の構造設備
　・修理した医療機器、部品その他の物品の維持管理
② 修理・試験に関する記録、事業所の管理に関する記録の作成・保管
③ 苦情処理に関する適正な措置
④ 回収処理に関する適正な措置
⑤ 修理担当者の教育訓練の実施
⑥ 継続的研修の受講

5. 責任役員

　責任役員に対する考え方は、販売業・貸与業と共通するので、〈法規制への扉9 業態規制4 販売業・貸与業〉の5. 責任役員（薬事業務に係る役員）の項を参照されたい。

6. 修理時の代替機の取扱い

　法規制上、賃貸業(有料での取り扱い)が貸与業(無料も含む)に名称等も含め変更されたことに伴い、修理時の代替え機の扱いについて、Q＆Aが示されている(平成26年11月21日　薬食機参発1121第51号「医療機器の貸与業の取扱いに関する質疑応答集(Q＆A)について」)。内容は、下記のとおりである。

　　Q.法人Aは、医療機器の修理業を行っている業者である。修理の注文を依頼した顧客に一時的に代替の医療機器を渡す行為は、医療機器の貸与に該当するか。
　　A.法人Aが、業として医療機器の修理を行うために、医療機器の修理を行う際に、自ら所有し管理している医療機器を修理中の代替品として顧客へ渡す行為は、医療機器の修理業の行為の一環と考えられることから、医療機器の貸与業の許可等は不要である。

法規制への扉11

業態規制6
販売業・貸与業、修理業　その2

　ここでは販売・貸与業及び修理業における設置管理医療機器及び中古品の取扱いについて説明する。

1. 設置管理医療機器の管理等

　設置管理医療機器とは、特定保守管理医療機器のうち、設置に当たって組立てが必要なものであって、保健衛生上の危害の発生を防止するために組立てに係る管理が必要なものとして厚生労働大臣が指定したものをいう。例えば、X線診断装置、CT装置、歯科用ユニットなど。

　製造販売業者は、設置管理医療機器の管理を行うにあたって、次のことが義務づけられている。
　① 設置管理医療機器の品目ごとに、組立方法及び設置された設置管理医療機器の品質の確認方法について記載した文書（設置管理基準書）を作成
　② 設置管理医療機器を医療機器の販売業者又は貸与業者（販売業者等）に販売等するときは、設置管理基準書を当該販売業者等に交付
　③ 中古品の事前通知を受けたときは、当該設置管理医療機器に係る設置管理基準書を、事前通知を行なった者に交付
　④ 設置管理基準書を交付したときは、その記録を作成し、その作成の日から15年間保存
等を行う。

　一方、販売業者等（販売業者、貸与業者及び修理業者）が遵守しなければならない事項は次のとおりである。
　① 販売業者等自ら当該設置管理医療機器の設置を行うときは、交付を受けた設置管理基準書

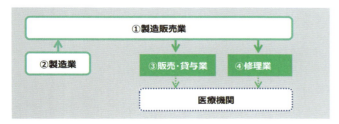

図表R-64　4つの業態

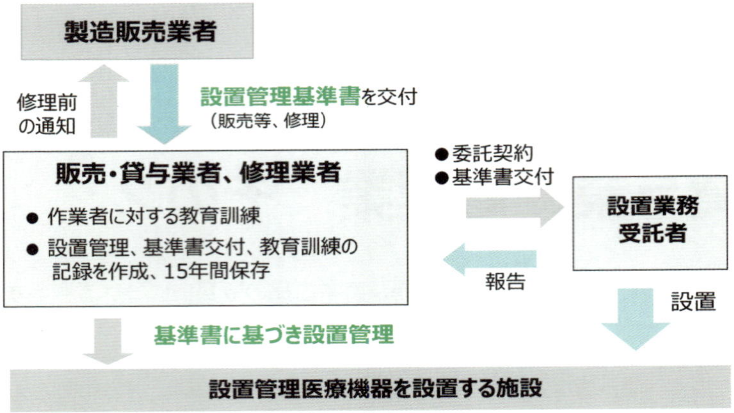

図表R-65 設置管理医療機器の管理のイメージ

　　に基づき、適正な方法により設置に係る管理
② 設置を委託するときは、設置に係る管理に関する報告についての条項を含む委託契約を行うとともに、当該設置管理基準書を受託者に交付
③ 設置に係る管理の業務を行うために必要な専門的知識及び経験を有する者に、当該設置管理基準書に基づき、適正な方法により設置に係る管理の業務を実施
④ 設置を行う者に対し、必要に応じ、設置管理医療機器の品目に応じた設置に係る管理に関する教育訓練を実施

2. 中古医療機器の販売、修理等

　中古医療機器（中古品：医療機関へ納入し、使用された医療機器）による不具合の未然防止、ロットトレースの確保は、品質確保の観点からも重要な事項である。

　販売・貸与業者は、中古品を販売・貸与しようとするときは、当該医療機器の製造販売業者にその旨事前に通知しなければならない。修理業者が中古品を修理しようとするときも同様である。

　通知を受理した製造販売業者は、通知元の販売業者や修理業者に対して、当該中古品の品質、有効性及び安全性を確保するために必要な措置（指示や安全性情報など）を通知する。販売業者や修理業者は、製造販売業者の指示等に基づき、販売、修理を実施する。これらの関係を図表R-66に、中古品に関する製造販売業者への事前通知内容を図表R-67に示す。

図表R-66 販売・貸与、修理における中古品の取り扱い

```
製造販売業者  ←① 中古品の販売・授与・貸与    販売・貸与業者／
              ／修理時の事前通知（義務）      修理業者

② 通知された      ○ 通知の目的              ④ 製造販売業者からの指示
  中古品の         ● 販売先が変更となることを知らせる   事項の遵守（義務）
  品質確保         ● 次の販売先に提供する品質を確保する
  （義務）                                   ○ 次の事項を記録
                 ★ リースから使用者買取の場合も中古品    ● 事前通知及び製造販売業者
                   販売に該当                          からの指示、あるいは指示が
                                                     ない旨の通知等の内容
                                                    ● 修理の場合、その修理内容等
                                                   ○ 添付文書・取扱説明書がついて
                                                     いない場合は、販売業者等の
                                                     責任で添付

              ③ 品質、有効性、安全性の保持
                のために必要な措置等、1か月
                以内に指示
```

図表R-67 中古品に関する製造販売業者への事前通知内容

中古品の販売・貸与に関する通知内容	中古品の修理に関する通知内容
通知日（令和　年　月　日）	―
医療機器の一般的名称	当該医療機器の一般的名称
販売名	販売名
製造番号又は製造記号	製造番号又は製造記号
型式・品番等	型式・品番等
―	前使用者の名称
―	修理の内容
医療機器の使用期限（耐用期間）	医療機器の使用期限（耐用期間）
―	過去の修理履歴
―	使用状況（使用期間・使用頻度・保守点検状況等）
備　考	修理を担当する事業所 名称 所在地 電話番号（連絡先）

索引

数字・アルファベット

3役	326, 335
AIを用いたプログラム	225
ANSI	193
CRO	141
Design input	352
Design output	353
Device Master Records	256
DMR	253, 256, 257
DQ	232
ECHの最大許容用量	375
EMC	166, 369
EMD	369
EMI	166, 369
EMS	166
EO滅菌	375
Essential Requirement	205
FMEA	162
FPGA	176
FSステージ	68
FTO調査	128, 135
GS1	285
GVP省令	340
GVP調査での指摘項目とコメント	343
IDATEN	224
IECとJIS	365
IMDRF	254
IQ	234
ISTA	181
KOL	304
MDR	256
Medical Device File	256
ME機器	153
NDB	55, 59
OEM	247
OQ	234
PCT出願	105
PDCAサイクル	69, 71
PDM	240
PEMS	370
PHOENIX	222
PMDA	206
PQ	235
Pre-Cert	170
QMS	228, 237
QMS省令	37, 69, 205, 253, 254, 256, 334, 346
QMS体制省令	334, 347
QMS体制省令への適合	336
QMS調査	218
QMS適合性調査	212, 213
QMS文書	337
QSR	253, 254, 256
SaaS	169
SaMD	168
STED	209, 210, 212, 216, 259
Technical Documents	256, 258
UDI	285
Validation	354
Verification	353
Vモデル	155
WIPO	106

ア

アーキテクチャ	157, 170
アウトソース	245, 247
安全確保業務に係る組織及び職員	342
安全管理実施責任者	343
安全管理情報	343
安全管理責任者	326, 335, 341-343
安全管理統括部門	341
安全性	75, 143, 158
安定性試験	148
アンメットメディカルニーズ	39

イ

医家向け医療機器	269, 301
意匠権	86
異常使用	186
委託	246-249
イダテン	224
一般医療機器	27
一般的名称	27, 53, 201
一般的名称とクラス分類	320
意図する用途	142, 154, 190

イミュニティ	166, 369
医薬品等適正広告基準	270
医用電気機器	153
医療機器修理責任技術者	289
医療機器とは	25, 319
医療機器の価値	32
医療機器ファイル	256
医療機器プログラム	169, 292
医療機器への該当性	52, 62
医療ニーズ	42
医療方法特許	93

ウ	
ウォーターフォールモデル	70, 155
受入検査	250

エ	
営業所管理者	379
エチレンオキサイド滅菌	374
エミッション	166, 369

オ	
オーファンデバイス	222
オールエレメントルール	113

カ	
回収	287
改修	287, 292
改造	288, 385
開発業務受託機関	141
開発計画書	75
開発ステージ	68
開発装置のバリデーション	240
外部委託	244
改良	216
改良医療機器	208
学術情報の定義と範囲	274
貸出し	314
型式試験	177
カタログ	298
学会発表	300
稼働時性能適格性確認	234
仮出願	110
患者数	56, 64
感染	293

感電からの保護	158
管理医療機器	27
管理監督者	335
管理責任者	335

キ	
機器固有識別	285
記載禁止事項	281
技術文書	256, 258
技術要素	75
希少疾病用医療機器	222
基礎安全	365, 368
基礎講習	289, 387
基本性能	365, 368
基本特許	120
基本要件基準	357, 360
基本要件基準への適合性	360
基本要件適合性チェックリスト	54, 205
競合品	58
業者コード	208
許可要件	324, 334, 347, 379, 384

ク	
組合せ医療機器	219
クラス分類	27, 201, 320
クロスライセンス契約	120

ケ	
形成的評価	195, 196
ケースカード	299
検証的治験	206
検証報告書	78
兼務	326

コ	
公開特許公報	101
後願排除効	101
広告規制	269
広告の禁止	270
構成管理	260
公正競争規約	314
公知の状態	101
工程検証	232
工程設計	228, 230
工程内検査	251

工程バリデーション	232	新医療機器	208
高度管理医療機器	27, 378	新規性	128
高度管理医療機器プログラム	378	人工知能	224
購買情報	248	進歩性	128
購買物品	355	信頼性の基準	71
後発医療機器	208	診療報酬	56, 64
国際安全輸送協会	181		
国際医療機器規制当局フォーラム	254		

ス

据付時適格性確認	234

セ

告示	318	製造業	28
国内品質業務運営責任者	263, 326, 335, 338	製造業の登録	327, 330, 331
国内品質保証業務運営責任者	253	製造工程設計	229
コンセプト	43, 48	製造工程の外部委託	247
コンビネーション製品	219	製造設備のバリデーション	239
		製造販売業	28

サ

最終製品検査	252	製造販売業者と登録製造所との取決	337
再バリデーション	241	製造販売業の許可	208, 322
先駆け審査指定制度	222	製造販売業の許可の種類	324
差分	210	製造販売業の許可要件	324
サンプル	316	製造販売業の体制と機能・役割	325
		製造販売後安全管理業務手順書	343
		製造販売後安全管理の基準	342

シ

ジーエスワン	285	製品コンセプトの設定	43, 48
シーズオリエンテッド	39	製品実現	37
市場規模	52, 60, 62	製品実現計画	350
システム設計	157	製品実現プロセス	70, 350
実験ノート	71	製品トレーニング	300
実施可否調査	28, 135	製品標準書	256, 338
実施権	116, 117	製品要求事項	351
実用新案権	86	生物学的安全性試験	144
指定家庭用管理医療機器	379	生物学的安全性評価	371
修理業	29	政令	318
修理業の許可	286, 289, 384	責任技術者	289, 387
修理区分	289	責任技術者の資格	331, 387
出荷判定	252	責任技術者の責務	389
出願公開	101, 118	責任役員	380, 389
試用	315	設計アウトプット	70, 85, 353
条件付き承認制度	222	設計移管	354
使用上の注意	283	設計インプット	70, 85, 352
消毒	293	設計開発計画	351
承認	28, 201, 207	設計開発工程の外部委託	245
承認申請	208, 210	設計開発照査	84, 353
商標権	86	設計開発に係る記録簿	355
省令	318		
事例集	299		

設計開発の移管	253
設計開発の検証	353
設計開発の妥当性確認	177, 254
設計開発の変更の管理	355
設計開発バリデーション	354
設計開発プロセス	228, 245
設計工程	352
設計時適格性確認	232
設計審査	84
設計変更	264
設置管理医療機器	321, 391
先駆的医療機器	222
先行技術調査	128
専門講習	289, 387

ソ

総括製造販売責任者	326, 335, 342
総括的評価	195, 196
測定装置のバリデーション	238
ソフトウェア	168
ソフトウェア安全クラス分類	370
ソフトウェアのライフサイクル規格	370
ソフトウェアライフサイクルプロセス	171

タ

第1種医療機器製造販売業許可	28
第2種医療機器製造販売業許可	28
第3種医療機器製造販売業許可	28
耐久性試験	148
耐性	166
立会い	315
妥当性確認	147, 255, 264
単一故障安全	160, 162
単一故障状態	160, 162
探索ステージ	155
探索的治験	206

チ

チェックリスト	360, 361
知財	86
知財コスト	98
注意事項等情報	281
中古医療機器	392
治療回数	55, 64

ツ

通常使用	185, 186
通知	317

テ

適応拡大	310
展示会	275, 299
電子化された添付文書	282
電磁感受性	166
電磁障害	166
電子添文	282
電磁波	166
電磁波障害	369
電磁妨害	369
電磁両立性	166, 369
添付資料	210, 281
添付文書	359

ト

透明性ガイドライン	313
登録	327
登録製造所	336, 347
登録認証機関	216
ドクターフィー	56
特定管理医療機器	379
特定保守管理医療機器	289, 321, 378
特許権	86
特許請求の範囲	112
届出	28, 207, 218

ニ

ニーズオリエンテッド	39, 42
ニーズと技術のマッチング	73
ニーズの分析	45
認証	28, 201, 207
認証基準	215
認証申請	215

ノ

能動型医療機器	152

ハ

バーコード	285
バージョンアップ	288, 292, 386
排他権	116, 117

発明	86, 91	ホスピタルフィー	56
発明のカテゴリー	92		

ミ

バリデーション	232, 236, 354
バリデーションの記録	236
販売業・貸与業	29, 376

未承認医療機器の情報提供	273
未承認医療機器の展示	275

ヒ

メ

ヒアリング	47
非能動型医療機器	140
ピボタル	206
ヒューマンファクタエンジニアリン	189
表示	276
非臨床試験	40
品質管理監督システム基準書	337
品質マニュアル	337
品質マネジメントシステム	228, 237, 263

滅菌工程のバリデーション	356
滅菌バリデーション	146, 374
滅菌方法	145

ユ

有効性	75, 142
ユーザーインターフェイス	189, 193, 194
ユーザビリティ	184
ユーザビリティエンジニアリング	142, 182, 188
ユーザビリティ設計	191, 195, 196
ユースエラー	183, 185
ユースシナリオ	191

フ

フィージビリティスタディ	68, 155, 206
フェニックス	223
不具合情報	307
プレサート	170
プログラマブル医用電気システム	370
プログラム	168
プログラム医療機器	169
プログラム等の販売等	381
プログラムの場合の表示	279
プロトタイプ	47
プロモーションコード	312, 313

ヨ

要求仕様書	74

ラ

ライセンス契約	120

リ

リコール	287
リスクコントロール	81
リスクとは	359
リスク評価	81
リスク分析	80
リスクマネジメント	76, 79, 85, 141, 205, 212, 231, 357, 358
利用発明	119
臨床試験(治験)ステージ	68

ヘ

米国規格協会	193
ベリフィケーション	353
変更管理	263
変更計画の確認制度	224
変更の手続き	218

レ

レガシーソフトウェア	371
レセプト情報・特定健診等情報デー	55

ホ

ロ

放射線滅菌	374
法定表示	276, 279
方法の発明	92
法律	317
保険適用	302
保護接地	160

論文発表	300

著者一覧（五十音順）

石黒　克典（いしぐろ　かつのり）：元公益財団法人医療機器センター、10章、12章、14章、法規制への扉、全体監修

陵本　理香（おかもと　りか）：フリーランスコンサルタント、12章、14章

榊原　正博（さかきばら　まさひろ）：株式会社モノ・ウェルビーイング、8章、9章、11章、13章

清水　美雪（しみず　みゆき）：株式会社メディカルラボパートナーズ、2～5章、7章、全体監修

鈴木　孝司（すずき　たかし）：公益財団法人医療機器センター、1章

中田　一葉（なかた　かずは）：株式会社COLLATE、ロードマップ図作成

久野　栄造（ひさの　えいぞう）：IBC一番町弁理士法人、6章

医療機器事業化ガイド〜実務者による実務者のための解説〜

2024年10月9日　第1刷発行

著　者　　石黒克典，陵本理香，榊原正博，清水美雪，鈴木孝司，久野栄造
発　行　　株式会社　薬事日報社
　　　　　〒101-8648 東京都千代田区神田和泉町1番地
　　　　　電話03-3862-2141（代表）　FAX 03-3866-8495
　　　　　オンラインショップ https://yakuji-shop.jp/
DTP・印刷　クニメディア株式会社
表紙画像　「88328188」Ⓒ123RF.com

Ⓒ2024 Printed in Japan　ISBN978-4-8408-1644-1

JCOPY　〈(社)出版者著作権管理機構　委託出版物〉

本書(誌)の無断複製は著作権法上での例外を除き禁じられています。複製される場合は，そのつど事前に，出版者著作権管理機構（電話03-5244-5088，FAX 03-5244-5089，e-mail: info@jcopy.or.jp）の許諾を得てください。